Saúde
em Jogo

JANE CORONA E
FLÁVIA QUARESMA

Saúde
em Jogo

Dicas e receitas
para o homem inteligente

Saúde em jogo: dicas e receitas para o homem inteligente © Jane Corona e Flávia Quaresma, 2012.

Direitos desta edição reservados ao Serviço Nacional de Aprendizagem Comercial – Administração Regional do Rio de Janeiro.

Vedada, nos termos da lei, a reprodução total ou parcial deste livro.

SISTEMA FECOMÉRCIO – RJ
SENAC RIO

Presidente do Conselho Regional
Orlando Diniz

Diretor do Senac Rio
Julio Pedro

Conselho Editorial
Julio Pedro, Eduardo Diniz, Vania Carvalho, Wilma Freitas, Manuel Vieira e Elvira Cardoso

Editora Senac Rio
Rua Marquês de Abrantes, 99/2º andar
Flamengo – Rio de Janeiro
CEP: 22230-060 – RJ
comercial.editora@rj.senac.br
editora@rj.senac.br
www.rj.senac.br/editora

MISTO
Papel produzido a partir de fontes responsáveis
FSC® C103028
www.fsc.org

Publisher
MANUEL VIEIRA

Editora
ELVIRA CARDOSO

Projeto editorial
ANDREA FRAGA D'EGMONT

Produção editorial
KARINE FAJARDO (COORDENADORA)
CAMILA SIMAS, CLÁUDIA AMORIM, MICHELE PAIVA E ROBERTA SANTIAGO (ASSISTENTES)

Design e ilustrações
SILVANA MATTIEVICH

Foto da capa
SCOTT KLEINMAN/GETTY IMAGES

Diagramação e finalização de arquivos
Ô DE CASA/INÊS COIMBRA

Impressão: Rettec Artes Gráficas e Editora
1ª edição: março de 2012

CIP-BRASIL. CATALOGAÇÃO-NA-FONTE
SINDICATO NACIONAL DOS EDITORES DE LIVROS, RJ

C836s

Corona, Jane
 Saúde em jogo : dicas e receitas para o homem inteligente / Jane Corona e Flávia Quaresma. – Rio de Janeiro : Ed. Senac Rio, 2012.
 488p. : il. ; 23cm

 Inclui bibliografia
 ISBN 978-85-7756-138-4

 1. Nutrição. 2. Hábitos alimentares. 3. Saúde – Aspectos nutricionais. 4. Homens de meia-idade. I. Quaresma, Flávia. II. Título.

11-3858. CDD: 613
CDU: 613

Este livro é uma homenagem aos meus pacientes,
que tanto me ensinam.

Jane Corona

A Luciana Leal, que me fez falta neste livro, e a meus alunos e clientes,
que sempre inspiram novos pratos e descobertas.

Flávia Quaresma

Agradeço

À Flávia Quaresma pela amizade, pela parceria em mais um projeto e pela competência na elaboração de receitas para nossos livros.

À minha amiga Andrea d'Egmont por estar sempre me incentivando.

Aos meus familiares por me apoiarem em todos os projetos de vida.

À minha filha nutricionista, Nara, por compartilhar comigo os meus sonhos profissionais.

Ao meu filho, Paulo Henrique, por valorizar o meu trabalho.

À minha mãe, companheira de todas as horas.

Aos meus netos, Ana Carolina, Pedro Henrique e Nina, minhas alegrias.

Jane Corona

Agradeço à Jane Corona por mais esse projeto em conjunto.

À amiga Deg (Andrea d'Egmont) por todo o trabalho.

Aos meus pais por todo o carinho.

À minha irmã por estar sempre ao meu lado.

À Rafinha por toda a alegria.

Ao Paulo André por toda a ajuda.

E a todos os cozinheiros que estiveram ao meu lado na realização deste livro.

Flávia Quaresma

Sumário

Prefácio   11

Introdução   15

Capítulo 1   19
Protegendo o coração

Capítulo 2   35
Hormônios sob controle

Capítulo 3   51
Ganhando músculos

Capítulo 4   71
Mantendo o peso

Capítulo 5   89
Vigor sexual

Capítulo 6   99
Controlando a queda de cabelos

Capítulo 7   105
Protegendo a visão

Capítulo 8   111
Nutrição e saúde mental

Capítulo 9   125
Reinventando a dieta

Receitas 157

Pães 158

Bolos 170

Sucos 180

Sanduíches 194

Sopas 202

Saladas 222

Massas e risotos 246

Peixes e frutos do mar 282

Carnes 300

Entradas 340

Sobremesas 380

Receitas básicas 410

Receitas tradicionais 442

Glossário nutricional 459

Glossário gastronômico 465

Tabela de equivalências 469

Tabela de proteínas 475

Referências bibliográficas 479

Indice de receitas 483

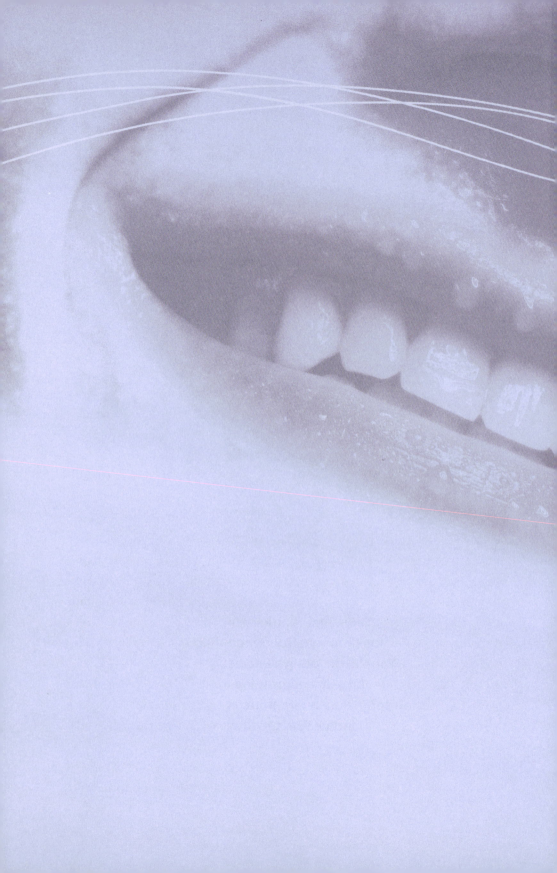

Prefácio

Quando se trata do corpo masculino, um pouco de gordura é fato geralmente ignorado, mesmo porque algumas mulheres costumam dizer que é uma gordurinha charmosa. No entanto, um aumento no abdômen hoje pode ser a hipertensão, a doença cardíaca, o diabetes e o cansaço de amanhã.

É importante ter em mente que certos hábitos adquiridos ao longo dos anos são pouco favoráveis ao projeto de recuperar ou manter a energia, e que este é o momento certo de começar a conhecer o que acontece com o seu corpo.

O organismo guarda uma memória de nossa história coletiva, e a nossa dieta é um produto da evolução histórica e cultural. Os sabores e os ingredientes trazidos pelos imigrantes e aqueles introduzidos pela indústria alimentar constituem a diversidade de alimentos que consumimos atualmente. A adaptação do homem ao meio em que vive influencia também o seu comportamento nutricional. A maioria dos alimentos consumidos hoje em dia é adaptada à nossa conveniência e não aos nossos genes.* As variedades de alimentos incorporados à nossa dieta são tantas que os genes não conseguem se adaptar. É impressionante como sorvete, biscoito, barrinha de cereal e sanduíches se transformaram em "alternativas saudáveis" em poucos anos.

Quando comparados, todos esses alimentos têm alguma coisa em comum a oferecer para um corpo faminto: calorias* desnecessárias. Todos são de preparo rápido e bem adaptados à nossa conveniência – geralmente o que se consome diante do computador ou da televisão. Não é indicado consumir essa cota extra de calorias, que somos incapazes de aproveitar, em apenas algumas horas diante do computador e às vezes antes de dormir. O resultado do desequilíbrio entre genes e dieta é o que estamos observando agora: uma sociedade acima do peso.

Acredita-se que a maioria das doenças pode ser prevenida com a dieta. Já sabemos que a nutrição está relacionada a muitos tipos de câncer, entre eles o de cólon, estômago, próstata e mama. Excesso de calorias, falta de nutrientes,* poucas fibras e ausência de micronutrientes podem ter impacto devastador no laboratório que é nosso organismo. Embora as necessidades nutricionais de uma pessoa mudem durante a vida, muitas dessas alterações podem ter efeitos no processo de envelhecimento. A partir dos 40 anos, o corpo masculino começa a mudar, mas a maioria das doenças crônicas que homens e mulheres estão desenvolvendo está relacionada tanto ao estilo de vida quanto a uma dieta inadequada. Parece que estamos nos esquecendo de que os nutrientes da dieta são o caminho para a saúde.

A natureza está sempre nos convidando a consumir os alimentos que ela nos oferece, e devemos aproveitá-los. O verdadeiro prazer diante de uma refeição é guiado pelo instinto, aquece todos os sentidos. Quando mantemos a atenção no alimento de que nosso corpo precisa, nos envolvemos no aroma, no calor do prato quentinho e colorido, celebramos o sabor de uma verdadeira refeição.

Estamos perdendo o contato com os alimentos. Precisamos resgatar o hábito de consumir legumes e frutas da época, beber sucos naturais, isto é, selecionar o que deve ser incorporado ao nosso organismo. Buscando a matéria-prima perfeita, conseguimos fazer renascer o gosto pela boa mesa e por uma silhueta saudável. Nada se compara à fórmula mágica que é um bom prato de comida para recuperar o corpo. A maioria dos alimentos contém substâncias maravilhosas que permitem melhorar um estado de saúde deficiente e manter a forma. Os alimentos são farmácias naturais que ainda estão em processo de descobrimento.

As frutas e os vegetais, além de serem saudáveis, brindam com um arco-íris todos os nossos sentidos! Despertem com um bom café da manhã, rico em frutas, se exercitem, bebam água regularmente.

Uma das questões que mais intrigam a humanidade é: "por que nós envelhecemos?"; no entanto, não paramos para pensar que podemos viver melhor e envelhecer com saúde se mantivermos nosso corpo alimentado de maneira correta.

A natureza dá a matéria-prima, e nós fazemos a obra-prima.

As autoras

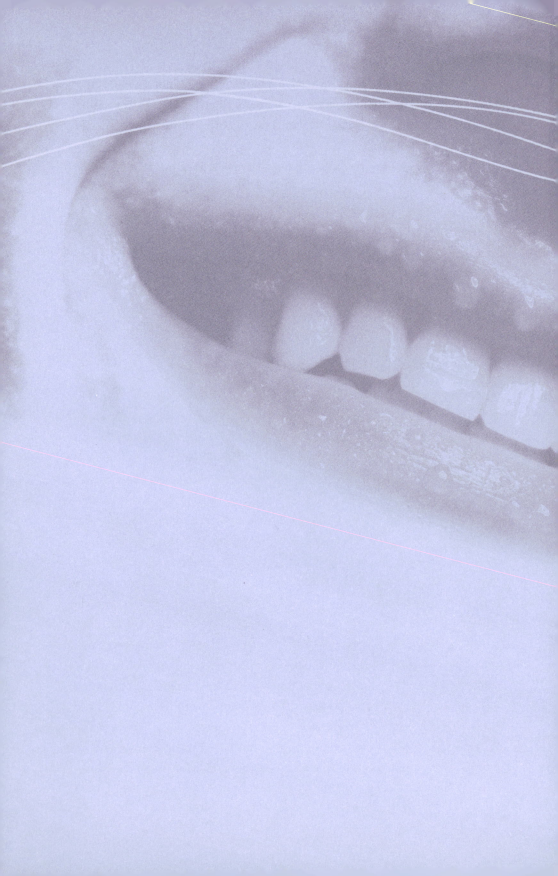

Introdução

Quem ainda não acredita que os homens passam por sintomas semelhantes aos das mulheres a partir dos 45, 50 anos, é melhor reconsiderar. Mudanças ocorrem tanto no corpo dos homens como no das mulheres, mas eles demoram mais a compreender o que está acontecendo. Os homens geralmente não comentam sobre essas mudanças porque elas são mais lentas e eles são mais relutantes em buscar ajuda profissional. Quando finalmente decidem ir ao médico, é porque está difícil encarar as mudanças.

As mulheres são mais preocupadas com a saúde. A partir dos 45 anos, vários sintomas ocorrem ao mesmo tempo, e a mulher comenta com as amigas, com o marido, com o médico, no cabeleireiro, com qualquer pessoa que relate sintomas semelhantes. Ela se preocupa em buscar soluções imediatas para as mudanças. Os homens tendem a minimizar os sintomas e muitas vezes os confundem com depressão. Frequentemente sentem calores noturnos, acordam com a camisa do pijama encharcada, levantam à noite para beber água ou ir ao banheiro, têm perda de energia, do desejo sexual e da memória, ficam desanimados e, mesmo assim, acham que estão cansados ou culpam o excesso de trabalho por esse quadro que, acreditam, pode desaparecer com umas boas férias. Tirar férias ajuda, mas não resolve o problema.

Resistência em aceitar as mudanças é um fato. Envelhecer nem sempre é bom, ainda mais sabendo que as mudanças podem ocorrer em razão da falta de hormônios.

Essa etapa é chamada de DAEM (Distúrbio Androgênico do Envelhecimento Masculino, em inglês ADAM – Androgen Deficiency of Adult Male), também conhecida como deficiência de testosterona no sangue relacionada à idade, e faz parte do processo natural da maturidade masculina. Hormônios são substâncias químicas produzidas em algumas partes ou órgãos do nosso corpo que comandam o funcionamento de um órgão, ou de células, em outra parte. Testosterona, insulina,* adrenalina, cortisol, estrogênio e progesterona são alguns dos hormônios encontrados em homens e mulheres responsáveis pelo funcionamento de células em todas as partes do corpo e que declinam com a idade. Cada célula é programada por mensageiros hormonais, e nós não podemos viver sem eles. Para os hormônios, equilíbrio é a palavra-chave. Quando eles começam a diminuir, o corpo começa a trabalhar mais devagar e a envelhecer.

Quando jovens, somos geralmente fortes, ativos e saudáveis, mas a bioquímica do envelhecimento não parece ser semelhante para todas as pessoas. Podemos encontrar pessoas com mais de 70 anos que correm maratonas e outras com 35 que não conseguem andar 30 minutos em uma esteira.

Apesar do declínio hormonal natural, cultivar hábitos alimentares saudáveis e praticar exercícios físicos pode aumentar a longevidade hormonal, desacelerar o envelhecimento e ajudar a escapar de enfermidades degenerativas próprias da idade, como doenças cardiovasculares, diabetes, osteoporose, obesidade e doenças neurológicas.

Admitir que é inevitável envelhecer e aceitar o declínio físico gradual sem fazer nada é se juntar àqueles que entram em uma prova sabendo que serão reprovados. Sem exercício, aos 30 anos, por exemplo, já perdemos quase 1/4 da nossa massa muscular, mas, se iniciamos uma atividade física regular, recuperamos nosso prazo de validade.

Homens e mulheres são muito diferentes. A dieta dos homens também difere daquela das mulheres. A mulher tende a adotar hábitos alimentares mais saudáveis quando os hormônios começam a declinar para não ganhar muito peso. O homem não; depois que ganha uma barriguinha, tende a incorporá-la ao visual e não se preocupa mais com ela. Vai aumentando os buracos no cinto e colocando a calça cada dia mais para baixo da barriga. Até nisso os homens são diferentes, porque as mulheres acumulam gordura no quadril e nas coxas (forma de pera) enquanto eles acumulam na cintura (forma de maçã). Essa obesidade abdominal é muito mais prejudicial que a das mulheres.

Embora os níveis de testosterona, que protege os homens, permaneçam inalterados até os 40 anos, algumas opções de estilo de vida fazem com que eles acelerem o envelhecimento e o aparecimento de doenças degenerativas.

As mulheres, à medida que vão envelhecendo, mudam o cardápio, tendem a aumentar o consumo de frutas e vegetais e a diminuir o de carne vermelha. Os homens fazem exatamente o contrário. Eles são grandes consumidores de carne vermelha e de gordura. Isso tem uma explicação científica. As mulheres, para manter seus níveis de hormônios, sentem necessidade de comer vegetais folhosos, que ajudam a equilibrar os níveis de estrogênio no organismo. O corpo do homem sente falta da gordura para produzir testosterona e da carne para aumentar a massa muscular. Com isso, eles aumentam os níveis de LDL-colesterol,* e o HDL,* ou colesterol protetor, fica relativamente baixo. Não é novidade que os homens morrem mais de doenças cardíacas que as mulheres. Um dos vilões é a carne vermelha, que é muito rica em ferro e colesterol, o que contribui para aumentar a incidência de doenças coronarianas entre eles. Como as mulheres perdem ferro todos os meses pelo sangramento na menstruação, elas tendem a ter o nível de ferro mais baixo do que os homens, e isso, de certo modo, as protege das doenças coronarianas enquanto ainda menstruam.

Quando jovens, os homens contam com a ajuda de todos os hormônios para assegurar uma boa disposição física e tempo para praticar exercícios. À medida que vão envelhecendo, a atividade física diminui e eles não entendem por que ganham peso apesar de se alimentarem menos do que antes. Alguns me dizem que, quando jovens, comiam uma panela de arroz e não engordavam nada. Não engordavam porque saíam para dançar, corriam quase todos os dias, praticavam esportes e tinham uma atividade sexual muito maior do que a que se tem depois dos 45 anos. O homem solteiro costuma se preocupar mais com a aparência do que o casado e, ao primeiro sinal de barriga, se matricula em uma academia de ginástica. O casado não; ele espera o fim de semana para fazer uma caminhada ou praticar algum esporte com os amigos. É claro que existem exceções, mas, independentemente de ser atleta ou não, gordo ou magro, todos passam por mudanças silenciosas.

Outro problema masculino é o hábito de sair para beber, em relação ao qual as mulheres estão cada dia mais empenhadas em competir com eles. Beber moderadamente pode proteger os vasos sanguíneos, mas ninguém se dá conta de que a ingestão já não é tão moderada assim. Sair com os amigos para beber, ficar diante da televisão com um copo de uísque na mão, jantar fora ou ter o hábito de almoçar com um ou dois chopinhos, tudo isso é o suficiente para aumentar os níveis de triglicerídios* no sangue e fazer crescer a barriguinha. Uma quantidade grande de álcool no sangue pode comprometer o funcionamento do fígado, esgotar as reservas de substâncias antioxidantes no organismo e causar derrame, hipertensão, cirrose e desequilibrar os níveis de hormônio.

Menopausa masculina? É melhor acreditar nisso, porque os homens não estão imunes às mudanças da meia-idade, e a alimentação ajuda muito a minimizar os sintomas.

Jane Corona

Para facilitar a compreensão de termos técnicos ou pouco usuais, este livro traz um glossário (p. 459). Os termos estão indicados com asterisco.

Capítulo 1

Protegendo o coração

A mudança mais marcante no organismo masculino, ao contrário do que acontece com as mulheres, diz respeito aos vasos sanguíneos. Os homens tendem a desenvolver hipertensão arterial* mais cedo. De acordo com a Organização Mundial de Saúde (OMS), a primeira grande causa de morte entre eles são as doenças cardiovasculares. Se alguns fatores de risco para essas doenças, como a idade e a hereditariedade, são irreversíveis, outros, como o tabagismo, o consumo de álcool, o estilo de vida, a obesidade, o diabetes, o colesterol e a dieta, podem ser manipulados, na esperança de se ganhar alguns anos de vida.

Aterosclerose

Apesar dos avanços da medicina e de todas as informações disponíveis sobre como prevenir as doenças cardíacas, elas ainda são as doenças que mais atingem os homens e a principal causa de morte entre eles. Ocorrem quando as artérias coronárias, que levam oxigênio e nutrientes* para o coração, ficam mais estreitas ou são bloqueadas.

Quando nascemos, nossos vasos sanguíneos são limpos e elásticos, mas, à medida que vamos envelhecendo, eles começam a endurecer, o diâmetro das artérias diminui e o coração tem de fazer mais esforço para enviar o sangue e, assim, oxigenar devidamente todos os tecidos. A aterosclerose começa quando ainda somos jovens. Ela tem início quando as células da musculatura lisa, que se localizam logo abaixo do endotélio (linha de células que recobre o interior dos vasos sanguíneos), liberam um sinal em resposta aos altos níveis de colesterol oxidado no sangue. Esse sinal atrai células de defesa, os monócitos, para lutar contra o agente agressor e coletar colesterol, cálcio e outras substâncias, formando inicialmente uma pápula na parede do vaso, depois uma protuberância maior e mais tarde uma placa cada vez maior e mais dura. Isso faz com que o endotélio do vaso sanguíneo perca sua elasticidade e rache. Essas rachaduras atraem plaquetas para evitar o extravasamento do sangue. As plaquetas, por sua vez, atraem as células vermelhas do sangue para formar um coágulo ou trombo sanguíneo. É todo o organismo se preparando para a defesa. Esse mecanismo acaba nos prejudicando, porque estreita a parede dos vasos e, mais tarde, essas placas ou esses trombos podem se liberar e causar o entupimento das artérias menores. Quando isso ocorre nas artérias que nutrem o coração, pode causar uma dor temporária ou angina, mas se o coágulo obstruir totalmente a artéria, a falta de sangue pode causar um infarto no músculo cardíaco daquela área.

O colesterol alto tem sido a principal causa de doença cardíaca, apesar de todos saberem que o tabagismo, o excesso de peso, o sedentarismo e o mau hábito alimentar, principalmente o de consumir gordura saturada, também são fatores de risco.

Entendendo o colesterol

O colesterol não é esse vilão que costumam retratar. Ele é necessário para quase todas as células do corpo. Ele entra no nosso corpo quando consumimos produtos de origem animal. O organismo também produz seu próprio colesterol, principalmente no fígado, que é encontrado em todas as células. As principais funções do colesterol são: produzir alguns hormônios (entre eles cortisona e hormônios sexuais), fazer a síntese de neurotransmissores e de vitamina D, construir e reparar as membranas celulares e produzir ácidos biliares. Ele faz parte da família de lipídios que temos no sangue: colesterol, colesteril éster, triglicerídios,* fosfolipídios e ácidos graxos não esterificados.

Como o colesterol não é solúvel em água, para circular pelos tecidos precisa da ajuda das lipoproteínas (proteínas que carregam lipídios). São essas lipoproteínas que dosamos no sangue (LDL, HDL* e VLDL, em inglês, respectivamente, *low density lipoprotein* ou lipoproteína de baixa densidade, *high* *density lipoprotein* ou lipoproteína de alta densidade e *very low density lipoprotein* ou lipoproteína de densidade muito baixa). A lipoproteína LDL distribui o colesterol para as células e para a síntese de hormônios sexuais. Quando há excesso de LDL-colesterol circulando no sangue, elas são removidas pelas células sanguíneas, mas podem ser oxidadas, atraindo as células de defesa, e penetrar no endotélio, causando a lesão descrita anteriormente. A HDL atua como um varredora de colesterol das células – por isso é conhecida como bom colesterol – e previne a oxidação* da partícula de LDL. Seu trabalho é trazer de volta a LDL-colesterol para o fígado, no qual é convertida a bile, que será excretada e eliminada pelas fezes. A prática de atividade física ajuda a reduzir os níveis de LDL-colesterol e aumentar os níveis de HDL-colesterol.* O melhor é manter a HDL sempre acima de 50mg/dl no sangue para ter mais proteção. No diabetes (aumento da glicose* no sangue) pode haver aumento da glicação ou glicosilação das lipoproteínas circulantes, promovendo a formação precoce de placas aterogênicas. O tabagismo pode aumentar a formação de radicais livres,* tornando o endotélio mais suscetível a dano. Os estudos que avaliam o risco para o desenvolvimento de doenças coronarianas demonstram que quanto maior os níveis de HDL-colesterol circulante (acima de 45mg/dl), menor o risco de desenvolver doença coronariana.

A prevenção das doenças cardíacas com exercício e dieta ainda é a maneira mais fácil para se manter os níveis de colesterol dentro da normalidade e evitar o infarto do miocárdio.

O consumo excessivo de gordura contribui não somente para aumentar a ingestão de ácido graxo* saturado e de colesterol, mas para provocar a principal doença degenerativa, a obesidade. Quanto mais obesa, mais sedentária a pessoa se torna e maior o risco de desenvolver outra doença, o diabetes tipo 2. Como podemos ver, uma coisa leva à outra, e cada vez se agrava mais. As gorduras animais – representadas pelo leite integral, pelo queijo, pela manteiga, pelo creme de leite, pelo sorvete cremoso, pela carne vermelha, pela pele de frango e de porco – estão entre as principais fontes de colesterol. Hoje em dia, a aterosclerose é a doença degenerativa que mais atinge pessoas no mundo, inclusive adolescentes. Não adianta retirar todas as fontes de colesterol da dieta, presumindo que assim o problema esteja resolvido. Sem colesterol ficamos deprimidos, desmotivados, cansados, esquecidos, e suscetíveis a doenças. Quando estamos com os níveis de colesterol muito elevados no sangue, devemos limitar a ingestão de alimentos ricos em colesterol, evitar os que contêm gordura saturada e aumentar o consumo de alimentos efetivos em baixar o colesterol, como as fibras solúveis e insolúveis, das quais falaremos adiante.

A gordura que deve ser reduzida da dieta é a trans, por ser um tipo de gordura modificada que o organismo não consegue utilizar.

A hidrogenação,* processo que converte gorduras vegetais líquidas em semissólidas, eleva o colesterol no sangue. Infelizmente, essa gordura é encontrada em fast-food, biscoitos, bolos, sorvetes cremosos, tortas e é a mais consumida pela população que tem o hábito de comer fora de casa. Ela é mais perigosa que a gordura de origem animal, rica em colesterol, porque é estocada no organismo na forma de gordura abdominal, o que aumenta o risco de infarto e diabetes. A maioria dos biscoitos, das tortas e dos bolos industrializados contém gordura trans;* se você está com o colesterol aumentado, é melhor ler o rótulo antes de comprar.

Ácidos graxos essenciais – Ácidos graxos poli-insaturados e monoinsaturados

Existem duas categorias de ácidos graxos poli-insaturados: o ômega-3 e o ômega-6. Ambos são protetores.

A maioria dos óleos vegetais contém ácidos graxos da família do ômega-6. São eles: o óleo de canola, de milho, de soja, de girassol e de algodão. Eles não contêm colesterol porque são de origem vegetal, mas o problema é que são consumidos muito aquecidos e perdem a propriedade protetora.

Os ácidos graxos ômega-3 são os ácidos eicosapentaenoico (EPA) e docosahexaenoico (DHA), cuja função, entre outras, é reduzir a síntese de triglicerídios no fígado e, por serem antiagregantes plaquetários, prevenir a formação de trombos. As membranas de todas as células do organismo são feitas de trilhões dessas moléculas de ácidos graxos, e o equilíbrio da quantidade desses ácidos dentro da membrana é determinado pela dieta. Nós consumimos esses óleos quando comemos semente de linhaça e peixes de águas frias como sardinha, salmão, bacalhau, cavalinha, anchova e atum. Hoje em dia, é comum encontrar salmão mantido em cativeiro e alimentado com ração; embora seja uma carne saudável, não detém as propriedades das gorduras do peixe de águas profundas e frias.

A relação entre peixe na dieta e efeito cardioprotetor é resultante também da capacidade que o DHA e o EPA têm de estabilizar eletricamente a membrana das células contráteis do coração e de proteger contra arritmias e infarto súbito. Os esquimós – grandes consumidores de gordura de baleia e de peixes de água fria – estão entre os povos com menor índice de doenças coronarianas. A Associação Americana de Cardiologia recomenda que se coma peixe pelo menos duas vezes na semana. Sorte nossa que temos essa costa enorme repleta de peixes.

Diante de uma invasão por bactéria ou vírus ou qualquer outro trauma, os ácidos graxos que formam a membrana celular são liberados e transformados em mensageiros químicos para nos defender. São os anti-inflamatórios naturais. Esses mensageiros, as prostaglandinas ou PGE (esse nome foi dado porque elas foram descobertas na próstata), são encontrados em todo o organismo. As PGE1 são formadas do ácido linoleico (ômega-6) e as PGE3, do ácido linolênico (ômega-3). Esses ácidos graxos são chamados de essenciais porque nosso organismo é incapaz de fabricá-los; é essencial que sejam consumidos na dieta.

A dieta do Mediterrâneo, adotada por todos os países banhados pelo mar Mediterrâneo, apesar de ser bem diversificada, tem uma característica comum: o grande consumo de azeite de oliva. Frutas, vegetais, cereais, legumes e nozes são consumidos em abundância, e a despeito dos habitantes locais consumirem grande quantidade de óleo na dieta, de serem fumantes inveterados e de terem um sistema de saneamento precário, eles foram considerados os de maior longevidade pela OMS e apresentaram um dos menores índices de doenças cardíacas do mundo.

Os benefícios do azeite de oliva extravirgem

O azeite de oliva é composto de 75% de ácido oleico, uma gordura monoinsaturada, 15% de gordura saturada e 10% de gordura poli-insaturada. É extraído de azeitonas e muito rico em fitonutrientes e compostos fenólicos com potentes propriedades antioxidantes. O refinamento do azeite de oliva faz com que ele perca um pouco os compostos fenólicos, mas, ainda assim, mantenha a propriedade antioxidante.* Além disso, ele tem um grande conteúdo de esqualeno, um composto com atividade anticarcinogênica e inibidora da enzima* formadora de colesterol, a HMG-CoA redutase (hidroximetilglutaril-coenzima A redutase). Um dos maiores benefícios do consumo regular de azeite de oliva é impedir a oxidação das LDL-colesterol.

Além da propriedade anticolesterolêmica, o azeite de oliva extravirgem tem efeito antitrombótico – diminui a agregação das plaquetas – e reduz a pressão arterial. Não é à toa que uma boa salada com azeite de oliva tem efeito terapêutico.

O padrão da dieta do Mediterrâneo traz benefícios também para as mitocôndrias, nossa fábrica de energia. Não resta dúvida de que é calórico, qualquer óleo é calórico, mas uma comida regada a azeite de oliva aumenta o consumo de oxigênio em repouso; simplificando; aumenta a queima de calorias* em repouso. O azeite de oliva é produzido única e exclusivamente de azeitonas. Não deve ser confundido com misturas de azeite com outros óleos, chamadas de óleos compostos.

O azeite extravirgem tem aroma e sabor impecáveis, e é obtido da extração por processos de prensagem mecânica a frio das azeitonas. Ele apresenta menos do que 0,8% de acidez e conserva melhor seus componentes polifenóis,* principalmente o tirosol e o hidroxitirosol, que têm ação antioxidante e cardioprotetora. Os nutrientes antioxidantes são os grandes aliados dos ácidos graxos essenciais* na prevenção da oxidação do colesterol.

O azeite virgem também é obtido por processo de prensagem mecânica, porém a acidez é abaixo de 2% e o sabor é mais marcante.

Sem dúvida alguma, ao baixar o colesterol e as gorduras saturadas da dieta você estará protegendo seu coração. Contudo, ao se tratar de coração, temos outros vilões.

Outros vilões

Outro culpado pelas doenças cardíacas é o ferro. Geralmente, a descoberta de altos níveis de ferro no organismo é feita quando o médico solicita a dosagem da ferritina no sangue. Como explicado anteriormente, os homens consomem muita carne vermelha e costumam ter a ferritina sempre mais alta. Estudo conduzido na Finlândia, que acompanhou, durante cinco anos, 1.900 homens sem histórico de doenças cardíacas, revelou que a ferritina elevada no sangue pode dobrar o risco de doença coronariana. Além disso, o ferro promove a oxidação das LDL-colesterol e aumenta a viscosidade do sangue. Uma vez que a carne vermelha é a maior fonte de ferro da nossa dieta, o mais recomendado para quem tem níveis de ferro muito elevados no sangue é retirar a carne da dieta. Infelizmente, a maioria dos multivitamínicos disponíveis no mercado contém entre 10mg e 20mg de ferro e não deve ser usada por pessoas acima de 50 anos, a não ser que tenha sido prescrito por um profissional médico.

Uma doença rara denominada hemocromatose hereditária faz com que a pessoa que tem o gene* para a hemocromatose absorva grande quantidade de ferro dos alimentos. Uma vez absorvido, o ferro não é excretado e vai se acumulando no organismo. Quando a doença é diagnosticada em algum membro da família, é importante verificar se outros familiares são portadores do mesmo gene. Os sintomas são dores articulares, dor de cabeça, diarreia, cansaço, dor abdominal, baixa imunidade e, como o ferro se acumula em alguns tecidos, pode causar também esterilidade e impotência. O acúmulo de ferro no fígado pode levar à cirrose, e, no coração, à doença cardíaca. A pele dos portadores da doença assume uma cor acinzentada ou acobreada.

Segundo Jean Carper, autora do livro *The miracle heart*, existem cinco maneiras de se prevenir o excesso de ferro no organismo.

1. Não usar suplementos vitamínicos por conta própria.
2. Cortar os produtos de origem animal. O ferro heme da carne vermelha é absorvido mais rapidamente que o ferro não heme dos vegetais e do feijão.
3. Consumir alimentos que absorvem o ferro lentamente, como feijão, e os que bloqueiam a absorção, como chá-verde, vinho tinto e alimentos ricos em fibras.
4. Cuidado com os cereais matinais fortificados com ferro. Eles foram desenvolvidos para atender às crianças em fase de desenvolvimento.
5. Homens em qualquer idade ou mulheres na menopausa que estiverem com os índices de ferro aumentados podem se proteger doando sangue.

Embora alguns estudos não apontem o ferro como culpado pelas doenças cardíacas, o papel dele e de outros metais pesados na formação de radicais livres e no aumento da peroxidação, principalmente dos lipídios, é inquestionável, portanto faz sentido não abusar da carne vermelha e manter a ferritina sempre sob controle.

Homocisteína

Há outro fator de risco que vem sendo associado ao aumento das doenças cardiovasculares, principalmente as trombóticas, grandes causadoras de angina, infarto de miocárdio, acidente vascular cerebral e doenças arteriais periféricas. Trata-se da homocisteína, um aminoácido capaz de alterar a viscosidade do sangue e acelerar a formação de trombos.

Muitas vezes, encontramos pessoas com os níveis de colesterol controlados que usam há muitos anos medicamentos como as estatinas para diminuir sua taxa no sangue e que, mesmo assim, se queixam de dores no peito. Os exames são sempre normais, mas as dores, frequentes.

O livro *The homocysteine revolution* chamou a atenção para esse aminoácido tóxico como um fator de risco para o desenvolvimento de doenças cardíacas. O maior perigo é que ele, ao contrário dos outros fatores de risco, não escolhe a idade.

A homocisteína contém enxofre e se forma constantemente no organismo durante o metabolismo do aminoácido metionina. Por ser uma substância intermediária que pode lesar a parede dos vasos sanguíneos, ela é novamente convertida em metionina e cisteína, mas, para fazer a conversão, ela depende de três vitaminas: a B6 ou piridoxina na forma de piridoxal fosfato, a B12 ou cobalamina e o ácido fólico. A deficiência das três importantes vitaminas do complexo B – B6, B12 e ácido fólico – é a principal causa do aumento da homocisteína no sangue.

A metionina é encontrada na maioria dos produtos lácteos, nas carnes e, em pouca quantidade, nos vegetais e legumes, mas ela precisa passar por todo um processo bioquímico para ser aproveitada pelo organismo. Nesse processamento ou metabolismo, ela formará a homocisteína. O aumento da homocisteína está relacionado ao aparecimento de doenças cardíacas tão importantes quanto a hipertensão arterial. O excesso de homocisteína no sangue não só provoca lesão no endotélio – a camada de células que reveste a parede interna dos vasos sanguíneos – e entupimento das artérias, porque afeta o sistema de coagulação, mas também contribui para a aterosclerose. A homocisteína atua como um abrasivo que danifica as células endoteliais e aumenta a agregação das plaquetas e a formação de trombos. Mesmo em pessoas jovens, que se alimentam mal, pode ocorrer um aumento de homocisteína no sangue e o risco de surgir uma doença coronariana.

A homocisteína começou a ser mais estudada nos anos 1990, quando os pesquisadores verificaram, em mais de 27 estudos com pacientes portadores de doenças vasculares, uma relação direta da doença cardíaca com a elevação desse aminoácido no sangue. A maioria dos cientistas concorda que quanto maior o nível de homocisteína, maior o risco de doenças vasculares, inclusive as cerebrais. Alguns estudos passaram a relacionar o nível sanguíneo de homocisteína à alteração na função cognitiva e a doenças características da idade avançada, como osteoporose e presbiopia. As complicações vasculares relatadas nos pacientes com hiper-homocisteinemia estão mais relacionadas a eventos tromboembólicos (formação de trombos) do que ateroscleróticos.

As deficiências de vitaminas do complexo B (principalmente a B12 e o ácido fólico) impedem que a homocisteína seja degradada em cisteína e metionina e contribuem para que ela permaneça elevada no sangue. É recomendável maior consumo de alimentos que contenham essas vitaminas. Portanto, se você não é muito aficionado por vegetais folhosos que contêm ácido fólico e proteína de origem animal, fonte de vitamina B12, pode desde já começar a reformular sua dieta.

Muitas vezes a causa da deficiência não está na dieta, e sim na absorção. O uso constante de antiácidos pode causar deficiência de B12, porque a mudança de pH no estômago impede a formação da proteína que ajuda a vitamina B12 a ser absorvida no intestino.

A maioria dos cardiologistas solicita no checkup a dosagem da homocisteína, mesmo que os níveis de colesterol estejam normais, porque eles sabem que o risco de ataque cardíaco aumenta em 50% quando a homocisteína está elevada. Para cada cinco unidades nesses valores elevados, que se consegue baixar com a suplementação de vitaminas, se reduz à metade o risco de morte prematura. Em dois meses de suplementação com vitaminas do complexo B e um programa de dieta adequado, com frutas, vegetais verdes, legumes e carnes magras variadas, é possível normalizar o nível da homocisteína e melhorar a saúde.

A dosagem da homocisteína é aconselhável nos indivíduos que manifestem doenças coronarianas ou episódios de trombose em uma idade relativamente jovem. Geralmente, o exame deve ser solicitado para aquelas pessoas que estão sempre cansadas, têm dificuldade de manter o peso e de se concentrar, encontram-se com a memória em declínio, sentem-se constantemente deprimidas, bebem ou fumam muito, e para aquelas que são adeptas da dieta estritamente vegetariana. Como a vitamina B12 é encontrada nos alimentos de origem animal, quem não consome nenhum tipo de carne tende também a ter a homocisteína alterada. As principais fontes de ácido fólico são os vegetais de folhas verdes, os cereais integrais, a lentilha, o aspargo, os feijões e o espinafre. Os peixes e as carnes magras são excelente fonte de proteínas e de vitaminas B6 e B12.

Como baixar os níveis de homocisteína:

1. Coma menos carnes gordurosas e mais peixe.
2. Coma muitos vegetais verdes.
3. Coma grãos, cereais integrais e sementes.
4. Diminua o sal.
5. Diminua o chá e o café.
6. Limite o álcool.
7. Pare de fumar.
8. Diminua os níveis de estresse.
9. Diminua o açúcar.
10. Faça exercícios físicos.

Carboidratos

O efeito hiperlipidêmico dos carboidratos* é diferente do causado pelas gorduras. Em geral, as pessoas em dietas que restringem as gorduras saturadas tendem a comer mais carboidratos, até por falta de opção ou má orientação dietética. O consumo de dieta rica em sacarose (açúcar) causa aumento do triglicerídio, e costumo dizer que ele aumenta especialmente à noite. Uma pergunta que faço para quem tem triglicerídios altos (acima de 150mg/dl) é o que a pessoa costuma comer antes de dormir. É impressionante, sempre tem uma fruta, um pedacinho de bolo, um biscoitinho, somente um, mas basta este para elevá-lo. O mais seguro é evitar o hábito noturno de atacar a cozinha. Na hora do jantar, comer um prato com carboidratos ricos em fibras (de absorção mais lenta) é mais saudável. É melhor comer uma tonelada de verduras do que um biscoitinho. Caso goste de sopa, melhor ainda, abuse das verduras, cereais e coloque somente uma raiz na sopa. O corpo vai ficar bem alimentado, cheio de vitaminas, fibras e minerais, e sem pedir comida por muito tempo. Quem trabalha o dia todo não merece fazer só um lanchinho à noite, o melhor é fazer uma refeição completa. Os níveis de triglicerídios elevados no sangue, mesmo com o colesterol normal, deixam o nosso plasma turvo e são um possível fator para o desenvolvimento das doenças cardíacas, porque alteram o sistema de coagulação sanguínea e diminuem as HDL-colesterol (bom colesterol). Tudo em excesso não é bom para a saúde, e a alimentação equilibrada é a maior aliada na sua manutenção. O excesso de açúcar, frutas, frutas secas, barrinhas de cereal, álcool, carboidratos refinados e gorduras saturadas são as principais causas de hipertrigliceridemia.*

As fibras dos alimentos naturais conseguem diminuir a absorção do açúcar e da gordura da dieta no intestino, sequestrar os ácidos biliares – ricos em colesterol – e aumentar a sua excreção pelas fezes.

O melhor tratamento para triglicerídio aumentado no sangue é comer grãos e cereais integrais, verduras e peixes e se exercitar diariamente. Nas refeições, prefira vegetais frescos em abundância e restrinja o consumo de frutas para três ao dia, e assim mesmo na parte da manhã e à tarde. O álcool é outro causador de hipertrigliceridemia; evitar consumir álcool e não beber refrigerantes é o mais indicado. Não há triglicerídio que não desabe!

As grandes fontes de fibras redutoras dos triglicerídios e do colesterol

Brócolis, couve-de-bruxelas, aipo, nabo, quiabo, ervilha, lentilha, cenoura, cebola, feijão, farelo de aveia, pêssego, mamão, abacate, manga, damasco, tangerina, laranja, pera e maçã são todos fontes de fibras solúveis.

Para muitas pessoas é uma surpresa incluir o abacate, uma fruta julgada gordurosa, em uma dieta para baixar o colesterol. Coitado do abacate, ele sempre foi considerado um alimento proibido, mas é rico em ácidos graxos monoinsaturados, os mesmos do azeite de oliva e da amêndoa. Os pesquisadores israelenses foram os responsáveis pela recuperação do abacate na lista dos alimentos saudáveis. Ele pode ser consumido em saladas e em molhos como substituto para a maionese. Como todas as frutas, é desprovido de colesterol e muito rico em fibras, o que melhora o funcionamento do intestino. Somente para matar a curiosidade, porque isso não tem muita importância quando o assunto é fibra, duas colheres de sopa de abacate contêm 52cal, 4,9g de gordura, sendo que 78% monoinsaturadas, além de vitamina A, carotenoides – principalmente a luteína, que é ótima para a visão – vitamina E, ácido fólico e potássio.

Outros alimentos capazes de melhorar o colesterol são os da família das frutas vermelhas, especialmente o morango, a framboesa, a amora, o mirtilo e a uva. Todos contêm bioflavonoides, mais especificamente antocianidinas e proantocianidinas, pigmentos poderosos por suas propriedades antioxidantes. Beber vinho tinto moderadamente aumenta os níveis de HDL-colesterol e ajuda a impedir a oxidação das LDL-colesterol. Outro grande responsável pelo poder antioxidante do vinho é o resveratrol, presente nas uvas vermelhas. Embora uma taça de vinho tinto diária seja recomendada como forma de se prevenir doenças cardiovasculares, seu uso não deve ser estimulado, particularmente em pessoas com histórico familiar de alcoolismo e doenças hepáticas.

Pigmentos protetores

A cor é um elemento muito importante na aparência de um alimento. Ela é o chamariz para a degustação. Diante de uma barraca de frutas e verduras, é fascinante a variedade de cores que a natureza oferece. Elas são os corantes ou pigmentos naturais que nos "dizem" a quantidade de vitaminas e minerais que o alimento contém.

A clorofila, por exemplo, é o pigmento das folhas vegetais, além de dar a cor verde às frutas quando ainda não estão maduras. É o pigmento da fotossíntese de todas as plantas e algas verdes. À medida que a folha vai envelhecendo, vai perdendo a clorofila e, assim, ficamos sabendo que o vegetal não está tão fresco, embora ainda preserve outros nutrientes.

As frutas e os vegetais de cor amarelada e laranja contêm os pigmentos carotenoides, mas eles também estão em todas as plantas verdes fotossintéticas. Eles são numerosos e têm vários nomes: betacaroteno, licopeno, luteína, xantofilas, zeaxantinas, criptoxantinas. Todos são importantes para manter a saúde do epitélio que recobre todas as estruturas do nosso organismo. Nas frutas e nos legumes predomina o betacaroteno, principalmente na manga, no caqui, na cenoura e na abóbora. A laranja também tem carotenoides – entre eles a luteína, igualmente encontrada no espinafre, na couve e no ovo –, que, veremos mais tarde, são importantes para a visão. A pimenta vermelha contém um carotenoide que é a capsaicina, relevante na prevenção das doenças da próstata. O açafrão, tão popular na cozinha espanhola, tem outro tipo de carotenoide – a crocetina –, que se constitui em um pigmento muito potente para colorir e enriquecer os pratos e um antioxidante natural. A cenoura possui vários carotenoides que se transformam em vitamina A no organismo, mas o que predomina é o betacaroteno. Embora o carotenoide seja mais encontrado no reino vegetal, também está presente na gema do ovo, que contém os pigmentos zeaxantina e luteína, os dois carotenoides mais importantes na retina dos olhos. O tomate, a goiaba e a melancia são os campeões de licopeno, que protegem os homens das doenças da próstata. O pigmento escuro da carcaça da lagosta também é um carotenoide que, quando exposto ao calor, assume a coloração laranja. Os carotenoides e as vitaminas antioxidantes C e E são protetores cardiovasculares.

As cores vermelha, violeta, roxa e azul que costumamos ver nos vegetais e nas frutas são pigmentos cardioprotetores denominados antocianidinas. Eles são compostos fenólicos presentes no açaí, na amora, na groselha, na jabuticaba, na framboesa, no mirtilo, na cereja, no morango, no ruibarbo e na uva. Quando o vinho é maturado, as antocianidinas submetem-se a um número de reações com outros que estavam na casca, e essa reação é a responsável pela coloração marrom de vinhos envelhecidos.

Outros nutrientes protetores do coração

Algumas vitaminas presentes nos alimentos têm propriedades antioxidantes importantes, como a vitamina C, o betacaroteno e a vitamina E, por protegerem o organismo dos efeitos oxidativos dos radicais livres.

Essas vitaminas bloqueiam a oxidação da lipoproteína LDL, impedindo que ela se modifique e chame a atenção das células de defesa do sangue, os macrófagos, que as fagocitam e formam o tecido espumoso que se acumula nas artérias. É assim que começa a doença aterosclerótica.

As melhores fontes de vitamina C são os vegetais verdes-escuros e as frutas cítricas, especialmente acerola, pitanga, melão, mamão, morango, tangerina, kiwi, laranja e limão.

Vitamina E

Essa vitamina está presente na membrana celular de todo o nosso corpo. É o principal componente antioxidante da membrana de lipídios que envolve as células. Ela impede que os ácidos graxos da membrana sofram o processo de oxidação ao entrarem em contato com os radicais livres. A vitamina E é encontrada em todos os alimentos gordurosos, como abacate, noz, amêndoa, tâmara, castanha, em todas as sementes (de girassol, gergelim, algodão, linhaça, abóbora), na azeitona, na soja, no feijão, no arroz integral, no gérmen de trigo, no milho, no amendoim e nos óleos comestíveis.

Vitaminas do Complexo B

Todos os membros dessa família são protetores do coração. O ácido fólico, a vitamina B6 e a B12 porque mantêm a homocisteína sob controle. A colina, a biotina e a vitamina B1 porque mantêm o metabolismo da gordura equilibrado. A vitamina B3 melhora o metabolismo das gorduras e tem sido usada para tratar níveis elevados de colesterol e triglicerídios.

Os alimentos mais ricos em ácido fólico são: trigo-sarraceno, suco de laranja, espinafre, couve, feijão-branco e vermelho, soja, gérmen de trigo, aspargo, aipo, abacate, couve-de-bruxelas, brócolis, couve-flor, ervilha, beterraba, mostarda verde e folhas em geral.

Enzimas antioxidantes

Nosso corpo fabrica enzimas antioxidantes naturalmente. Essa foi a maneira que ele encontrou de nos proteger do ataque do oxigênio e dos radicais livres formados durante quase todos os processos metabólicos que ele executa. Uma dessas enzimas é a glutationa* peroxidase, que está presente no fígado, no pulmão e no tecido cardíaco. Boas fontes dessas enzimas são a ervilha, a alfafa, a cevada, o quiabo, o suco de trigo germinado e os brotos germinados.

Um suco de broto germinado aumenta não só as reservas antioxidantes, mas também a ingestão de minerais, principalmente o zinco, necessário para fabricar outra enzima antioxidante, a superóxido dismutase (SOD).

Selênio

Esse mineral trabalha junto com a vitamina E para proteger o coração. À medida que envelhecemos, nosso nível de selênio diminui, e esse declínio faz com que nossas reservas antioxidantes sofram um decréscimo.

Uma das maiores fontes de selênio é a castanha-do-pará. A floresta amazônica tem o solo rico em selênio, daí nossas castanhas serem tão ricas nesse mineral.

Magnésio

Retirar o magnésio da dieta dos animais faz com que eles envelheçam mais depressa, dizem os pesquisadores franceses. O mesmo acontece com os homens.

O magnésio ajuda a controlar a pressão arterial, a prevenir arritmias cardíacas e a manter a elasticidade dos vasos. Pessoas com níveis baixos de magnésio estão mais sujeitas a ter hipertensão arterial e a formar trombos. O magnésio parece proteger o coração de diversas maneiras e, em particular, a manter o ritmo cardíaco estável. Ele tem um importante papel na função nervosa, na contração e no relaxamento muscular, até mesmo nos músculos das artérias. Aproximadamente 60% do magnésio do corpo está nos ossos, e o restante está dentro das células, principalmente as musculares, e somente 1% circula livre no sangue. Nosso corpo trabalha sempre tentando manter um equilíbrio de magnésio adequado, porque ele controla os canais iônicos celulares e é essencial para converter o açúcar em ATP (adenosina trifosfato), a nossa molécula de energia.

Uma dieta com muita gordura e muito açúcar pode diminuir a absorção de magnésio no intestino. O mesmo acontece com o uso de laxantes, diuréticos, ingestão excessiva de café, álcool e refrigerantes gasosos.

Na nossa dieta, ele é encontrado nas verduras verdes, nas nozes, nas raízes, nos cereais integrais, nas sementes e nos grãos integrais e é o principal mineral da clorofila. Um suco com clorofila é uma forma fácil de repor o magnésio no organismo.

Ervas

Todas as ervas comestíveis contêm uma grande quantidade de óleos essenciais* e flavonoides* antioxidantes que melhoram a circulação, protegem a parede dos vasos e impedem a oxidação das LDL-colesterol. Orégano, alecrim, manjericão, salsa, açafrão, tomilho, noz-moscada e alho são temperos que podemos usar para aumentar o poder antioxidante da dieta.

A doença cardíaca é o resultado da dieta da sociedade civilizada. Parece que quanto mais civilizados ficamos, mais nos afastamos dos elementos que a terra nos fornece para manter o corpo saudável. Alimentos desvitalizados, ricos em agrotóxicos e em gorduras saturadas, são os que criam as condições necessárias para o deterioramento do sistema cardiocirculatório. Não adianta ficar horas elaborando um cardápio sem colesterol e não adotar uma dieta equilibrada. Os maiores amigos do coração ainda são os mais simples: peixes, frutas, vegetais, alho, cebola, azeite de oliva, ervas, grãos integrais e feijões. Do mesmo modo que muita medicação confunde a doença, excesso de alimentos industrializados confunde o estômago e o fígado.

Sal

Sal em excesso acaba levando à hipertensão arterial e a doenças cardíacas. O sal *kosher*, tão apreciado pelos chefs, nada mais é do que o cloreto de sódio (igual ao sal de cozinha) com cristais grossos e irregulares. A vantagem de seu uso é que não grudam na carne e se pode sentir exatamente quanto se está usando. Uma colher de sal *kosher* contém menos sal (cloreto de sódio) que a mesma quantidade de sal refinado; daí dizerem que ele tem menos sódio. O sal light* é uma mistura de cloreto de sódio com cloreto de potássio e deve ser usado em dietas com pouco sódio para hipertensos, por exemplo. Mesmo assim não abuse. O ideal é consumir 5g de sal por dia.

Mitos absolvidos

Não gosto de dizer "Você não pode comer este alimento", pois tudo o que é proibido, num passe de mágica, transforma-se no favorito. O chocolate, por exemplo, se for proibido, atrapalha qualquer dieta. Durante muito tempo, era o terror dos nutricionistas. Quase todo mundo gosta de chocolate e não admite fazer dieta e abrir mão dele. Apesar de calórico, inclusive o dietético, ele é isento de colesterol, e seus polifenóis protegem os vasos sanguíneos e a capilaridade muscular, mas isso não justifica o exagero em seu consumo. Quanto maior o conteúdo de cacau, menor a quantidade de gordura trans e maior a quantidade de catequinas, porque durante o processamento do cacau, os flavonoides são destruídos.

O ovo é outro alimento absolvido, porque suas propriedades nutricionais são tantas que neutralizam os efeitos negativos da pequena quantidade de colesterol encontrada na gema. O ovo de galinha caipira contém mais vitaminas e aminoácidos protetores do fígado, da visão e do endotélio vascular que os de granja.

Outros alimentos que durante anos eram "frutos proibidos" são os frutos do mar, especialmente o camarão. Segundo estudo da Universidade de Harvard, se a pessoa adota uma dieta com pouca gordura saturada, ela pode comer camarão e mesmo assim manter os níveis de colesterol equilibrado.

Quando optamos por uma dieta com maior teor nutritivo, rica em frutas, legumes e verduras, e reduzimos a quantidade de sal, açúcares e gorduras saturadas, podemos comer moderadamente qualquer alimento "proibido".

Capítulo 2

Hormônios sob controle

A testosterona é o mais importante dos hormônios sexuais para os homens. A diminuição de testosterona interfere na qualidade de vida, e muitos sofrem alterações no estado de ânimo, no sono e no humor quando ela declina. Inicialmente, as mudanças não são percebidas porque a queda não é tão acentuada, e os sintomas variam de homem para homem, com base no estilo de vida e na natureza genética. O sinal mais frequente é a perda de energia e força muscular, embora eles digam que isso não acontece; o que eles notam primeiro e os faz procurar um médico é a falta de desejo e vigor sexual (qualidade e problemas ejaculatórios). Isso reflete a grande importância que os homens dão para o sexo, e quem acaba se beneficiando disso são as mulheres.

Em alguns homens, a mudança no humor e na personalidade e um quadro depressivo, mais precisamente nostálgico, são logo notados pelas pessoas com quem convivem, geralmente as esposas; essa mudança é encarada como crise da meia-idade.

Testosterona

A testosterona é mais do que somente um hormônio sexual; ela é encontrada em todas as partes do corpo masculino. Existem receptores de testosterona no cérebro, na pele, nos ossos, nos músculos, em todos os órgãos, pois ela é um elemento vital para as proteínas e os músculos.

Nos homens, os níveis de testosterona caem a uma taxa constante a cada década a partir dos 25 anos; porém, em alguns deles, essas quantidades diminuem mais do que em outros.

Existem estudos que mostram que a testosterona é um estimulador do óxido nítrico, ou hormônio vasodilatador. O óxido nítrico é considerado um neurotransmissor que causa vasodilatação, melhora o fluxo sanguíneo nos órgãos sexuais e permite a ereção. A testosterona trabalha protegendo os homens do mesmo modo que o estrogênio protege as mulheres, porém ambos os sexos têm um universo de hormônios muito maior do que os hormônios sexuais.

A adrenalina é um desses hormônios. Ela é uma substância natural, produzida pelo nosso corpo, que atua em todos os órgãos. Diante de uma situação estressante, liberamos mais adrenalina. Durante exercícios físicos, a adrenalina é encarregada de aumentar os batimentos cardíacos para enviar mais sangue aos músculos. Ela também é liberada quando queremos expressar nossas emoções. Silenciosamente, ela faz a adaptação dos nossos vasos sanguíneos para dar vitalidade, humor, coragem, tudo de que precisamos para nos adaptarmos e vivermos melhor; ninguém se preocupa em saber o nível de concentração de adrenalina no organismo. Com a idade, nossos níveis de adrenalina também vão diminuindo, e demoramos um pouco mais para reagir às situações de estresse.

O estrogênio, conhecido como hormônio da feminilidade, é também produzido pelo sexo masculino. A enzima* aromatase, que é amplamente distribuída em todo o corpo, converte uma pequena quantidade de hormônio masculino em feminino, já que o estrogênio é um hormônio de extrema importância para o cérebro. As áreas no cérebro que controlam a função sexual são bem supridas de aromatase. No homem de meia-idade, a relação entre testosterona e estrogênio está alterada. Nos mais jovens, predomina a testosterona, mas uma vez que o nível desse hormônio diminui e o de estrogênio permanece constante, essa relação – que era de 50 para 1 – passa a ser 10 de testosterona para 1 de estrogênio. Essa é a chave para começarmos a compreender porque os homens ficam mais sensíveis com a idade.

A testosterona é, sem dúvida, o principal hormônio masculino, e o homem fabrica 6mg a 7mg por dia. Produzida principalmente nos testículos, é jogada na corrente sanguínea e distribuída para os órgãos em que atua.

Os níveis de testosterona variam muito no decorrer do dia. Geralmente, ela é mais elevada nas primeiras horas da manhã, explicando por que as ereções matutinas continuam ocorrendo mesmo nos homens mais idosos. A testosterona é indispensável para a produção de espermatozoides, sem contar sua ação em órgãos como cérebro, próstata, ossos, fígado, músculos, pele e cabelo. A secreção no testículo começa na adolescência e diminui 1% a 2% por ano a partir dos 30 anos, de maneira que aos 75 anos há uma baixa de 35% em sua produção.

A testosterona tem alguns inimigos: o álcool, o açúcar e o estresse. O problema é que, em geral, quanto mais estressado o homem fica, mais álcool e açúcar ele consome.

Como aumentar os níveis de testosterona

As funções da testosterona são, além de regular todas as funções sexuais, melhorar a libido, a visão, a atenção, o humor e o bem-estar, definir o físico, aumentar a massa muscular e distribuir a gordura corporal. Muitos homens, na ânsia de aumentar rapidamente os níveis desse hormônio, passam a usar suplementos com testosterona. Entretanto, se não eliminarem o estresse de suas vidas e não aderirem a uma dieta e a exercícios físicos, estarão jogando dinheiro fora. Para aumentar eficazmente os níveis de testosterona é preciso toda uma estratégia. Se você está constantemente atacando a geladeira em busca de qualquer coisa para comer para diminuir a tensão, vai ser difícil conseguir aumentar os níveis de testosterona com suplementos; o máximo que irá conseguir é ficar gordo e comprometer o funcionamento do fígado. O cortisol, hormônio do estresse, é inimigo da testosterona. Caso o estresse seja inevitável, precisamos aumentar as vitaminas antioxidantes E e C para diminuir o estrago que o cortisol faz dentro das células. O boro, o selênio e todas as vitaminas do complexo B também ajudam o fígado a produzir hormônio.

A testosterona é o resultado da combinação de proteínas, zinco e vitamina B6. Essa vitamina e o zinco contribuem para sua fabricação nos ribossomas, as fábricas de proteínas dentro das células.

Adotar uma dieta com alimentos ricos em vitaminas antioxidantes e minerais é extremamente importante e simples. Todas essas substâncias são encontradas no gérmen de trigo, na aveia, no grão integral, nas sementes comestíveis (como girassol, linhaça e gergelim), na ameixa, na soja, na lentilha, no queijo (principalmente emmental e camembert), no frango, no ovo caipira, no caranguejo, no camarão, na ostra e nas proteínas de origem animal com pouca gordura.

Além de consumir esses alimentos, é importante seguir algumas regras dietéticas:

1. Coma sempre uma boa quantidade de vegetais verdes com uma porção de proteína de boa qualidade. É importante lembrar que a testosterona é inimiga também da gordura, embora ela seja produzida tomando-se por base o colesterol. O certo mesmo é consumir carne magra: peixe, frango, peru, javali, avestruz. Combinada com vegetais ricos em enxofre, como brócolis, couve, repolho, couve-flor, porque contêm muitos fitoquímicos, muitas vitaminas e diversos minerais essenciais para a produção do hormônio.

2. Limite o consumo de açúcar simples e farinhas refinadas, porque eles provocam subida rápida da glicose* no sangue, maior produção de insulina* pelo pâncreas e de cortisol, os dois hormônios que trabalham contra a testosterona.

3. Não deixe de comer proteína. Em latim, proteína significa "acima de tudo". Sem uma quantidade adequada, 8g a 10g por cada 10kg de peso, não conseguimos obter os aminoácidos* necessários para produzir a proteína testosterona que repara e faz crescer os músculos.

4. Um conselho: esqueça os "low fat", ou melhor, os alimentos que trazem no rótulo os dizeres sem gordura, porque muitas vezes eles têm gordura trans,* a saturada, que atrapalha.

A testosterona e os outros hormônios sexuais precisam de níveis adequados de colesterol para serem fabricados. Quando a gordura está deficiente na dieta, os níveis de hormônios sexuais declinam no sangue, o que não significa dizer que comer muita gordura é bom para a saúde. O excesso de colesterol vai entupir as artérias, principalmente as que irrigam os órgãos sexuais, e aí não há testosterona que ajude. O colesterol muito elevado prejudica a produção de testosterona. As gorduras que devem ser evitadas são as saturadas e na configuração trans, presentes nas margarinas, nos alimentos muito processados e nas carnes muito gordurosas. É essencial comer aquelas gorduras que o nosso corpo não fabrica, as poli-insaturadas e monoinsaturadas, do azeite de oliva extravirgem, do peixe de água fria, das sementes, das nozes, das amêndoas e das carnes magras. O ovo de galinha caipira é um exemplo de colesterol que pode ser consumido com moderação; ele contém colesterol, mas também tem lecitina, inositol, colina e metionina, substâncias que melhoram o funcionamento do fígado e ajudam a produzir testosterona.

5. Incorpore algum tipo de atividade física à sua rotina diária. No início, a duração, a intensidade e a frequência do exercício você é quem irá ditar; à medida que for ganhando condicionamento físico, aumente-as. A atividade física irá determinar os níveis de testosterona no sangue. O exercício de fortalecimento muscular aumenta a testosterona, enquanto o de duração prolongada, como corrida de longa distância e ciclismo intenso, diminui. Um treino muito intenso e frequente não permite o reparo e a recuperação da testosterona e pode causar dano aos tecidos. Excessiva atividade física acaba reduzindo os níveis de testosterona no sangue, porque extenua a glândula pituitária e os testículos. Os estudos vêm demonstrando que o exercício aumenta os níveis de testosterona por 45 minutos, mas, depois de 1 hora, o efeito se torna negativo, e a testosterona começa a cair. Uma vez baixa, ela demora seis dias para voltar ao nível normal. Por esse motivo, recomendo àqueles que querem obter o máximo dos efeitos desse hormônio fabricador de músculos, que procurem ajuda de profissionais especializados em Educação Física, para que seja elaborado um programa de exercício adequado.

6. Manter um peso adequado é essencial para quem quer ter os níveis de testosterona equilibrados. As células de gordura, especialmente na região abdominal, produzem uma enzima, aromatase, que converte testosterona em estrogênio e dificulta o desaparecimento daquela gordurinha da cintura.

7. Evite consumir álcool em excesso. O álcool, além de se converter em açúcar, dificulta a perda de peso, aumenta os triglicerídios,* interfere no metabolismo do fígado – predispõe à esteatose hepática – e reduz os níveis de testosterona.

8. Evite a automedicação. Qualquer medicamento altera o metabolismo do fígado, e é sempre importante lembrar que os hormônios

sexuais precisam de um fígado funcionando bem. Anti-inflamatórios, paracetamol, aspirina, estatinas (usadas para reduzir o colesterol), antidepressivos, calmantes, anti-hipertensivos, são todos medicamentos que podem interferir na função hepática.

9. Meditação ou alguns dias de férias ajuda a diminuir o estresse e recarrega as baterias físicas e mentais.

10. Dica: mantenha a determinação em acordar cedo, praticar exercícios e manter uma rotina de pelo menos seis horas de sono diárias sem medicamento. De manhã e à noite, nossos hormônios estão no auge, aproveite!

Quando se adota uma boa dieta e um programa de exercícios adequado, é possível ficar livre da maioria dos medicamentos, principalmente os para baixar o colesterol, a glicose e os antidepressivos. À noite, vá um pouco mais cedo para a cama, evite beber café ou chá preto e comer chocolate – que contém cafeína –, escute uma boa música, medite, tome um banho morno; vale tudo para ficar livre dos remédios.

A testosterona aumenta e diminui de acordo com as estações do ano. No inverno, ela costuma estar mais baixa porque a função pituitária está diminuída. Nessa época, é bom fazer caminhadas e se expor ao sol. Não é à toa que os homens de países tropicais são considerados bons amantes.

Todos nós sabemos que o que pensamos afeta a nossa sexualidade, mas o que acontece no cérebro de um homem estressado pode ter impacto enorme em sua ereção.

Aprenda a controlar o estresse

O estresse crônico é inimigo da testosterona. Diante de um problema crônico, todo o nosso organismo se concentra para produzir as substâncias que o ajudam a buscar as soluções, e a produção de testosterona fica em segundo plano. Baixo nível de serotonina (5-hidroxitriptamina) combinado com alto nível de cortisol é um coquetel perfeito para baixar os níveis de testosterona. Determinar o que é realmente importante, tomar consciência do mal que o estresse está fazendo a seu organismo e não deixar que nada interfira em sua determinação de melhorar a qualidade de vida é o primeiro passo.

Nossa vida é feita de adaptações constantes às agressões e mudanças. Uma pequena dose de estresse é necessária para despertar o interesse e a criatividade.

Lembre-se de que o estresse promove uma elevação do cortisol, um hormônio fabricado pela glândula suprarrenal que tem papel importante na adaptação psicológica do organismo, mas que favorece o ganho de peso. Ninguém quer ficar estressado e gordo, portanto, o melhor a fazer é não deixar o corpo vulnerável a essas substâncias adaptativas. Se o estresse não for neutralizado com atitudes de confiança, todas as reservas de energia se esgotam, e a sensação de fadiga é inevitável. Além de estressado e fatigado, as substâncias liberadas em situações de estresse deixam também o organismo vulnerável e receptivo aos vírus. Um corpo permanentemente estressado desenvolve, além de tensões musculares, um cortejo de doenças que vai da úlcera à hipertensão arterial.* O estresse faz parte do mesmo grupo de risco em que se encontram o álcool e o fumo no que diz respeito a produzir um infarto e diminuir o vigor sexual.

É possível que o estresse provoque anorexia, mas é muito raro. No início, até faz perder o apetite, mas, com o tempo, o que ele provoca mesmo é fome! O reconforto vem da relação em se ocupar com o alimento e não com o valor nutricional que esse alimento tenha. Vale qualquer coisa para satisfazer um cérebro estressado, principalmente açúcar e gordura, alimentos muito calóricos, inimigos dos hormônios sexuais. As substâncias liberadas diante de um problema crônico se comportam como se o organismo estivesse sempre na defensiva, estocando tudo o que encontra pela frente, principalmente na região abdominal. Essa gordura abdominal ou gordura androide favorece uma hipersecreção de insulina e a fome constante, que propicia o desenvolvimento de gordura entre as vísceras, aumentando o risco das doenças cardiovasculares. Evite, quando estiver estressado, pratos muito gordurosos e muito elaborados. Escolha sempre legumes e verduras frescas e uma boa fonte de proteína animal. Para beliscar, prefira os sucos ou as frutas frescas, nunca um cafezinho nem biscoito, porque logo estará com fome outra vez. O álcool pode dar certo conforto, mas se o problema persistir, você pode criar dependência e então estará diante de outro problema grave.

A serotonina, que é o hormônio do bem-estar e que nos ajuda a buscar soluções para os problemas, vem do aminoácido triptofano. As vitaminas do complexo B e os minerais que ajudam a formar a serotonina estão presentes nas bananas, nas raízes, nos cereais, nos peixes (sardinha, salmão, atum), nas carnes brancas (principalmente na carne de peru) e nos vegetais verdes. A dieta ajuda a equilibrar a produção de hormônios, capazes de neutralizar o estrago que o cortisol faz no organismo.

Praticar atividades físicas, principalmente caminhadas moderadas, natação, dança, passeio ao ar livre e, nessas ações, respirar profundamente, ajuda a colocar os pensamentos em ordem. Deixar sair as toxinas por meio da transpiração e beber bastante água hidrata as células e renova os tecidos.

Este não é um manual de autoajuda, mas, sim, de reconhecimento que em situações de estresse o corpo está precisando de nosso auxílio.

DHEA – Dehidroepiandrosterona

Além dos hormônios do estresse que têm sua parcela de culpa no envelhecimento precoce, outro hormônio da glândula suprarrenal que tem sido proclamado como da juventude está entre os suspeitos de serem os causadores do envelhecimento quando eles declinam.

Os níveis de DHEA diferem de uma pessoa para outra, o que talvez explique por que alguns envelhecem mais depressa. Trata-se de um hormônio esteroide produzido com base no colesterol pela suprarrenal. É chamado hormônio-mãe, uma vez que o corpo produz mais DHEA do que todos os hormônios esteroides conhecidos. Sua estrutura é semelhante aos hormônios sexuais testosterona e estrogênio, e certa quantidade de DHEA funciona como precursor para esses hormônios. Após os 30 anos, os níveis de DHEA começam a diminuir lentamente, até que aos 75 anos temos somente 1/5 da quantidade que tínhamos na juventude.

O DHEA vem sendo testado para revitalizar o sistema imunológico no idoso, mas como é uma matéria-prima para produzir testosterona e estrogênio, a quantidade excessiva desse hormônio pode aumentar o risco de câncer de próstata e de mama. Os estudos sugerem que a suplementação pode dar proteção cardíaca e melhorar a função imune, mas tem pouca ação no aumento da massa magra. As pessoas que usam DHEA relatam sensação de bem-estar, melhora da libido e parece que o efeito é mais pronunciado entre os homens. Nas mulheres, o excesso de reposição de DHEA tende a elevar os níveis de testosterona, tendo como efeitos colaterais o aparecimento de pelos no rosto e a mudança na distribuição da gordura corporal. Ainda não foi possível encontrar uma dosagem segura para a suplementação, embora ele esteja disponível em lojas de suplementos dietéticos nos Estados Unidos e seja vendido sem receita médica.

Hormônio do Crescimento (hGH)

Temos mais de mil trilhões de células no organismo que funcionam como se fossem uma unidade. O corpo faz milhares de operações ao mesmo tempo por segundo para que tudo funcione de maneira coordenada e sem erros. Toda essa operação conta com a ajuda dos hormônios que são produzidos continuamente e lançados na circulação sanguínea para que alcancem o seu destino o mais rápido possível, isto é, as células. As células contêm, em sua superfície, proteínas conhecidas como receptores, que se ligam aos hormônios e produzem uma atividade específica. Os hormônios estão envolvidos em várias atividades, entre elas humor, sono, metabolismo, reprodução e crescimento. Eles são produzidos pelas glândulas endócrinas, testículos nos homens, ovários nas mulheres, pâncreas, tireoide e outras, mas quase todas elas são comandadas pela glândula-mãe que está localizada no centro do cérebro, a hipófise ou pituitária.

A pituitária é quem comanda a liberação da maioria dos hormônios de nosso organismo. Essa pequena glândula do tamanho de um grão de feijão tem três lobos, e no lobo anterior ela secreta dez hormônios, entre eles o que regula o crescimento. A pituitária é cega, ela funciona de modo indiferente ao que acontece fora de nosso corpo; por esse motivo, ela precisa da ajuda de outra estrutura cerebral para se comunicar com o exterior, o hipotálamo. Esse, sim, é que recebe sinais do sistema nervoso central e fica por dentro de tudo o que está acontecendo lá fora. O hipotálamo controla o apetite, a produção de calor, as emoções, o centro do sono, a função das glândulas secretoras de hormônios e a secreção do hormônio de crescimento. Essa comunicação recebe o nome de eixo hipotálamo-hipofisário. O hipotálamo secreta fatores de liberação, que, por sua vez, liberam os hormônios da pituitária. Estes, então, estimulam a secreção de hormônios nas glândulas. Quando esses hormônios liberados pelas glândulas aumentam no sangue, um sinal é enviado para o hipotálamo, a fim de que ele diminua a produção de hormônio na pituitária. Essa regulação funciona por meio do mecanismo que chamamos de *feedback*.

O hormônio mais abundante produzido pela pituitária é o do crescimento. Quase 50% das células da pituitária são produtores desse hormônio, mas ele é secretado em pulsos breves durante algumas horas do dia. As horas em que ele atinge os níveis mais altos na circulação são bem cedo pela manhã e na fase de sono mais profundo. O mais interessante é que, embora ele fique pouco tempo circulando, o fígado se encarrega de captá-lo e convertê-lo em fatores de crescimento. O mais conhecido desses fatores é o fator de crescimento semelhante à insulina 1, em inglês, Insuline-like Growth Factor 1 (IGF-1).

A liberação de hGH, como o hormônio do crescimento é chamado, é diária e alcança o pique máximo de liberação na adolescência. Como todos os hormônios, o hGH também declina com a idade e traz consequências para todo o organismo.

O hGH é o principal hormônio anabolizante. Ele estimula o crescimento de todos os tecidos, a síntese de proteínas, aumentando o transporte de aminoácidos para os músculos, o metabolismo dos carboidratos,* das gorduras e dos minerais, principalmente do cálcio e do magnésio.

A idade por si só está associada à perda de regeneração celular e a pouco hGH; com isso, o processo de envelhecimento se torna mais rápido.

A secreção de hGH é estimulada por vários fatores, incluindo a hipoglicemia* (mais um motivo para não abusar dos doces), o exercício e o sono; tudo o que o idoso e as pessoas muito ocupadas não costumam fazer.

A deficiência de hGH é mais séria na infância, porque ocasiona uma diminuição no crescimento, mas, no idoso, ela provoca alterações estéticas. O que se vê é uma mudança na composição do corpo, uma diminuição da massa muscular (massa magra) e um aumento da massa de gordura, uma redução na quantidade de líquido extracelular e no conteúdo mineral dos ossos. Existe uma corrente de médicos que indica, além da testoterona, a reposição de substâncias liberadoras de IGF-1 em pacientes idosos.

Reposição hormonal

Numa cidade como o Rio de Janeiro, com praias, muita vida ao ar livre, pouca roupa, é natural que se queira ganhar músculos e manter o corpo com uma aparência saudável. Existem algumas pessoas que exageram.

Para boa parte dos homens, músculo é sinônimo de beleza, e quem se beneficia disso é a indústria de anabolizantes. A competição silenciosa das espelhadas academias de ginástica faz com que todos que começam a malhar, depois de certa idade, queiram ganhar músculos rapidamente e chegar ao corpo ideal. Sempre tem alguém que conhece um anabolizante milagroso para deixar o corpo sarado, sem gordura e com o mínimo de esforço físico. O verdadeiro atleta utiliza muito pouco esses recursos para melhorar o desempenho muscular. Quem é atleta se esforça para promover a saúde, treina regularmente, faz refeições balanceadas, dorme bem e busca um profissional capacitado quando observa que não está alcançando o desempenho físico desejado.

O abuso de substâncias para fazer inchar o músculo faz crescer também o comércio de drogas falsificadas vendidas em um mercado paralelo, que só faz inchar o bolso de quem as comercializa. Se usar anabolizante indiscriminadamente fosse bom, todo médico seria um verdadeiro super-homem. A ingestão ilegal dessas substâncias só prejudica a saúde.

Os efeitos colaterais são evidentes. Retenção de líquido, tremores, náuseas, irritabilidade, insônia, hipertensão arterial, atrofia dos testículos, aumento das mamas, acne, dores articulares, taquicardia, aumento do colesterol, formação de coágulos e alteração nas enzimas do fígado são alguns dos problemas que podem ocorrer quando se usam essas drogas sem controle médico. Além desses sintomas, pode também ocorrer aumento da glicose e do colesterol, surgimento de diabetes e comprometimento das funções dos rins e do fígado. Os esteroides sexuais e o hGH não devem ser usados indiscriminadamente para fins estéticos; podem trazer benefícios, mas também podem comprometer a saúde. É verdade que eles aumentam os músculos e a resistência ao exercício e recuperam a autoestima, mas somente um especialista pode indicar a reposição hormonal.

Mesmo o homem que praticou esporte a vida toda sente a mudança que ocorre no corpo a partir dos 40 anos. Segundo o dr. Antônio Carlos Bonaccorsi, do Instituto Estadual de Diabetes e Endocrinologia do Rio de Janeiro, um dos maiores especialistas em Andrologia, em seu artigo "Andropausa: insuficiência androgênica parcial do homem idoso", a andropausa ou climatério viril – termos muito questionados – pode ocorrer um pouco antes dos 60 anos, a partir dos 50 anos. Ele relaciona o estilo de vida e a dieta balanceada, principalmente a rica em fibras, como fatores que favorecem a produção de proteínas ligadoras de hormônios nos tecidos e de testosterona. Por outro lado, uma dieta somente à base de carnes e com alto consumo de gorduras é redutora de hormônios. Há indícios de que tanto a dieta como o estresse físico e psíquico podem produzir um quadro de andropausa cada vez mais precoce. Pela sua importância, a atividade sexual é outro fator rejuvenescedor. Baixa atividade sexual, perda de atrativos da companheira, monotonia na vida sexual, problemas financeiros, abuso de drogas, álcool e medicamentos, tudo tem de ser levado em consideração quando o assunto é estimular a produção hormonal.

A reposição hormonal com testosterona e hGH é contra-indicada para portadores de câncer de próstata (tumor dependente de hormônio), de mama ou de outro tipo de câncer e para aqueles que têm algum tipo de doença no fígado. As substâncias que aumentam o IGF-1 também devem ser evitadas por pessoas com diabetes.

As alterações que ocorrem no corpo masculino com a diminuição da produção de hormônios são mais sutis do que as das mulheres. Vários estudos demonstram que os hormônios masculinos são essenciais por exercerem grande influência na libido, na fantasia sexual, na disposição, na memória e na autoimagem do homem. Por outro lado, o desempenho sexual e a função erétil podem ocorrer em homens com baixos níveis de testosterona. A maioria dos homens tem ereção peniana noturna com frequência, e esta continua ocorrendo em homens com níveis de testosterona baixos. Essa é a grande diferença entre o comportamento do corpo masculino e o do feminino. Nas mulheres, a falta de hormônio causa mudanças repentinas na pele, na mucosa, no cabelo, no humor, no sono, na vagina, nos músculos, na temperatura do corpo, na libido, e o desinteresse sexual é tão grande que ela se assusta. A flacidez é tão marcante que quando ela se olha no espelho, acha que a única saída é a cirurgia plástica. Nos homens, a queda do tônus muscular e a flacidez da pele não são tão marcantes, e os sintomas são mais vagos. O que os preocupa mesmo são os sintomas depressivos e o desinteresse sexual, que atinge um número restrito de homens, ao contrário das mulheres, que, na grande maioria, são afetadas por esses sintomas. As variações hormonais são diferentes de um homem para outro, podendo haver homens de 50 anos com idade hormonal de 70 e homens de 75 anos em plena atividade sexual, sem sintomas. Embora a ereção seja mais lenta, a ejaculação, retardada e o volume testicular, menor, o homem não fica tão prejudicado quanto as mulheres. A diminuição de testosterona provoca uma diminuição de espermatozoides e uma redução do volume do testículo, mas nada parecido ao que acontece com as mulheres. A andropausa não traz o fim da fertilidade masculina, apenas uma redução, por causa da menor quantidade de espermatozoides. Os homens com baixos níveis de testosterona melhoram o desempenho sexual quando tratados com reposição hormonal. Este tem sido um procedimento seguro com a forma de aplicação transdérmica, por meio de gel, cremes ou adesivos cutâneos escrotais e não escrotais, de implantes de microesferas de testosterona subcutâneas, por via sublingual, e na forma injetável, desde que prescrita por um profissional qualificado. A produção de testosterona pode estar diminuída em virtude de várias patologias, entre elas, obesidade, diabetes, hepáticas, da tireoide, cardiovasculares, renais, alcoolismo e mesmo tabagismo. Uma situação psicológica traumatizante também pode afetar a produção dos hormônios androgênicos. Tudo deve ser esclarecido antes de se partir para a terapia de reposição hormonal.

Antes de o homem pensar em se automedicar com substâncias que melhoram a ereção, ele deve ser rigorosamente examinado por um médico clínico, um urologista e um endocrinologista. Muitas vezes, a disfunção erétil, nome dado à dificuldade de manter ou alcançar a ereção, está relacionada não só a efeitos secundários de tratamentos para reduzir o colesterol, baixar a hipertensão arterial ou melhorar a depressão, mas também a doenças vasculares ou neurológicas.

Vinte e cinco por cento dos homens com mais de 65 anos sofrem de disfunção erétil, e geralmente esta tem sua origem em doenças concomitantes ou efeitos colaterais de algum medicamento que está sendo usado. Qualquer alteração que impeça a passagem de sangue ao pênis pode causá-la. Doenças neurológicas ou renais, diabetes, alcoolismo e problemas cardiovasculares também podem provocar a disfunção erétil.

Além da terapia de reposição hormonal para aprimorar o vigor físico, é necessária suplementação com aminoácidos, minerais e vitaminas antioxidantes, que irão propiciar melhor desempenho físico e mental. Quando o assunto envolve o bem-estar e o prazer de viver, tudo tem de ser tratado.

A dieta merece importante destaque. A natureza nos dá um exemplo clássico de como a alimentação é vital para a longevidade sexual. Uma larva evolui para abelha-operária, que vive um ano, mas, se ela receber alimentação especial, se torna abelha-rainha, que vive até sete anos.

Como o homem sente necessidade de comer alimentos mais gordurosos do que as mulheres, vamos esclarecer alguns mitos com relação às gorduras.

Todos nós sabemos que as gorduras são muito calóricas e energéticas. Talvez seja esse o motivo pelo qual o homem tenha predileção por alimentos gordurosos. Com a diminuição de energia, o corpo começa a pedir alimentos com potencial energético maior, e, nesse estágio, o peso mantido por muitos anos vai por água a baixo. Esse é um cuidado que se deve ter com a idade: manter o peso e as taxas de colesterol no sangue devidamente equilibradas.

Uma forma inteligente de contornar essa situação é consumir gorduras de boa qualidade, que têm a mesma energia, mas não sobrecarregam o fígado e não aumentam os níveis de colesterol nem o peso. Ninguém precisa ter medo de comer gordura; o importante é consumir a gordura certa.

No capítulo sobre mudanças no peso, detalharemos essas gorduras. Por enquanto, precisamos ter em mente que as gorduras de origem animal, principalmente as que provêm das carnes e da pele do frango, são muito ricas em colesterol, e as dos vegetais não têm colesterol. Quando fritamos um alimento, estamos saturando essa gordura insaturada e ingerindo uma substância menos nutritiva. Os óleos vegetais não devem ser aquecidos até o ponto de fazer fumaça.

Os *alimentos naturais* que contêm a maior quantidade de gordura saturada são:

- **Manteiga:** apesar de rica em gordura saturada e de não conter ômega-3, prefiro manter um consumo pequeno de manteiga ao abuso da margarina. A margarina contém os ácidos graxos na configuração trans, que se comportam como as gorduras saturadas prejudiciais para as paredes dos vasos sanguíneos. A manteiga é uma escolha melhor do que a margarina, mas o consumo deve ser mínimo. Uma boa escolha é a amplamente usada pelos indianos, o ghee, uma manteiga líquida que tem os elementos sólidos do leite removidos e, quando aquecida, não oxida. No ghee, ou manteiga clarificada, estamos jogando fora os sólidos de proteína, a água, e mantendo a gordura pura, o que faz com que possamos aquecê-la a uma temperatura mais alta, sem que ela se queime ou fumegue. A água e as proteínas na manteiga fazem com que ela comece a fumegar e mudar de cor aos 120°C, ao passo que, na manteiga clarificada a fumaça aparece aos 180°C. Ela também se conserva por mais tempo que a manteiga comum, pois as bactérias não atacam o óleo puro. Os indianos preparam a manteiga clarificada lentamente na temperatura mais baixa possível, para evaporar a água e deixar que os elementos sólidos se queimem ligeiramente, proporcionando um sabor de castanhas ao óleo restante. O ghee também é fonte de gordura saturada e isento de ácidos graxos essenciais,* os que contêm ômega-3 e ômega-6.

Quase todos os bolos, biscoitos e molhos industrializados contêm gorduras saturadas e devem ser consumidos com muita moderação.

- Óleo de coco – Embora rico em gordura saturada e livre de ômega-3, é abundante em ácido láurico, que possui atividade antiviral.

Outros alimentos que devem ser reduzidos são as batatas fritas, os peixes fritos, os nuggets de frango – tão fáceis de preparar, mas tão calóricos –, as maioneses e essa imensidade de queijo que se costuma comer em quase todas as refeições. O preparo desses alimentos pode ser feito no forno com muito pouco óleo ou azeite, numa temperatura nunca superior a 220°C, e é muito mais saudável.

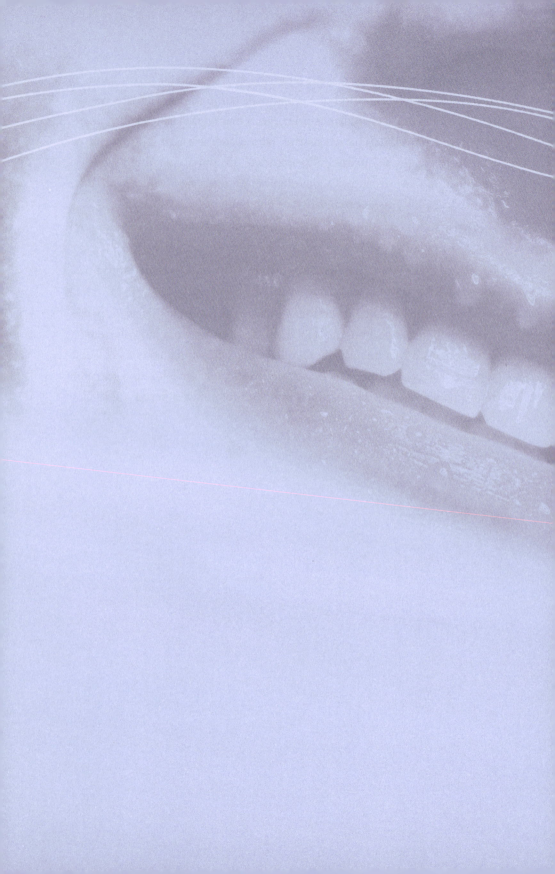

Capítulo 3

Ganhando músculos

O peso é o resultado do prazer à mesa. Ele é a soma dos músculos, da massa magra, dos ossos e da gordura, que é o resultado da orgia do bom ou do mau hábito alimentar. Da mesma maneira que para ganhar peso precisamos consumir muita comida, para ganhar músculos precisamos nos exercitar eficientemente.

É comum eu perguntar a meus pacientes com que frequência eles costumam praticar exercícios físicos. A grande maioria que não se acha sedentária responde fazer isso pelo menos duas vezes na semana, mas se movimentar o dia todo. O problema é que geralmente esse exercício é praticado somente aos sábados e domingos. Para relaxar, que ninguém é de ferro, depois vem o famoso chopinho com tira-gosto em um bar. Em resumo: não adianta nada!

A massa de gordura está presente sob a superfície da pele e também nas camadas mais profundas do corpo. As mulheres têm naturalmente mais gorduras que os homens – em média 10% a mais. Os homens, depois dos 30 anos, ganham 1g de peso por dia (até nisso o corpo das mulheres é mais prejudicado, já que elas começam a adquirir graminhas a mais a partir dos 20 anos. Entre os 20 e 60 anos, se os homens deixarem de praticar exercícios, ficam 12kg mais pesados.

A celulite masculina é diferente da feminina; ela tem um componente adiposo maior, enquanto nas mulheres é uma mistura de tecido adiposo* e retenção de líquido. O remédio para ambos é um pequeno regime e esporte regular para esculpir aquilo que o sedentarismo se encarrega de esconder, os músculos.

O tecido adiposo compreende o tecido adiposo branco (o que dá trabalho) e o tecido adiposo marrom (que temos em pequena quantidade, e os animais que costumam hibernar têm em grande quantidade). O tecido marrom é muito vascularizado e é uma gordura termogênica, geradora de calor. O tecido branco se desenvolve logo após o nascimento e funciona como um isolante térmico. Ele é composto de células de gordura, ou adiposas brancas, sendo uma massa que assegura o estoque e a mobilização de reserva energética, mas que também tem uma função endócrina – secreta leptina, estrogênio e outros hormônios –, além de estar envolvido no estoque de vitaminas lipossolúveis e de colesterol. Podemos adquirir essas células brancas de gordura durante a vida toda, basta consumir mais caloria* do que o necessário para nossas atividades.

O organismo retira energia de três maneiras: das reservas de glicose,* estocado na forma de glicogênio;* do fígado e dos músculos; das reservas ilimitadas, sob a forma de tecido gorduroso; e da massa proteica muscular, quando ele não obtém energia das maneiras anteriores.

À medida que o corpo envelhece, a quantidade de hormônios diminui, e, com isso, a capacidade de manter os músculos. Quanto mais tempo a pessoa ficar sedentária, menos músculos para estocar glicogênio ela terá. É comum eu ouvir de pacientes sedentários o relato de que já estão prontos para começar uma atividade física: compraram tênis caríssimos, short, camiseta, boné, protetor solar e alguns até bicicletas ergométricas. Com o tempo, a bicicleta se transforma em cabide, e o material esportivo acaba sendo usado somente nos finais de semana. Poucas pessoas têm a automotivação para praticar exercício físico diário.

Praticar esporte não é como fazer barba, tomar banho, escovar os dentes, atos que nos ensinam e nos cobram. Exercitar-se regularmente requer disciplina. Ninguém precisa se preparar fisicamente para ser um atleta olímpico; basta encarar a prática de se exercitar como uma atitude de manutenção da saúde. Não adianta no primeiro dia sair e caminhar uma hora, pois o mínimo que irá acontecer é o corpo tentar buscar a glicose para formar energia onde ele sabe que está, nos músculos, e isso o sedentário não tem. A falta de músculo para estocar glicogênio causa muito desconforto em quem está há muito tempo sem praticar esporte e pode ser perigosa. Depois de algum tempo se exercitando, o cérebro fica sem glicose, e a pessoa começa a suar frio, fica tonta, passa mal e tem de interromper a caminhada por um tempo para consumir um suco ou refrigerante para dar a glicose de que o cérebro precisa. Começar a praticar exercício é igual a qualquer atividade nova: temos de começar devagar. Conhecer as limitações e fixar um objetivo realista compatível com a condição física são uma boa maneira de ganhar condicionamento físico.

Ganhar massa muscular e manter os músculos bem definidos consome tempo. Muitos fatores contribuem para a resposta adaptativa ao condicionamento físico: a densidade das mitocôndrias nos músculos esqueléticos, a proliferação de capilares dentro do músculo para melhorar o transporte de nutrientes* e a oxigenação, e o aumento de enzimas, que facilitam o transporte de ácidos graxos por meio da membrana das mitocôndrias (queimando gordura).

Não existe mágica para ganhar músculo, somente bioquímica. O músculo, para crescer, precisa de exercício físico e boa alimentação. Quem pensa que pode transformar toda gordura abdominal em músculo de uma hora para outra, está enganado, principalmente se tem aquela barriga durinha de cerveja. Será necessário começar um programa diário de caminhada e, se quiser fazer abdominal em casa, o máximo que conseguirá será uma boa dor nas costas. O que se pode fazer por conta própria quando se está há muito tempo sem se exercitar é começar a caminhar e, depois, buscar ajuda de um bom profissional em uma academia de ginástica, a fim de iniciar um programa de fortalecimento muscular que mais se ajuste à sua pretensão. Caminhar também ajuda a baixar os níveis de triglicerídios* no sangue. Uma boa maneira de motivar as pessoas que estão iniciando um programa de fortalecimento muscular é tirar uma fotografia sempre no mesmo lugar, todos os meses, para analisar os resultados. Em determinado momento, o crescimento muscular estabiliza, mas não desanime, você verá que sua imagem melhorou muito.

A contração muscular é alimentada pela energia química da ATP, mas a reserva dessa molécula nos músculos é bastante limitada. Para se ter uma ideia de como ela acaba rapidamente, um atleta em uma corrida de 100m rasos só alcançaria 10m a 20m com essa reserva. Para que ela não se esgote, a ATP consumida é constantemente regenerada no organismo por um processo de regeneração rápida obtida com a quebra do fosfato da creatina. Outro recurso disponível para regenerar a ATP que também não usa oxigênio é a glicólise anaeróbica, em que há quebra do glicogênio armazenado no músculo, permitindo esforços de duração média. Para um desempenho muscular de longa duração, o organismo lança mão da oxidação* aeróbica (na presença de oxigê-nio), da glicose sanguínea e dos ácidos graxos. O treinamento aumenta e man-tém a capacidade de rendimento do corpo porque eleva, entre outros fatores, a capacidade oxidativa. O exercício físico não habitual provoca dores muscula-res porque ocasiona microtraumas, desencadeando edema e dor, sinal de que o músculo está inflamado. A fadiga ocorre porque há esgotamento das reservas de energia e acúmulo de produtos tóxicos próprios do metabolismo muscular.

Os atletas têm três fantasmas durante os esforços físicos: a hipoglicemia,* a desidratação e o acúmulo de produtos ácidos nos músculos, que podem causar tendinite, fadiga e cãibra.

Como prevenir a hipoglicemia?

Em termos médicos, hipoglicemia significa diminuição do conteúdo de gli-cose no sangue.

Um dos maiores problemas do organismo é equilibrar os níveis de açúcar no sangue. Um dos órgãos que mais depende de açúcar é o cérebro. A dimi-nuição de açúcar no cérebro reduz o aporte de substâncias energéticas, ocasio-nando desânimo, fadiga, desmotivação, moral em baixa, vertigem e tremores. Para que isso não ocorra, precisamos ter reservas de glicogênio. Essa reserva de glicogênio vem dos glicídios* rápidos e lentos que consumimos. Os glicí-dios são digeridos, assimilados na forma de glicose e depois estocados no fíga-do e nos músculos na forma de glicogênio. Essas reservas ficam prontas para serem utilizadas instantaneamente, sem baixar a glicose do sangue.

Regras básicas para reservas de glicose:

1. Consumir glicídios de absorção lenta. A quantidade depende da duração e da intensidade do esforço. O ciclismo, por exemplo, utiliza 500cal por hora. Nesse caso, o café da manhã pode ser à base de pão integral, frutas, sementes, nozes, castanhas ou amêndoas, além de bastante água e suco. O almoço deve ser de digestão rápida, como uma salada de tabule ou de massa ou de arroz integral; comer uma proteína de origem animal, frutas e pão integral também é possível. Se o ciclismo for praticado à noite, sugi-ro um prato à base de raízes e, ao término, um copo de suco de frutas. Essa dieta afasta o fantasma da cãibra, tão comum entre os ciclistas.
2. Depois do esforço, consuma sempre açúcar de absorção rápida.

O que são glicídios de absorção lenta e rápida

O glicídio (ou açúcar) é considerado lento quando é absorvido ou assimilado lentamente no intestino. As raízes contêm muito amido, um tipo de açúcar que demora mais para ser digerido. As enzimas têm de quebrar as moléculas grandes de amido em pequenas moléculas de glicose para serem absorvidas no intestino. Além das raízes, outros glicídios lentos são os cereais integrais que, além de carboidrato e proteínas, contêm moléculas que atrasam a sua absorção: as fibras. As leguminosas – ervilha, feijões, grão-de-bico, soja, lentilha e cevadinha –, além de conterem amido (os armazenadores de carboidratos* nas plantas), são grande fixadoras de nitrogênio atmosférico em suas raízes, tendo, portanto, grande disponibilidade para produzir proteínas. As sementes, embora contenham duas moléculas de glicose, possuem também muito material nutritivo para originar novas plantas. Elas podem ser oleaginosas, como amendoim, amêndoa, castanha, noz, avelã, ou as que costumamos usar em culinária, como cominho, semente de girassol, de gergelim, de linhaça, de noz-moscada, de mostarda, de urucum, de papoula, e todas, da mesma forma que nutrem o embrião, trazem energia para o nosso organismo de maneira mais lenta. As fontes dietéticas nutritivas de carboidratos de boa qualidade consistem em grãos, vegetais não refinados e frutas. As fibras contidas nos vegetais tornam o ritmo de digestão e de absorção dos carboidratos mais lento; por esse motivo, na dieta do atleta não deve faltar arroz integral, farelo de aveia, de trigo, sementes, grãos, raízes, vegetais, frutas e legumes.

O carboidrato de absorção rápida é desprovido de fibras, passa mais rapidamente pela barreira intestinal e chega depressa ao sangue. É o que predomina na sacarose (açúcar branco refinado) e no melado de cereais, cujo consumo frequente pode aumentar o risco de diabetes na vida adulta e somente deve ser usado quando desejamos elevar a glicose rapidamente no sangue. O refrigerante é um exemplo típico de alimento rico nesses carboidratos. Por ter índice glicêmico alto,* eleva a glicose sanguínea rapidamente e é muito usado em situações de hipoglicemia. Uma maneira simples de saber a diferença é lembrar que as fibras contidas nos alimentos tornam mais lenta a absorção do carboidrato; desse modo, a glicose chega à circulação de maneira mais lenta. Os atletas se beneficiam muito da dieta com carboidrato de absorção lenta porque ficam com reserva energética para as atividades físicas.

O glicogênio muscular demora um tempo para se refazer, ao contrário do glicogênio do fígado, que é mais rápido. São necessárias pelo menos 24 horas para refazer as reservas de glicose nos músculos. Atualmente, os cientistas buscam maneiras de aperfeiçoar o reabastecimento de carboidratos durante o período de recuperação pós-exercício. Hoje em dia, existe mais preocupação em listar o índice glicêmico dos alimentos em vez de classificar os carboidratos na categoria de complexos e simples. A maioria dos autores especialistas em nutrição para atletas recomenda que após o exercício – para promover maior armazenamento de glicogênio – o atleta consuma carboidratos com índice glicêmico elevado e, na refeição ideal pré-exercício, dê prioridade aos carboidratos com índice glicêmico moderado ou baixo, retardando, desse modo, a absorção e promovendo uma passagem mais lenta da glicose para o sangue. Isso propiciaria um desempenho muscular mais prolongado. Além disso, os alimentos com índice glicêmico mais baixo ajudam a controlar o peso de duas maneiras: promovem a saciedade e a oxidação das gorduras em vez da oxidação dos carboidratos. A reduzida capacidade de oxidar as gorduras está presente em algumas pessoas obesas, que ingerem muitos carboidratos com índice glicêmico elevado, e também naquelas que exageram no consumo de barrinhas de cereais.

Índice glicêmico de alguns alimentos

Alto índice glicêmico

Glicose	100
Baguete	95
Cenoura	92
Mel	87
Cereal (*corn flakes*)	80
Cream cracker	75
Arroz branco	72

(continua)

(continuação)

Alto índice glicêmico

Chips de milho	72
Melancia	72
Batata assada	70
Pão branco	69
Refrigerante	68
Sorvete de creme	68
Melão	65
Beterraba	65
Passa	64

Índice glicêmico moderado

Mamão papaia	58
Arroz integral	55
Manga	55
Batata chips	55
Milho cozido	55
Kiwi	52
Batata frita	51
Inhame	51
Ervilha	51
Massa branca	50
Pipoca	50
Aveia	49
Chocolate	49
Farelo de arroz	49
Batata-doce	48
Arroz parboilizado	46
Banana	46
Suco de laranja	46
Uva	46

(continua)

(continuação)

Ervilha	44
Massa integral	42
Pera	42
Feijão cozido	40
Laranja	40
Suco de maçã	40

Baixo índice glicêmico

Ameixa	39
Maçã	38
Fettuccine	32
Feijão-manteiga	28
Lentilha	28
Cereja	22
Soja	15
Leite integral	11
Amendoim	7

Alguns alimentos frequentemente consumidos por atletas como "combustível", na realidade, são estimulantes.

O chocolate amargo, que tem composição nutricional calórica, mas índice glicêmico baixo, contém cafeína, proteínas, potássio, magnésio, fósforo e um pouco de ferro, e segundo pesquisadores, suas catequinas estimulam o desenvolvimento de mitocôndrias nos músculos.

O café e o chá-mate não são energéticos, e sim estimulantes, porque são ricos em cafeína, que acelera a frequência cardíaca. Eles também são diuréticos, aumentam a vigilância, a ansiedade e modificam a qualidade do sono.

A cafeína é um estimulante do sistema nervoso central. Ela é encontrada nos grãos de café, nas folhas de chá, no chocolate e nas colas que são acrescentadas aos refrigerantes gaseificados. Ela parece facilitar a utilização da gordura como combustível para o exercício, poupando as reservas de carboidratos, mas, por ser diurética, pode levar a uma perda de líquido desnecessária, principalmente se o exercício for praticado em dias muito quentes.

O álcool, apesar de deixar o indivíduo relaxado, perturba a regulação térmica com o aumento de calor que ele propicia e acaba reduzindo o rendimento muscular. Ele também é desidratante, tem efeito diurético e modifica o comportamento quando consumido em quantidade elevada.

Isso não quer dizer que o consumo moderado pode ser prejudicial. Um copo de 100ml de vinho, por exemplo, contém aproximadamente 12g de álcool e bioflavonoides que protegem o sistema cardiovascular; mas o consumo diário superior a 200ml ao longo de muitos anos pode ser prejudicial para o fígado.

Açaí: a fruta energética

Fora do Brasil, o açaí (*Euterpe oleracea*) é conhecido como "Brazilian berry". Essa fruta roxa, pequena, é considerada um alimento completo. É a fruta mais popular na região norte do Brasil, onde ganha um tempero diferente. É consumida com farinha de mandioca ou tapioca, sem sal nem açúcar, servindo de acompanhamento para camarão, peixe e carne de sol. No sul do Brasil, o sucesso da polpa e do suco de açaí, inicialmente entre os atletas, se deve ao fato de ele ser considerado um repositor de vitaminas e minerais.

Pesquisa realizada pela Universidade Federal do Pará, e coordenada pelo químico belga Hervé Rogez, que levantou as propriedades nutricionais do açaí, concluiu ser este um alimento perfeito para os praticantes de exercícios físicos. Em língua tupi, açaí quer dizer fruta ácida, mas entre os atletas é energia pura! É a nossa superfruta!

Os apanhadores sobem nas palmeiras de açaí, de até 25m, usando nos pés apenas um ramo torcido de folhas da árvore, para colher o cacho maduro, que pode conter 4kg de fruta. Da palmeira tudo se aproveita: os frutos, as folhas (cobertura de casas, trançados), o estipe (ripas de telhados), as raízes (vermífugo) e o palmito, tão popular em nossa culinária. Na agroindústria, ele passa por equipamentos que transformam os pequenos frutos em polpa, que guarda a composição nutricional valiosa para a nossa saúde.

O açaí é uma fruta pequena, de coloração púrpura, rica em aminoácidos,* vitaminas, minerais, gorduras mono e poli-insaturadas, polifenóis* e com capacidade antioxidante* maior que a das uvas e frutas vermelhas.

A unidade que mede a capacidade antioxidante das frutas e plantas em geral é denominada ORAC (em inglês, Oxygen Radical Absorbance Capacity). O açaí tem 5.500 ORAC, enquanto o mirtilo, outra superfruta, tem 2.400, o morango, 1.540, e a maçã, 219 ORAC. O responsável pela capacidade antioxidante do açaí são as antocianinas, compostos polifenólicos (bioflavonoides) responsáveis pela cor dos alimentos na natureza. O paradoxo francês (comer muito pão e manteiga, beber muito vinho, manter o colesterol equilibrado e ser magro) baseia-se na grande quantidade desses compostos fenólicos presentes no vinho tinto. Pois bem, nosso açaí protege tanto a circulação quanto o vinho tinto. Ele tem trinta vezes mais antocianinas que o vinho tinto. Outros alimentos com valores elevados de antocianina são: canela, cravo, açafrão, orégano e jabuticaba.

ORAC por 100g de alguns alimentos:

Ameixa – 949

Ameixa seca – 5.770

Amora – 2.400

Banana – 221

Batata-doce – 301

Berinjela – 390

Beterraba – 841

Brócolis – 890

Broto de alfafa – 930

Chocolate amargo – 930

Espinafre – 1.260

Kiwi – 602

Laranja – 750

Milho – 400

Romã – 1.245

Uva vermelha – 739

Foram identificados 19 aminoácidos nas proteínas do açaí. O perfil dos aminoácidos é semelhante ao do ovo, e a quantidade de proteínas, superior à do leite.

O óleo extraído do açaí é monoinsaturado, o mesmo percentual do azeite de oliva, e poli-insaturado do tipo ômega-3 e ômega-6, que reduzem o risco das doenças cardiovasculares.

A quantidade de fibras (34g em 100g de polpa) no açaí ultrapassa a quantidade diária necessária para o bom funcionamento intestinal. Contém muito pouco carboidrato, é pouco calórico e os atletas costumam consumi-lo com frutas para torná-lo uma bebida energética. É também boa fonte de vitaminas, principalmente E e B1, e um suplemento perfeito de minerais. Um mito nutricional diz respeito ao ferro. Na verdade, a quantidade de ferro é muito baixa, 1,5mg por 100g. O que existe, na realidade, é um teor considerável de outros minerais importantes para ossos e músculos. De acordo com Rogez (2000), a quantidade de nutrientes e de minerais como potássio (932mg/100g), cálcio (286mg/100g), magnésio (174mg/100g) e zinco (7mg/100g) torna essa fruta um alimento completo para todas as idades.

Como ganhar músculos
Proteínas

As proteínas, como já vimos, são indispensáveis para obter músculos. Elas são quimicamente diferentes das gorduras e dos carboidratos por conterem minerais. São compostas de aminoácidos que se organizam em diversas combinações com vinte aminoácidos diferentes. Na vida adulta, nosso corpo não sintetiza oito aminoácidos, por esse motivo, eles devem ser obtidos por meio da dieta. São os chamados aminoácidos essenciais: isoleucina, leucina, lisina, metionina, fenilalanina, treonina, triptofano e valina. Os outros aminoácidos são sintetizados pelo nosso organismo à medida que necessitamos.

As plantas retiram o nitrogênio do solo, juntando-o ao carbono, ao oxigênio e ao hidrogênio, e geram seus próprios aminoácidos. Os homens não têm essa capacidade tão grande de produzir todas as proteínas de que precisam; eles ingerem a maior parte nos alimentos. Depois de consumidas, essas proteínas são quebradas em partículas menores até chegarem a aminoácidos que serão absorvidos pela mucosa intestinal. Com base nesses aminoácidos é que o corpo irá fabricar suas próprias proteínas.

As maiores fontes de proteína são o ovo, o leite, a carne, o peixe e as aves. O corpo contém de 10kg a 12kg de proteína, localizados dentro da massa muscular. As proteínas são constituídas de nitrogênio, fósforo, cobalto, ferro, enxofre, hidrogênio, carbono e oxigênio. Uma proteína pode conter mais de cem aminoácidos combinados. O potencial de combinação dos vinte aminoácidos é infinito, por isso eles também produzem um número infinito de proteínas.

O valor biológico de um alimento refere-se à sua capacidade de suprir o organismo com aminoácidos essenciais. Dizemos que um alimento proteico é de boa qualidade quando ele provém de fonte animal, pois os vegetais (feijões, lentilhas, soja, ervilhas, nozes e cereais) são incompletos em alguns aminoácidos essenciais, os quais podem ser obtidos se ingerirmos fontes diferentes de proteínas. É cada vez maior o número de atletas que adotam uma dieta vegetariana* por conter pouco colesterol e ser rica em fibras e vitaminas antioxidantes. O maior problema da dieta *vegan* é ter de ser monitorada para que não ocorra deficiência de ferro, cálcio e vitamina B12, a vitamina da energia. Uma boa alternativa para as pessoas que desejam abolir a carne é introduzir ovos e laticínios, garantindo, assim, todos os nutrientes necessários para o desempenho muscular.

O corpo não faz uma reserva de proteínas do mesmo modo como faz com a gordura, na forma de tecido adiposo, e com os carboidratos, na forma de glicogênio muscular e hepático. Contudo, aqueles que consomem quantidade adequada de proteínas têm mais proteínas musculares do que os que não o fazem. Para que as proteínas sejam absorvidas no intestino, elas precisam de transportadores. Esse processo é limitante porque há somente oito transportadores responsáveis pela absorção de vinte aminoácidos, o que significa que existe competição entre eles pelo mesmo transportador, de modo que o consumo excessivo de um aminoácido pode prejudicar a absorção do outro. Os efeitos colaterais da ingestão excessiva de proteína também atingem o desempenho muscular. Grande quantidade de proteína animal pode não só sobrecarregar o fígado e os rins em virtude da eliminação de ureia, mas também aumentar muito o ferro no organismo, além de elevar o colesterol no sangue.

A Quantidade Dietética Recomendada (QDR)[1] de proteína para o homem adulto é, em média, 0,83g de proteína por quilograma de massa corporal. Para um homem de 80kg seria: *80 x 0,83g = 66,4g de proteína/dia*.

A dieta dos atletas treinados em provas de resistência ultrapassa muito a ingestão recomendada (1,2g a 1,6g de proteína/kg de peso), porque a utilização da proteína para a obtenção de energia durante o exercício extenuante aumenta muito quando as reservas de carboidrato se esgotam. Por esse motivo, a dieta dos atletas necessita manter reservas de glicogênio nos músculos e no fígado, a fim de que eles possam ter um bom desempenho muscular. Isso mostra o importante papel do carboidrato para preservar a proteína durante o exercício.

Como os aminoácidos funcionam

O organismo utiliza vias metabólicas para direcionar o alimento digerido, indicando quais substâncias são necessárias e onde elas devem chegar. Ele pode escolher empregar o mesmo tipo de aminoácido em muitos locais diferentes ou transformá-lo em outro que seja mais necessário no momento. Portanto, a proteína do alimento é digerida, absorvida em partículas muito pequenas, transformada com a ajuda de enzimas, minerais e vitaminas em aminoácidos e, com a ajuda de mais enzimas, transformada em aminoácidos essenciais, os quais serão aproveitados para a produção de novas proteínas para o DNA,* hormônios, novas enzimas, neurotransmissores ou outro aminoácido. Tudo depende da necessidade do momento. Eles podem ir para o cabelo, as unhas, os músculos, vasos sanguíneos, para formar anticorpos ou pele. Vejamos o exemplo do *triptofano*. Quando as moléculas de triptofano são devidamente distribuídas, ele começa a ser transformado em serotonina. Serotonina é um neurotransmissor, uma substância química do cérebro responsável pelo sono, pelo equilíbrio emocional tão necessário em situações de estresse. Para se converter em serotonina, o triptofano tem de contar com a ajuda das vitaminas B6 e C. Essa é uma das razões pela qual eu não aprecio a automedicação, ou o uso de aminoácidos isolados, porque todos eles precisam de vitamina ou mineral para serem biotransformados. Uma deficiência de triptofano resulta em insônia, ansiedade e depressão crônica.

---

[1] A Quantidade Dietética Recomendada (QDR) é uma medida diária recomendada pelo Departamento de Alimentos e Nutrição do Conselho Nacional de Pesquisa/Academia Nacional de Ciências (EUA).

O triptofano tem outro caminho ou via metabólica um pouco mais complexa. Ele pode se transformar em vitamina B3 ou niacina; por esse motivo, muitas vezes, para se livrar da insônia, temos de aumentar também a dose de vitamina B3 para evitar que o triptofano siga por essa via.

Vejamos alguns aminoácidos populares:

Metionina

Aminoácido já mencionado no metabolismo da homocisteína. É conhecido como elemento antifadiga e ajuda a melhorar a memória. O corpo usa a metionina para aperfeiçoar o tônus da pele, fortalecer as unhas e o cabelo. Os aminoácidos com enxofre, como a metionina, são muito importantes para a saúde dos ossos e de todos os órgãos, principalmente fígado e pulmões.

No primeiro estágio metabólico da metionina, o magnésio impera, porque, para formar sua principal substância, a S-Adenosil Metionina (SAMe), ela depende do magnésio. A SAMe, também chamada de metionina ativada, é muito usada pelo organismo para melhorar o humor, a depressão, a ejaculação precoce e para produzir adrenalina.

A metionina, como todo aminoácido sulfurado (com enxofre), é também um excelente quelador de metais pesados do organismo, como chumbo, mercúrio e cádmio. Outros aminoácidos com enxofre são taurina, cistina e cisteína. Este é feito com base na metionina. Os três ajudam a transportar os minerais selênio e zinco, encontrados em enzimas antioxidantes, pelo organismo. Os ovos de galinha caipira são a maior fonte de metionina.

Também doadora de radicais metil para a estrutura do colágeno e síntese de todas as proteínas celulares, a metionina é um dos aminoácidos antioxidantes mais importantes para o sistema de desintoxicação, pois além de ajudar na eliminação dos metais pesados, auxilia no funcionamento do fígado. Algumas substâncias são conhecidas por serem agentes queimadores de gordura, e nesse grupo estão a metionina, a colina e o inositol. Ela é encontrada nos seguintes alimentos, além do ovo caipira: carne vermelha, frango, peixes, carne de porco, soja, queijo cottage, sardinha, iogurte, semente de abóbora e de linhaça e lentilha. Entretanto, uma suplementação com metionina deve ser cuidadosamente orientada e indicada por um especialista para evitar que se acumule na forma de homocisteína, que é um potente oxidante, conforme explicado anteriormente.

Lisina

O aminoácido essencial lisina atua no organismo para transportar o cálcio e assegurar que ele seja bem absorvido no intestino e distribuído onde necessário.

A lisina é conhecida como o aminoácido que suprime o vírus do herpes. O uso de lisina contra o vírus vem sendo praticado desde os anos 1950, mas não há fórmula mágica; para o combate ser efetivo, deve ser acompanhado da redução dos maiores responsáveis pelo vírus: o estresse e a ansiedade. Segundo a maioria dos estudos, quase todas as pessoas que contraem herpes passaram por um período estressante. Isso ocorre porque o estresse causa desequilíbrio metabólico no organismo, gerando um estado de baixa imunidade, ambiente perfeito para que o vírus se desenvolva. Encontrada em cereais integrais como arroz, aveia, trigo, milho e semente de linhaça, a lisina é vital na dieta, quando ministrada em quantidades adequadas.

A lisina, a ornitina e a arginina são adotadas na tentativa de aumentar a produção de hormônio do crescimento, mas alguns estudos não comprovam essa ação.

Arginina

A suplementação com arginina é teoricamente ergogênica porque forma óxido nítrico, um vasodilatador que favorece o fluxo de sangue e melhora a capacidade de realizar exercícios de resistência.

Para os homens, é importante saber que 80% do líquido seminal é constituído de arginina, e muitos estudos confirmam que ela aumenta a contagem espermática, de acordo com Borrmann, em seu livro *Comprehensive answers to nutrition*. Proteínas como colágeno e elastina, e substâncias como hemoglobina,* insulina* e glucagon estão relacionadas a esse aminoácido. A arginina é contraindicada em caso de infecção pelo vírus do herpes. Esse aminoácido é um estimulador do sistema imunológico e importante componente para a regeneração dos tecidos. As principais fontes de arginina são amendoim, castanha de caju, amêndoas, chocolate e sementes comestíveis. Ela está presente também no ginseng e no alho.

Triptofano

É um aminoácido que tem sido usado para tratar depressão, insônia e obesidade. Talvez o papel mais importante do triptofano no organismo seja produzir a serotonina, um neurotransmissor inibitório que acalma o cérebro e alivia a tensão e a ansiedade. A serotonina é uma substância que o cérebro libera para nos ajudar a ter sono. Tem sido demonstrado que os níveis de serotonina no organismo influenciam a nossa escolha de alimentos: quanto mais baixos os níveis, mais carboidratos sentimos necessidade de consumir. Sintomas como ansiedade, tensão e depressão, que muitas pessoas acreditam melhorar ao consumir carboidratos, podem ser consequência da falta de serotonina no cérebro. A administração de pequena quantidade de carboidrato na dieta, antes de se consumir alimentos ricos em triptofano, ajuda a aumentar os níveis de serotonina no cérebro. Isso explica o motivo de as pessoas adeptas de dietas para emagrecer que consomem somente proteínas, ficarem ávidas por carboidratos. Elas estão com as funções cerebrais alteradas. Comer uma fruta ou tomar um suco ajuda a diminuir a ansiedade e a maximizar o aproveitamento do triptofano. As melhores fontes são soja, arroz integral, queijo cottage, peixe, banana pacova, lentilha, carneiro, fígado, amendoim, amêndoas, lentilha e sementes de abóbora e de linhaça.

Aminoácidos e desempenho esportivo

Teoricamente, os aminoácidos melhoram o desempenho esportivo, aumentando a liberação de hormônios anabólicos, produzindo energia e evitando a fadiga mental.

O uso de suplementos ergogênicos (que melhoram o desempenho físico e ajudam a desenvolver a musculatura) é comum entre os atletas. Alguns desses produtos podem ser aliados valiosos, entretanto, outros exibem resultados duvidosos. Vejamos alguns populares nas academias de ginástica:

Carnitina

A carnitina não é um aminoácido essencial porque é sintetizada no organismo, mas também faz parte de nossa dieta, uma vez que é encontrada nas carnes e no fígado de animais. O processo de conversão desse aminoácido depende especialmente da quantidade de magnésio, ferro, vitaminas B6, ácido fólico e vitamina C que adicionamos à nossa alimentação; portanto, é bom comer fruta cítrica se quiser aumentar a quantidade de carnitina no organismo. Embora a carnitina seja sintetizada no fígado e nos rins com base em dois aminoácidos já citados, a metionina e a lisina, ela pode ser obtida na dieta porque o conteúdo desse aminoácido na carne vermelha é bem elevado.

Ela está localizada nas membranas das mitocôndrias e é necessária para a transformação dos ácidos graxos de cadeia longa em acil-carnitina para serem metabolizados em energia em um processo denominado betaoxidação. A suplementação aumenta a oxidação das gorduras para aproveitamento no músculo esquelético e diminui o acúmulo de lactato durante o exercício. A carnitina costuma ser prescrita para os atletas, já que o aumento de energia melhora a eficiência do corpo para fazer exercícios físicos vigorosos.

BCAA

São aminoácidos de cadeia ramificada. A esse grupo pertencem os aminoácidos mais famosos nas academias de ginástica: *leucina, isoleucina* e *valina*. Alguns estudos sugerem que, em determinadas situações, os BCAA podem melhorar o desempenho físico, como em provas em que a fadiga é mais acentuada. Encontrados nas nozes e sementes, ajudam a construir os músculos. Os aminoácidos em sua maioria, uma vez digeridos, são armazenados no fígado e prontamente distribuídos por onde forem necessários. Não é o caso dos BCAAs que, em lugar de serem estocados no fígado, vão diretamente para os músculos. Por esse motivo, são prescritos para estimular a síntese de proteínas e o crescimento muscular. Eles devem ser usados antes do trabalho muscular e também precisam de cofatores, como as vitaminas B6, B3 e C.

As principais fontes de *isoleucina* são carne, frango, peixe, grãos de soja, fígado, laticínios, grãos germinados, centeio, amêndoas, caju, sementes de abóbora, de linhaça e de girassol, ervilha e lentilha.

Segundo artigo da *Reviews in Clinical Nutrition*, a *valina* induz a saciedade, principalmente quando empregada em conjunto com os aminoácidos fenilalanina, metionina e triptofano. É útil para os músculos, a mente, o equilíbrio emocional e no combate à insônia. As principais fontes de *valina* são nozes, castanhas, amêndoas, caju, cereais integrais, feijão, soja, lentilha, ervilha, cogumelo, peixe, queijo cottage, cordeiro, carne vermelha, de peru e de frango.

A quantidade de *leucina* por grama de proteína animal são 70mg. As principais fontes são carne vermelha e de frango, ovo, milho, cereais integrais, todas as nozes e sementes, principalmente a de abóbora.

Glutamina

É o mais abundante aminoácido do organismo, encontrado particularmente no cérebro, sangue e músculo esquelético. É o único aminoácido que contém dois átomos de nitrogênio, o que faz com que ele esteja sempre captando e distribuindo nitrogênio em todo o corpo. Estimula a síntese do glicogênio no fígado e é uma fonte de energia para a divisão celular. A glutamina ajuda o músculo a se recuperar mais rapidamente após o estresse metabólico. Os resultados de pesquisas sugerem que a glutamina, formada da quebra de proteínas do músculo, vai para o rim para neutralizar as substâncias ácidas que foram formadas durante o exercício físico. Como podemos imaginar, as maiores fontes de glutamina na natureza são os músculos (de carne, frango ou peixes) e os ovos. Como o calor inativa rapidamente a glutamina, a única maneira de se consumi-la é por intermédio de suplementos ou da ingestão desses alimentos crus, o que não é recomendado. A suplementação deve ser evitada por pessoas que tenham doença renal crônica e cirrose hepática.

Creatina

É o suplemento mais popular, usado para fortalecer a massa muscular, uma vez que 95% do total de creatina é encontrado no músculo esquelético. Apesar de formada no fígado, pâncreas e rins, com base na arginina, na metionina e na glicina, ela é também encontrada em vários alimentos. As principais fontes são carnes vermelhas magras; mas também encontramos creatina em peixes, especialmente salmão e atum. Em exercícios de alta intensidade, com muita queima calórica, a creatina pode ser um suplemento efetivo para diminuir o período de recuperação, uma vez que ajuda a recuperar a ATP, retardando o início da fadiga muscular e proporcionando uma recuperação mais rápida pós-treino. A creatina é convertida em creatinina para ser excretada pelos rins.

Whey protein (soro de proteínas do leite)

Também conhecido como lactoalbumina, é o complemento preferido pelos atletas. Na verdade, contém alfa lactoglobulina, albuminas do soro bovino e imunoglobulinas. É considerado excelente fonte de aminoácidos sulfurados, metionina e cisteína, além de conter aminoácidos de cadeia ramificada e glutamina. É absorvido rapidamente no intestino e chega ao músculo, onde contribui para o equilíbrio de nitrogênio. Todos os suplementos têm pequena quantidade de lactose e podem não apenas ser intolerados por algumas pessoas, mas também causar reações naquelas que têm alergia à proteína do leite.

HMB – Hidroximetilbutirato

É um derivado da leucina, que se tornou um suplemento usado para bloquear o catabolismo (inibidor da degradação de proteínas nos músculos) e aumentar a massa magra. Vários estudos têm sido feitos para avaliar a eficácia dessa suplementação sobre o ganho de massa magra, mas ainda não existe padronização de protocolos de suplementação.

Tirosina

É um precursor dos hormônios da tireoide, da suprarrenal e da dopamina. Este também não é considerado um aminoácido essencial, porque deriva da *fenilalanina*, este, sim, considerado essencial, pois é extraído da carne, da soja, do frango, do leite e do queijo cottage.

A glândula tireoide é responsável pelo metabolismo no nosso organismo. Ela determina com que rapidez crescemos ou se o alimento que estamos ingerindo será queimado para formar energia ou estocado na forma de gordura. O aminoácido componente do hormônio tireoidiano é a tirosina.

Do ponto de vista terapêutico, a tirosina tem sido usada para aumentar os níveis de dopamina e adrenalina – neurotransmissores cerebrais. O pigmento do cabelo e da pele, a melanina, também é derivado da tirosina. Existe evidência científica de que o uso de pequenas doses de tirosina é mais efetivo para aumentar os neurotransmissores que sua utilização em altas doses, mas as pessoas que fazem uso de antidepressivos inibidores da monoamino oxidase devem evitar o uso desse aminoácido na forma de suplemento.

É preocupante a utilização cada vez maior de aminoácidos por atletas de academia sem acompanhamento clínico, para acelerar o desenvolvimento muscular e o desempenho. A maioria participa de atividades atléticas amadoras, caso que não justifica a ingestão isolada desses componentes nutricionais, uma vez que todos necessitam de cofatores para serem mais bem aproveitados pelo organismo.

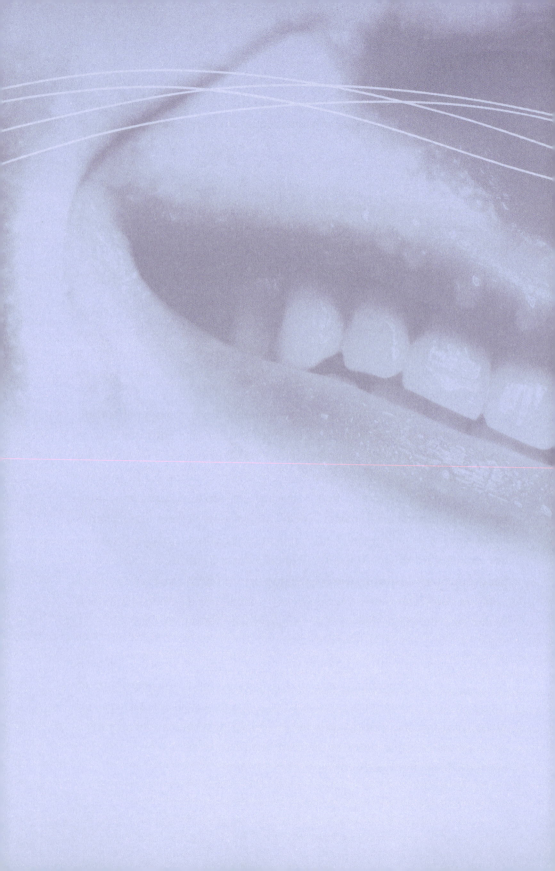

Capítulo 4
Mantendo o peso

Esse é um problema com o qual tanto homens como mulheres têm de se preocupar sempre. Todos os hormônios que mantêm nosso equilíbrio metabólico começam a cair a partir dos 40 anos. É inevitável ganhar uns quilinhos. O que não pode acontecer é deixar que esse sobrepeso venha a comprometer nossa integridade física. Homens e mulheres de meia-idade que mantêm um estilo de vida fisicamente ativo não têm esse ganho de gordura extra. Um homem de 50 anos pode acrescentar 5kg ao peso que tinha aos 20 anos se praticar exercício regularmente. Os níveis diminuídos de testosterona e hormônio do crescimento podem ser responsáveis pelas mudanças que acontecem no corpo nessa idade, mas a maioria dos estudos mostra que, se mantivermos uma atividade física regular, conseguimos reduzir o risco de engordar.

Na meia-idade queimam-se menos calorias do que na juventude, época em que contamos com a ajuda de todos os hormônios, porque nosso metabolismo diminui. Os cientistas têm demonstrado que as pessoas magras ativas costumam ingerir 600cal a mais que as pessoas obesas e não engordam. A diferença é que elas são capazes de queimar mais calorias em virtude da atividade física regular. Os obesos nunca irão perder a capacidade de acumular gordura ou perderão peso com extrema dificuldade se mantiverem o mesmo estilo de vida. Mesmo quando eles modificam a dieta para reduzir o peso, o cérebro interpreta como perda temporária, e quando o regime termina, recupera tudo novamente. À medida que envelhecemos, encontramos menos tempo para praticar um exercício e ficamos mais tempo ocupados com nosso trabalho; com isso, há uma mudança no metabolismo associada a uma diminuição na produção dos hormônios que o auxilia: hGH, testosterona, hormônios tireoidianos e outros.

Metabolismo, por definição, é a transformação do alimento em energia para crescer, reparar as células e realizar todas as funções do organismo. Tudo o que comemos se transforma em calor. É o processo pelo qual nosso corpo produz energia, queimando calorias para nos manter ativos e funcionando. A taxa metabólica é a medida de calor produzida pelo corpo, denominada caloria.* Ela varia muito entre as pessoas. Se a pessoa é magra e ativa, o metabolismo é acelerado e queima muita caloria. Se a pessoa é gorda com pouca atividade física, o gasto de energia é menor, e a energia é produzida lentamente. A chave para alterar o metabolismo é o exercício.

Mesmo parado, em repouso, nosso corpo está produzindo calor para suprir gastos de energia cerebral, cardiorrespiratória, muscular, digestiva e todas as funções de que ele precisa para nos manter vivo. Os homens têm em geral um metabolismo basal* mais elevado que as mulheres, principalmente porque têm uma massa muscular maior. As pessoas queimam em média 60cal por hora e, durante a prática de exercícios, um pouco mais. Porém, o mais importante é o que acontece após o exercício; o organismo continua acelerado, e o metabolismo se mantém em estado de queima elevado. O exercício sozinho tem a capacidade de regular a sua queima calórica. A inatividade física é um sinal para estocar gorduras, que representam a reserva de energia.

O passaporte para a longevidade é manter o peso constante e mais próximo do que tínhamos aos 25 anos. O elixir da juventude é simples, se resume a vitaminas, minerais, ácidos graxos essenciais,* proteínas de boa qualidade, água, pouca gordura e pouco carboidrato* de absorção rápida. Basta comer de tudo um pouco para afastar o perigo da obesidade e das doenças degenerativas que aceleram o processo de envelhecimento.

Existe uma realidade triste que se chama gordura das grandes cidades. Com tantas ofertas light* e diet* nas prateleiras de supermercados e pouco tempo para almoçar, acabamos comendo uma quantidade enorme de alimentos industrializados e cheios de gordura saturada que causa saciedade, mas é carente de nutrientes* essenciais. Mesmo quando mantemos o hábito de consumir frutas frescas e alguns vegetais nos restaurantes a quilo, pecamos com a quantidade de gordura que colocamos no prato.

A adaptação das espécies ao meio em que vivem se faz pelas características adquiridas pelos ancestrais. Estudos recentes mostram que a história alimentar dos ascendentes influi no comportamento nutricional e no peso de uma ou duas gerações. Encontro famílias que, para minimizarem o fato de dar refrigerante ou suco industrializado para uma criança durante a refeição, compram somente os diet, que foram desenvolvidos para os diabéticos, ou os light. Os refrigerantes diet e os alimentos à base de adoçantes artificiais, por não terem glicose,* diminuem o metabolismo, saciam menos e fazem com que a pessoa coma mais. Por que não colocar na mesa, como costumavam fazer nossos avós, água ou suco de frutas frescas? A infância é um período decisivo, ninguém nasce obeso, mas ganha peso rapidamente se assumir um padrão de comportamento dos adultos.

Fritura em excesso, refrigerante, biscoito, bala, lanche com sanduíche à noite, muita pizza, queijo, hambúrguer e, para completar, comer com a televisão ligada, só irá aumentar as estatísticas de obesidade na infância. A predisposição genética à obesidade não quer dizer que devemos ficar de braços cruzados e esperar a gordura chegar, porque toda a família é obesa. Se o metabolismo é lento, que tal sair de casa todos os dias e se exercitar um pouco? A obesidade é poligênica, mais de duzentos genes* estão envolvidos, mas fatores ambientais, estresse, sedentarismo, hábitos alimentares viciados podem dobrar a contribuição genética. Tudo isso pesa na balança quando o assunto é peso. Nem tudo o que é light não tem açúcar, nem tudo que é diet não tem gordura, e não se dar conta disso faz com que a pessoa consuma uma quantidade maior de alimentos, certa de que está comendo menos calorias. Ela acaba ingerindo calorias desnecessárias.

É verdade que o uso prolongado de alguns medicamentos pode justificar o peso excessivo, como é o caso de antidepressivos, lítio, corticoides, neurolépticos, insulina,* hipoglicemiantes e outros, mas isso também pode ser controlado com a ajuda de profissionais especializados. Algumas doenças também podem ser responsabilizadas pelo peso excessivo, como as da tireoide, que diminuem o metabolismo e favorecem o acúmulo de gordura. O estresse também é outro vilão da boa forma. O hormônio liberado em situações de estresse, o cortisol, faz com que o organismo entre em um processo de contenção de energia. Tudo tem de ser considerado quando o problema é manter o peso e o corpo saudável.

Existe um hormônio que regula o estoque de gordura e o mecanismo de saciedade, denominado leptina. É secretado pelas células de gordura ou adipócitos* e é quem informa ao cérebro o estoque de reservas energéticas contidas nas células. Os adipócitos são células altamente especializadas, cuja função primária é estocar energia na forma de triglicerídios* quando a energia consumida é maior do que a gasta, para liberá-la nas horas em que for preciso. Ao receber essa informação, o cérebro envia uma mensagem para a pessoa parar de comer. Os níveis de leptina no sangue variam de acordo com o grau de adiposidade nos magros e obesos. Quando o estoque de gordura é muito grande, a taxa de leptina aumenta muito no sangue, o cérebro fica insensível a esse hormônio, e a pessoa passa a ter hiperfagia. A obesidade com altos níveis de leptina circulando no sangue sugere que ocorreu uma resistência nos receptores cerebrais à ordem da leptina para parar de comer. Seria uma situação parecida com a que acontece com a insulina nos obesos.

Assim que ingerimos um carboidrato, a insulina produzida no pâncreas é liberada para enviar um sinal para as células, a fim de informá-las que devem permitir a entrada da glicose, a qual será usada como combustível. Quem é viciado em carboidratos e mantém os níveis de insulina sempre elevados no sangue acaba desenvolvendo resistência a esse hormônio em seus receptores celulares. Nesse caso, as células param de receber o sinal, a glicose não consegue entrar, e, consequentemente, as duas ficam elevadas no sangue. Esse é o diabetes resistente à insulina ou tipo 2. Quem está acima do peso, com resistência à insulina, tende a estocar gordura na região abdominal, provocando o aumento da circunferência local e da pressão arterial, além de uma série de problemas circulatórios e cardíacos. Para melhorar a sensibilidade dos receptores à insulina, o mais indicado é controlar o carboidrato (açúcar e farináceos) da dieta, adotar uma alimentação saudável, reduzir o peso e praticar pelo menos 30 minutos de exercícios diariamente. Medir os níveis de glicose no sangue é muito importante para saber se o tratamento está surtindo efeito.

A insulina é um hormônio essencial também para o cérebro. Pesquisas recentes sugerem que alterações nas taxas de insulina no organismo podem causar neurodegeneração e as doenças de Alzheimer e Parkinson. Receptores para a insulina foram encontrados no cérebro, em áreas relacionadas ao aprendizado e à memória.

Por que a ansiedade desperta a vontade de comer carboidrato?

As pessoas ansiosas e deprimidas tendem a beliscar o dia todo. Isso ocorre porque elas têm os níveis de serotonina diminuídos e precisam aumentar a síntese desse neurotransmissor cerebral que acalma. Para elevar os níveis de serotonina, o organismo aumenta a captação do aminoácido triptofano, o seu precursor, através da liberação de insulina. Para entrar no cérebro, o triptofano compete com outros aminoácidos* para seu transporte. Quanto mais glicose a pessoa consome, mais insulina é liberada, o que irá aumentar a captação desses aminoácidos que competem com o triptofano, deixando-o livre para atravessar a barreira hematoencefálica e promover a síntese de serotonina.

Outro hormônio relacionado ao apetite foi identificado e logo chamado de hormônio da fome, a grelina. Sua ação é diferente da leptina porque ele aumenta a ingestão de alimento e favorece o ganho de peso. Quando se perde peso, ocorre um aumento da grelina no sangue para que este seja recuperado. Existem também outros hormônios, secretados pelo estômago, pelo cérebro e pelo intestino, que se encarregam de fazer o que todos queremos evitar, isto é, ganhar peso. São eles a colescistoquinina, a bombesina, a galanina e o neuropeptídeo Y. Como podemos ver, com tantos hormônios que nos ajudam a engordar, o melhor mesmo é malhar muito!

As principais complicações do ganho excessivo de peso são:

- Problemas metabólicos – diabetes, colesterol e triglicerídios elevados, excesso de ácido úrico, gota, cálculo renal e cálculo na vesícula.
- Problemas cardiovasculares – má circulação periférica, hipertensão arterial,* acidente vascular cerebral (AVC), angina, trombose, infarto e insuficiência coronariana.
- Problemas respiratórios – síndrome de apneia do sono e insuficiência respiratória associada à má ventilação dos alvéolos.
- Problemas articulares – artrose, dores articulares, principalmente nos joelhos, lombalgia e dor nas costas.

- **Problemas digestivos** – hérnia de hiato, má digestão e esteatose hepática (gordura no fígado).
- **Câncer** – de próstata, de intestino e de pâncreas.

Além dessas complicações há os problemas psicológicos crônicos que o ganho de peso acarreta, principalmente a baixa da autoestima e uma vontade louca de perder peso.

Considero os maiores inimigos do excesso de peso o colesterol e os triglicerídios. A hipertrigliceridemia* ou triglicerídio elevado no sangue depende do alimento que a pessoa consome, principalmente álcool, açúcar simples, frutas em excesso, bombons, biscoitos, farinhas refinadas, pão branco, ou seja, açúcar de absorção rápida e uma dieta pobre em fibras. Se associarmos glicose e colesterol elevados no sangue, teremos um prato cheio para as doenças cardiovasculares. Caminhar pelo menos 30 minutos diariamente para aumentar o ritmo metabólico e comer muitas sementes, cereais, grãos, legumes e verduras ajuda a reduzir os triglicerídios.

Um dos maiores vilões da dieta viciada é o consumo excessivo de queijo. Ele também é um dos responsáveis pela quantidade excessiva de gordura na dieta. Cem gramas de diferentes queijos todos os dias pode fornecer uma sobrecarga de proteínas e gordura que o organismo não tem onde utilizar.

Tipo de queijo	Gordura	Proteína
Gruyère	32g	32g
Parmesão	28g	40g
Brie	32g	24g
Frescal	11g	15g
Cabra	33g	23g
Mozarela	20g	28g

Embora a mozarela seja o tipo de queijo que fornece mais cálcio, não justifica comer pizza todos os dias. Tenho certeza de que é tão rápido preparar uma salada ou uma sopa de legumes quanto uma pizza ou um sanduíche, e muito mais nutritivo. Alguns alimentos têm excesso de ingredientes, o que pode transformar o organismo em uma máquina de estocar gordura e aumentar cada dia mais o número de buracos no cinto.

A indústria alimentícia tem adicionado alguns ingredientes aos alimentos industrializados, tornando-os verdadeiras bombas que aumentam os níveis de triglicerídios. Um exemplo é o xarope de milho, que tem elevada concentração de frutose. Desde que foi adicionado aos alimentos, a taxa de obesos duplicou nos Estados Unidos. Nosso organismo usa a frutose para produzir triglicerídios, embora ela possa ser mais bem tolerada pelos diabéticos que outros tipos de açúcar, uma vez que não eleva tanto a glicose no sangue. A frutose das frutas frescas conta com o auxílio das fibras para deter a elevação da glicose na corrente sanguínea. O xarope de milho, por mais natural e barato que seja, não deve ser um substituto para as pessoas não diabéticas. Como ele tem menos calorias, a pessoa acaba consumindo o dobro e, no final, é como se estivesse ingerindo outro açúcar.

Se o objetivo é mudança, tomar consciência de que a aparência atual é o resultado de tudo o que se fez com o corpo até hoje já é um bom começo. É melhor emagrecer por vontade própria do que por imposição médica. Não podemos chegar ao ponto de termos de emagrecer, de qualquer maneira, por determinação do médico. Se isso acontecer, será sinal de que a situação fugiu ao nosso controle e o organismo está se deteriorando.

O que pesamos na balança é a soma de músculos, ossos e gorduras. Ossos não mudam muito, mas músculo e gordura são fatores variáveis no peso. Quando perdemos peso muito rápido, tendemos a perder um pouco de músculos; e onde estocaremos a energia? Este é o ponto importante: uma dieta tem de ser baseada na preservação da massa muscular, caso contrário, a pessoa fica extremamente cansada, passa a poupar energia e acaba recuperando o peso rapidamente.

Não existe um peso ideal, mas sim uma zona de normalidade. Para definir zona de normalidade, podemos utilizar o *Índice de Massa Corporal (IMC)*. Geralmente, esse índice é adaptado de acordo com a idade, mas consideramos para o cálculo a tabela mais usada.

$$IMC= \frac{\text{Peso (kg)}}{\text{Altura} \times \text{Altura (m)}} = \frac{\text{Peso}}{(\text{altura})^2}$$

IMC inferior a 18,5 = muito magro

IMC entre 18,5 e 24,9 = eutrófico

IMC entre 25 e 29,5 = sobrepeso

IMC acima de 30 = já é considerado obeso

Assim, um homem com 1,80m de altura, que pesa 80kg, terá:

$$IMC= \frac{80}{1,80 \times 1,80} = \frac{80}{3,24} = 24,6$$

O problema desse índice é que o IMC não considera o peso do músculo; assim, uma pessoa pode ter IMC de 24, ser considerada magra e não ter músculo. O IMC na verdade foi desenvolvido como um parâmetro a mais para avaliar o risco de doenças cardiovasculares.

O *peso da boa forma física* é diferente do IMC, porque é o peso que permite a pessoa praticar exercícios físicos sem ficar muito cansado, já que tem também massa magra, muscular, que mantém o corpo saudável. Agora estamos falando de composição corporal e não de peso. As pessoas que têm uma composição corporal equilibrada dificilmente terão problemas com a balança. A taxa de gordura também varia com a idade.

Para os homens:

17 – 29 anos	15% de gordura
30 – 39 anos	17,5% de gordura
acima de 40 anos	20% de gordura

É possível medir a massa magra com aparelhos específicos, e o restante é a taxa de gordura.

Outro indicador para avaliarmos se estamos no grupo de risco para desenvolver doenças cardiovasculares é a circunferência abdominal. Basta uma fita métrica para medir a cintura na altura do umbigo sem encolher a barriga. O diâmetro abdominal acima de 102cm nos homens, com o corpo tomando a forma de maçã – androide –, já é indicativo de que existe gordura abdominal. Pessoas com essas características correm o risco de se tornar diabéticas, hipertensas e de desenvolver doenças cardiovasculares.

Portanto, atenção, nem sempre estar com IMC na zona de normalidade significa estar saudável. Para compensar o ganho de peso gradual na meia-idade, os pesquisadores aconselham aumentar lentamente a quantidade de exercício semanal a partir dos 30 anos, quando alcançamos nossos níveis de força muscular mais elevado.

O *peso de equilíbrio* é o mais realista de todos. É aquele que a pessoa não precisa fazer força para manter. O organismo se autorregula quando a pessoa passa do limite em alguma refeição. Quando tudo está em ordem, o corpo se encarrega de nos defender e consegue modificar a sensação de fome. Você nunca viu uma pessoa que diante de uma mesa de doces ou salgadinhos deliciosos consegue provar apenas um ou dois e ficar satisfeita? Essa pessoa não está de regime, nem sendo educada, ela está aceitando uma determinação do cérebro que, naquele momento, não está precisando de energia, mas, quando estiver com fome, irá certamente procurar algo para comer.

Por esse motivo, o correto é perder peso devagar, para dar tempo de a mudança ser registrada pelo hipotálamo, que demora seis meses para entender o novo peso.

As mudanças que ocorrem no peso com a idade estão relacionadas à falta de tempo e à correria que a vida adulta nos impõe; dependem do modo que escolhemos para viver e nos alimentar. Toda atividade física consome energia mecânica e térmica.

Atividades cotidianas e seu respectivo consumo de calorias, em 30 minutos:

Assistir televisão	10 cal
Ouvir música	5 cal
Dirigir carro	30 cal
Tomar banho e fazer a barba	40 cal
Caminhar tranquilamente	50 cal
Caminhar em ritmo normal	60 cal
Caminhar acelerado	90 cal
Subir escada	180 cal

Compare com atividade física:

Ginástica aeróbica	300 cal
Dançar	150 cal
Jardinagem	70 cal
Natação (estilo crawl)	375 cal
Squash	300 cal
Tênis simples	400 cal
Tênis em dupla	175 cal

A vida sedentária produz perdas nas funções do organismo tão importantes quanto o envelhecimento.

A OMS utiliza um coeficiente simples, porém diferenciado, que leva em conta o sedentarismo para calcular nosso gasto calórico. Esse coeficiente é multiplicado pelo metabolismo do corpo em repouso, que é de 1.500cal.

Assim, temos:

> Muito sedentário que trabalha sentado precisa
> de 2.175cal
> 1.500 x 1,45 = 2.175cal
>
> Sedentário que trabalha em escritório,
> mas tem atividade física leve (caminha até o trabalho,
> sobe escadas, faz compras em supermercado)
> 1.500 x 1,68 = 2.520cal
>
> Não sedentário que tem atividade física ligeira de lazer,
> estilo atividades caseiras e caminhadas
> duas vezes por semana
> 1.500 x 1,73 = 2.595cal
>
> Ativo que tem exercício recreativo pelo menos
> três vezes na semana
> 1.500 x 2,02 = 3.030cal
>
> Assim, um homem muito ativo necessita de um aporte
> calórico acima de 3.000cal (o que é muito) para manter
> o peso de equilíbrio.

Como manter o peso

O fator mais desanimador para quem está acima do peso é que os estudos têm demonstrado que os gordinhos absorvem mais as calorias dos alimentos que os magros. Uma pessoa magra pode comer mais porque é mais ágil e sua queima de energia é maior. Ela se movimenta mais depressa. As gorduras que queimamos são as que estão armazenadas na forma de triglicerídios (ou triglicerol), que é composto por três ácidos graxos e glicerol, que servem de combustível para os músculos produzirem energia, a ATP.

Todos nós tendemos a achar que comemos pouco, mas, antes de fazer essa afirmação, devemos verificar se o que estamos consumindo tem valor nutricional equilibrado e se estamos nos movimentando regularmente. O aumento de peso pode também ser decorrente da qualidade e não da quantidade de alimentos. Em outras palavras, pão, maionese, molhos industrializados, biscoitos, pão de queijo, ketchup, molhos com queijo, frios, batata frita só acrescentam caloria aos alimentos que colocamos na mesa. Os lipídios são estocados sem limites; toda vez que abrimos a geladeira e damos uma cortadinha em um pedacinho de queijo, estamos mantendo nosso estoque de calorias constante. A sensação de fome pode ser corrigida com uma maçã, um figo ou outra fruta com aporte energético menor que o do queijo.

Para perder peso, a regra é simples: basta não alimentar a massa de gordura – porque ela se reconstitui mais depressa que a massa magra – e fazer exercício – porque a inatividade física é um fator essencial para o acúmulo excessivo de gordura. Para se ter ideia, um homem que pesa 75kg tem em média de 20 a 30 bilhões de adipócitos, e um homem que pesa mais do que 100kg tem 75 bilhões de adipócitos ávidos por energia.

A pessoa que está acima do peso ingere calorias desnecessárias. O correto é comer mais nutrientes e menos gordura. Evitar a degustação, educar o cérebro, não cultivar o hábito de ter sempre uma balinha na boca, disciplinar os horários das refeições e comer sem pressa. Buscar ajuda de um médico, um nutricionista, um psicólogo, e não substituir um problema emocional ou afetivo por um problema de peso. Esses profissionais o ajudarão a escolher os alimentos mais adequados, poderão ajudá-lo a encontrar uma atividade física que se adapte a seu estilo de vida e verificar se existe um componente emocional interferindo em seu comportamento alimentar.

Para neutralizar as mudanças que o corpo insiste em realizar, aqui vão algumas dicas:

Se você está habituado a sair de casa somente com uma xícara de café preto no estômago, fique sabendo que está perdendo uma excelente oportunidade de comer sem culpa. Se você sai para se exercitar de estômago vazio, pior ainda, pois está começando o dia com o maior erro nutricional. Para fazer músculos, precisamos de alimentos. Uma fruta ou um copo de suco, uma fatia de pão integral com um pouquinho de manteiga ou queijo e um café ou chá com ou sem leite é simples e garante uma boa quantidade de energia para o trabalho da manhã e autonomia para ficar sem comer, se não tiver tempo de ingerir uma fruta, até a hora do almoço. Para aumentar a quantidade de fibras e fazer o intestino funcionar todos os dias, pode-se adicionar ao café da manhã uma ou duas colheres da farinha de sementes dessa receita:

• um pacote de semente de linhaça
• a mesma quantidade de semente de girassol sem sal
• a mesma quantidade de amêndoas sem sal

Bata todos os ingredientes no liquidificador e guarde em um recipiente de vidro. Coloque duas colheres de sopa dessa farinha na fruta do café da manhã.

Falta de tempo não é desculpa para não se alimentar ao acordar; é tudo questão de disciplina. Além do mais, é de manhã que os alimentos são mais bem absorvidos e distribuídos para todas as células, em vez de ficarem só servindo de combustível para os adipócitos. O peso aumenta insidiosamente diante de uma pequena refeição aliada ao sedentarismo e diminui diante de uma refeição equilibrada e atividade física. Ninguém fica mais gordo porque se alimenta de manhã.

Outra regra é estabelecer um horário para as refeições; hora do almoço é para almoçar e não para comer sanduíche. Faça seu pedido e fuja do couvert, deixe esse entretenimento para os dias em que sair para comer fora, socialmente. Nada de ficar comendo pão com manteiga ou patê, pastinhas, azeitona, sementes, tudo estará contribuindo para acrescentar calorias à sua dieta. Para evitar o impasse da entrada, sente e peça uma salada crua enquanto aguarda o pedido. Se o almoço é no restaurante a quilo, fuja da tentação dos pastéis e das frituras que costumamos levar à boca antes de começar a comer. Parece mágica, basta colocar um pastel ou aipim frito ou batata frita no prato que a primeira coisa que fazemos é comer pelo menos um antes de começar a refeição. No almoço, escolha uma proteína de boa qualidade, acompanhada de legumes, grãos e cereais, se preferir os integrais. Coloque cor no prato; quanto mais colorido, maior a quantidade de nutrientes antioxidantes. Fuja dos molhos, principalmente os que levam queijo; eles elevam a quantidade de calorias e induzem à saciedade antes da hora. O cérebro demora vinte minutos para entender que o estômago está cheio; portanto, coma devagar para enganá-lo. Para beber, dê preferência à água, que não tem caloria. Quando terminar de almoçar, nada de comprar uma bala ou uma barrinha de cereais dietética para comer mais tarde. De dietética elas têm somente o nome. Sair da mesa pensando que irá sentir fome mais tarde é sinal de que não se alimentou direito, não deu energia suficiente para o cérebro ou que este é um ato mecânico que tem de ser abolido.

Aqui estão alguns alimentos ricos em proteínas de boa qualidade com a quantidade que devemos consumir para **obtermos 20g de proteínas:**

100g de filé de carne de boi magra
80g de peito de frango
120g de bacalhau
130g de salmão
70g de salmão defumado
100g de atum
3 ovos
120g de lagosta
110g de camarão
100g de sardinha

Para **obtermos 10g de proteínas:**

300g de iogurte
75g de queijo fresco
25g de queijo parmesão
50g de mozarela
125g de tofu
60g de castanha de caju
25g de gérmen de trigo
35g de semente de linhaça
160g de ervilha
40g de semente de girassol
500g de batata

Lembre-se de que a qualidade de proteínas alimentares é determinada pela quantidade de aminoácidos que elas contêm.

Se o almoço for de negócios, não faz mal beber uma taça de vinho tinto, porém mais do que isso atrapalha a digestão. O vinho é bom para a saúde e para manter a forma. Depois que os cardiologistas passaram a estudar a alimentação dos franceses, que não abrem mão de uma taça de vinho durante as refeições, eles verificaram que os polifenóis* da bebida não somente protegem o coração, mas também ajudam a manter a silhueta. A explicação que eles encontraram para o paradoxo francês é que eles costumam se alimentar com muita verdura, muito legume e azeite de oliva, o que reduz a absorção do álcool e mantém a absorção dos polifenóis que tantos benefícios trazem para o corpo. Os polifenóis do vinho tinto são também chamados de vitamina P, que é o *resveratrol*, um antioxidante* mais potente que a vitamina E, que protege as artérias e diminui o risco de doenças cardiovasculares.

O efeito benéfico do vinho, acreditem, ocorre depois dos 60 anos, porque ele diminui a oxidação* do LDL-colesterol* e promove uma vasodilatação nos vasos coronarianos e cerebrais, prevenindo, dessa maneira, a demência senil.

O vinho contém etanol, glicerol e diferentes ácidos que permitem a percepção do sabor e facilitam a conservação dos polifenóis. Além disso, contém magnésio, zinco, cobalto, potássio, cálcio, selênio e outros minerais, mas a maior parte da caloria vem do álcool (1g de etanol fornece 7cal).

Valor calórico de alguns tipos de vinho:

Tipo de vinho	Álcool (em g por 100ml)	Glicídios (em g)	Calorias
Vinho tinto 12 graus	12,5	0,3	90
Vinho rosé 12 graus	12	0,5	87
Vinho branco	12	0,5	86,5
Vinho licoroso	13,5	1,5	101,3
Champanhe	10	2,5	80,3

(Tabela adaptada do livro *Maigrir au masculin*.)

À noite é o momento mais problemático: chegamos em casa, cansados, abrimos a geladeira e qualquer coisa serve para alimentar esse cérebro faminto. Nessa hora é que costumamos cometer o pecado da gula. Vale tudo! Comer queijo, beliscar um biscoito, beber um copo de leite, fritar uns ovos, comer um pedaço de pão, abrir um saco de batata frita ou de amendoim, beber uma dose de uísque ou uma caixinha de suco. Não percebemos que estamos passando dos limites. Depois não sabemos por que estamos ganhando peso com a idade. É natural que um corpo cansado, faminto, sem tempo para preparar uma refeição, queira comer tudo o que encontra pela frente, mas cultivar o hábito de devorar tudo o que tem em casa antes do jantar está errado. O corpo aprende a esperar que a comida fique pronta, afinal ela foi feita para ser saboreada, e não devorada. Abrir uma cerveja enquanto está preparando ou esperando o jantar é um prazer que poucos podem se dar. Basta um copo de cerveja (250ml) e já sentamos à mesa com 130cal a mais.

Há ocasiões em que não podemos abrir mão desse prazer, mas isso tem de ser considerado quando estamos sem saber de onde vem tanta gordura.

Outras bombas calóricas são os aperitivos. Vejamos, em 100g, quantas calorias têm alguns deles:

Queijo cortado em cubinhos	300 cal
Minissalsicha	350 cal
Biscoito salgado	490 cal
Batata chips	590 cal
Castanha de caju	600 cal
Amêndoa	600 cal

Tanto esforço para manter a linha e descuidamos à noite, hora em que nosso corpo escolhe para descansar. Se quiser manter esse hábito, um conselho: mude o ritual noturno, comece a praticar exercício nesse horário, caso contrário, seu corpo vai mudar mais do que você gostaria.

Comendo fora de casa

Os homens, de maneira geral, costumam fazer somente uma refeição em casa e me perguntam o que comer nos almoços de negócios.

Os alimentos básicos são aqueles que contêm as vitaminas, os minerais, as proteínas de boa qualidade e os ácidos graxos essenciais. O maior problema é como eles são preparados.

Foi bem estabelecido que, para sintetizar, proteínas de boa qualidade precisamos de alimentos de origem animal que supram o organismo com todos os aminoácidos essenciais de que ele precisa para fabricar suas proteínas. A dieta de pessoas saudáveis deve ser composta de proteínas animais e vegetais. Recomendo que sejam consumidos pelo menos 75g de proteína todos os dias. Os ovos são excelente fonte de proteína completa; prefira os de galinha caipira. A soja também é boa fonte de proteínas, mas, infelizmente, nela falta a vitamina B12, tão necessária para a memória e a disposição. Consuma bastante peixe, carnes brancas e vermelhas com pouca gordura. Fuja das frituras, já chega a batata frita que comemos em casa. Molhos cremosos, com muita manteiga, creme de leite e queijo não devem ser consumidos com frequência. Pense saudável, tempere a salada somente com azeite de oliva e limão, não abuse do sal. As ervas, sempre que possível, devem ser incorporadas à salada. Uma salada de rúcula com tomate e orégano faz bem para qualquer pessoa.

Nada de se encher de pão antes da refeição, principalmente o pão com farinha de trigo refinada. Lembre-se de que carboidratos refinados são de absorção rápida, que irão fazer você comer menos na refeição e logo estará com fome novamente. Se gostar muito de pão, espere o macarrão chegar e coma junto com ele ou com a salada. O azeite da salada reduz a rapidez com que os carboidratos serão absorvidos. Sempre que puder, acrescente um pouquinho de azeite de oliva, porque ele também ajuda a absorver as vitaminas lipossolúveis contidas nos alimentos, principalmente os carotenoides das folhas e do tomate. É mais fácil manter a saúde do que curar uma doença.

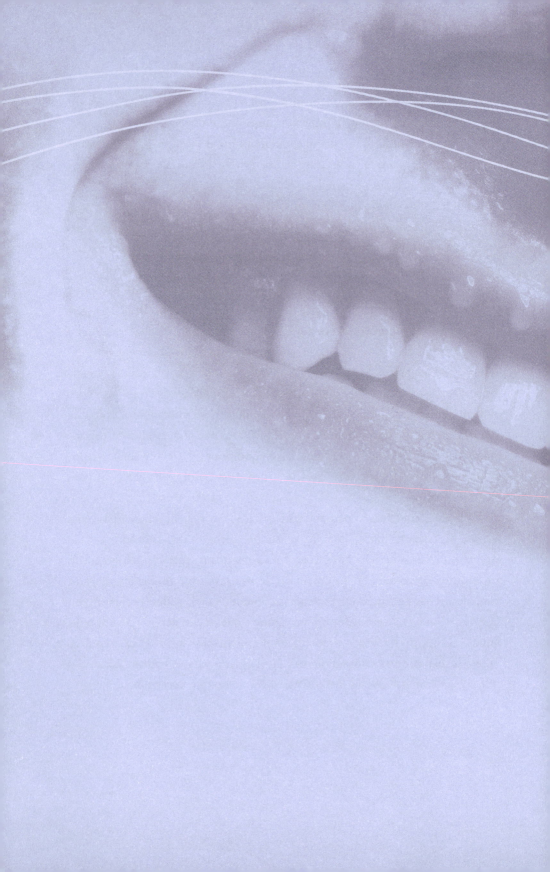

Capítulo 5

Vigor sexual

Os cientistas da Renascença que tinham interesse em resolver o problema da rigidez peniana observaram que o pênis não obedecia à ordem de seu mestre porque ele podia se tornar rígido mesmo quando o homem dormia. Leonardo da Vinci foi o primeiro cientista a reconhecer que, durante a ereção, o pênis se enche de sangue. Longe de o pênis ter um cérebro próprio, ele está sob o controle do sistema nervoso central (SNC) e qualquer distúrbio na rede de nervos que conecta o pênis com o SNC pode levar a problemas de ereção. Mesmo quando o pênis está em repouso, é o SNC que trabalha, limitando o fluxo de sangue para ele. O pênis tem receptores especializados que, quando estimulados, enviam sinais para os nervos da medula espinhal e para o cérebro.

Quando o homem está acordado, sinais excitatórios como um cheiro, uma visão, uma lembrança ou uma estimulação física do órgão genital podem liberar os mensageiros químicos pró-ereção, acetilcolina e óxido nítrico, que irão relaxar os músculos e permitir maior fluxo de sangue para o pênis, enchendo as cavidades esponjosas penianas (corpos cavernosos e corpo esponjoso). O sangue sob pressão comprime as veias (sistema veno-oclusão), permanecendo no interior do pênis, e, desse modo, ele se torna ereto. Esse mecanismo de ereção explicado de maneira simplificada serve para mostrar que existem dois órgãos importantes envolvidos: o sistema nervoso central e o sistema circulatório.

Situações como estresse ou exposição ao frio podem temporariamente deixar o pênis mais flácido. Drogas antidepressivas, denominadas inibidoras seletivas da recaptação de serotonina, causam como efeito colateral a disfunção sexual, principalmente dificuldade de ter ereção ou ereção e ejaculação bloqueadas. Em alguns homens, os que têm ejaculação precoce, esse efeito colateral pode ser usado como tratamento para o problema.

Uma das regiões no cérebro que controlam o comportamento sexual é o hipotálamo, área que liga o sistema nervoso central ao sistema endócrino, principalmente à suprarrenal, já mencionada na explicação sobre o mecanismo do estresse.

Quando o estímulo nervoso não consegue alcançar o pênis, o homem pode ter problemas de ereção. O diabetes e a remoção cirúrgica da próstata são exemplos de doenças degenerativas que afetam a sexualidade. O diabetes pode danificar o nervo e os vasos sanguíneos do pênis, e um procedimento cirúrgico para tratar o câncer de próstata pode também danificar os nervos penianos. Estresse, depressão, ansiedade, raiva, tudo isso afeta o fluxo de mensageiros bioquímicos para o pênis e também pode causar disfunção erétil. O bem-estar físico e o equilíbrio emocional são os primeiros passos para reverter esse quadro.

Obviamente, nenhuma ereção ocorre sem um grande fluxo de sangue para o pênis. Assim, a obesidade, a aterosclerose, a deficiência de vitamina B12, o tabagismo e o alcoolismo podem não só levar a um declínio cardiocirculatório, mas também enfraquecer os vasos e afetar o órgão sexual.

A impotência sexual é, sem dúvida, um dos problemas que mais comprometem a qualidade de vida do homem e é uma queixa frequente que ele costuma revelar somente ao médico, que pode ajudá-lo, o que não quer dizer que trará de volta o vigor sexual da juventude.

Outro responsável pela disfunção erétil é a testosterona. Níveis baixos de testosterona podem afetar a libido e a ereção, e a reposição desse hormônio também deve ser bem avaliada por um profissional especializado.

Fitoquímicos e ervas medicinais têm sido usados no controle da disfunção erétil, e alguns aumentam os níveis de testosterona circulante. Uma dessas plantas medicinais é o *Tribulus terrestris*, originário da Índia, cujo fitoquímico extraído é a protodioscina, que é metabolizada no organismo e se transforma em DHEA (Dehidroepiandrosterona). O DHEA, por sua vez, é convertido em androgênios no organismo.

As plantas medicinais contêm compostos químicos, vitaminas, esteroides, minerais e outros elementos necessários para que seu crescimento. Os fitoquímicos das plantas, quando identificados, extraídos e purificados em um agente único, podem imitar um químico sintético. As plantas crescem em diferentes solos e produzem quantidade e qualidade de fitoquímicos variáveis, sendo uma das razões pelas quais somente com extratos purificados e padronizados obtemos os efeitos desejados. Muitas pessoas ainda acreditam que basta usar o *Tribulus terrestris* ou outra erva para que o problema seja resolvido, o que não ocorre, pois elas não têm como saber a quantidade de protodioscina contida na planta. O mesmo podemos dizer sobre a *marapuama*, a *maca*, a *catuaba*, o *ginseng* e tantas outras plantas usadas no tratamento da disfunção sexual.

A dieta é um fator determinante na prevenção e na abordagem clínica da disfunção erétil. Não há tratamento que resista a uma dieta viciada em gorduras e carboidratos,* os vilões primários da obesidade. A hipercolesterolemia* ainda está entre as principais causas de disfunção sexual, pois ela acaba desencadeando doenças vasculares que comprometem o fluxo sanguíneo para os órgãos sexuais. Os medicamentos usados para tratá-la a longo prazo podem levar à fraqueza muscular e ao possível desinteresse sexual.

Importância das fibras no controle do colesterol e no equilíbrio hormonal

Uma dieta rica em fibras pode prevenir a hipercolesterolemia, o diabetes, ajudar a pessoa a perder peso e equilibrar os níveis de hormônios sexuais.

As fibras representam uma categoria heterogênea de substâncias que praticamente não são digeridas pelas enzimas gastrointestinais. As fibras que incorporam água rapidamente e formam um gel são denominadas fibras solúveis. As que têm menor capacidade de incorporar água são as insolúveis.

As solúveis, que formam um gel, retardam o trânsito entre o estômago e o intestino delgado, e as insolúveis, por serem pouco digeridas no cólon, aumentam o volume das fezes e aceleram a motilidade do intestino. Esses dois mecanismos evitam que substâncias tóxicas resultantes da dieta fiquem muito tempo em contato com a mucosa intestinal.

As fibras têm a capacidade de fixar a gordura, o açúcar e os minerais, reduzindo, dessa maneira, a quantidade de gordura e glicose* que será absorvida pelo intestino.

Um estudo avaliou dois alimentos ricos em fibras, a aveia e o trigo-sarraceno, e foi observado que ambos eram capazes de reduzir a LDL-colesterol, além de diminuir a pressão arterial. O arroz integral é outro alimento que modula a hipercolesterolemia, não só pela quantidade de fibras, mas também pela quantidade de tocotrienol, um antioxidante* solúvel em gordura, recomendado para a prevenção de doenças cardíacas. Durante o polimento do arroz, se reduzem a fibra e as vitaminas, especialmente a B1, contidas no cereal. O farelo de arroz, um subproduto do processamento do grão de arroz, também tem propriedades protetoras. Esse componente antioxidante protetor é o gama orizanol, que também se perde durante o processamento e o polimento. É recomendável que pessoas com colesterol elevado deem preferência ao arroz integral.

O feijão, a lentilha, a ervilha, o grão-de-bico e a soja possuem alto teor de fibras, que aumentam a excreção de colesterol e triglicerídios* pelas fezes.

O antigo conceito de que as fibras não são digeridas está mudando. Hoje, sabemos que o mecanismo de fermentação que elas sofrem durante sua passagem pelo intestino faz com que os novos produtos que serão formados regulem o metabolismo do colesterol.

Às frutas e verduras, duas campeãs de fibras, são também atribuídas capacidade antioxidante no organismo. Além das vitaminas que conhecemos, outras substâncias estão sendo extraídas em purificados de vegetais, e todas elas têm a capacidade de equilibrar os níveis hormonais, masculinos e femininos. Esses vegetais pertencem à família dos crucíferos:* brócolis, couve-flor, repolho e couve-de-bruxelas.

Alimentos afrodisíacos

O campeão de todas as causas de insatisfação entre os homens é a diminuição do desejo sexual. Os afrodisíacos, hoje em dia, são menos exóticos do que os de antigamente. No século passado, os homens costumavam usar testículos de tigre e chifre de rinoceronte no combate incessante ao enfraquecimento sexual. Hoje, a nutrição tem um papel importante, e o alimento é o primeiro medicamento do sexo. Eles formarão hormônios que irão melhorar o desempenho sexual e restaurar o desejo de seduzir. As gorduras saturadas, das carnes vermelhas gordurosas e dos queijos, interferem na secreção hormonal, diminuindo a taxa de testosterona. As gorduras insaturadas têm mostrado influência mais positiva no metabolismo hormonal, sobretudo aquelas que baixam a taxa de colesterol e melhoram o fluxo de sangue para a vasta rede de vasos que irrigam os órgãos sexuais. Os peixes gordurosos são os campeões dessa gordura, sobretudo a sardinha, a cavalinha, o salmão, o arenque, o atum, a anchova, a enguia e, entre os mais magros, a arraia, o linguado e o dourado.

O zinco tem papel importante para o bom desempenho sexual, particularmente nos homens. Mais zinco, mais sexo. Em caso de deficiência de zinco, a maioria dos hormônios e das enzimas não funciona bem. Sem eles, os espermatozoides e o esperma ficam prejudicados, sobretudo depois de determinada idade. Uma das maneiras de aumentar o aporte de zinco é consumir frutos do mar, principalmente ostra e marisco. Outra fonte de zinco são os escargots; caros, mas de preparo simples e efeito imediato. O hábito de consumir peixe muito salgado e defumado não é recomendável para a saúde, principalmente porque ele contém muito sal. Uma refeição afrodisíaca pode ser feita com um peixe preparado de maneira simples ou, se quiser sofisticar, prefira uma paella. Não há prelúdio melhor para o festim sensorial.

Todas as oleaginosas – nozes, tâmaras, castanhas, amendoim e amêndoas – dão um aporte de diferentes tipos de gorduras insaturadas, minerais e vitaminas para a proteção do sistema genital. Elas estão entre as melhores fontes de vitamina E, juntamente com os óleos vegetais, a soja e o abacate, importantíssimos para a fluidez do sangue e a manutenção da integridade das células. Não devemos abusar, porque apesar de afrodisíacas elas são muito calóricas.

Um trio maravilhoso para provocar afluxo de sangue para os órgãos sexuais é o gengibre, a noz-moscada e a canela. Nosso famoso quentão das festas juninas é um elixir para os órgãos genitais. Para que ele fique mais inocente, pode-se substituir o álcool por suco de uva quente. A mostarda e a pimenta mais ardente são condimentos que costumavam ser usados para inflamar os amantes. A verbena, uma flor que contém um alcaloide que dilata as artérias e aumenta o fluxo de sangue para os órgãos sexuais, era um famoso ingrediente nas poções de amor.

Se quiser um pouco mais de calor no complemento afrodisíaco, experimente o açafrão, o cardamomo ou o curry quando for temperar uma inocente ave. Todas as ervas frescas são citadas no livro de cozinha exótica e erótica de Marco Polo, *Livre des merveilles*.

Entre as frutas, a romã é reconhecida como afrodisíaca. Segundo pesquisas científicas, um copo de suco da fruta contém fitoquímicos (ácidos elágico e gálico e antocianinas) que melhoram o fluxo de sangue para todos os órgãos, inclusive os sexuais. Por esse motivo, vem sendo chamada de "cardiogranadino".

O vinho tinto permite desinibir. Até duas taças faz as mulheres ficarem ligeiramente eufóricas e sorridentes, depois da terceira taça, elas ficam sonolentas, e a refeição afrodisíaca preparada com tão boas intenções não será devidamente saboreada.

A coxa de rã usada nas poções mágicas tem reputação de permitir ereções prolongadas. Outra poção mágica é o chocolate. A complexidade da sua composição – magnésio, cafeína, teobromina, potássio, compostos fenólicos e protetores cardíacos – facilita a secreção de endorfinas,* moléculas dinamizantes e excitantes que aumentam a química do prazer. Uma ideia para diminuir a culpa de consumir muito chocolate é degustá-lo com frutas frescas, em um delicioso fondue de chocolate.

A epidemia de doenças na próstata

As doenças mais temidas pelos homens são as da próstata. Todos que já passaram pelo desconforto do exame da próstata tentam fugir dele sempre que podem. Até os anos 1980, a maioria dos homens não tinha conhecimento de que possuía essa glândula, mas hoje quase todos sabem da importância de se fazer um exame periódico para detectar uma hiperplasia ou uma hipertrofia prostática precoce. Da mesma maneira que o câncer de mama assusta as mulheres, o câncer de próstata aterroriza os homens. Depois do câncer de pulmão, essa talvez seja a segunda causa de doença maligna entre os homens. A porção glandular da próstata secreta a porção líquida do sêmen, e o tecido fibroglandular ajuda a abrir a porção da bexiga por onde sai a urina, a uretra prostática. A próstata é pequena, do tamanho de uma noz, e está situada logo atrás da bexiga e na parte anterior do reto. Ela secreta fluidos que lubrificam a uretra e atuam como um veículo para a mobilidade dos espermas. Após os 50 anos, é comum o homem passar pelo desconforto de ter de se levantar à noite para urinar. Essa situação aflitiva muitas vezes faz com que ele demore a dormir porque fica sempre a sensação de que não conseguiu esvaziar a bexiga completamente, prejudicando o repouso noturno. À medida que o crescimento da próstata progride, a uretra prostática comprime o canal de saída da urina, mais urina é retida na bexiga, e a dificuldade para iniciar a micção é maior. O homem demora muito tempo para expelir um jato de urina, e, quando consegue, é cada vez mais fraco. Mesmo assim, muitos homens só procuram médico quando não conseguem mais urinar ou quando a micção é muito dolorosa. A hipertrofia prostática benigna (HPB) é facilmente detectável em virtude dos sintomas que ela pode acarretar. O câncer de próstata, na maioria dos casos, é de crescimento lento, podendo demorar mais de dez anos para ser detectado, e a maioria dos homens toma conhecimento dele quando os níveis de PSA no sangue começam a aumentar além do aceitável. A próstata, quando é perturbada por uma hipertrofia benigna ou por um crescimento maligno, produz o Antígeno Prostático Específico, do inglês Prostate-Specific Antigen (PSA), proteína que pode ser medida no sangue. Homens muito jovens têm o PSA quase sempre próximo de zero. Quando a próstata cresce, mesmo na doença benigna e sem sintomas, o PSA começa a aumentar. Por meio de um ultrassom, o médico consegue medir e monitorar o tamanho da próstata, porém, o método mais sensível, no qual o médico consegue sentir a consistência da glândula, ainda é pelo toque retal. O procedimento cirúrgico é indicado somente em último caso, para evitar a impotência masculina – uma complicação que pode ocorrer e que tem efeito psicológico muito significativo nos homens.

Sabe-se que a próstata é sensível ao mais potente derivado da testosterona, a Dihidrotestosterona (DHT), que é formada pela ação da enzima* 5-alfarredutase. Essa enzima é encontrada na próstata, formando a DHT da testosterona, aumentando a liberação de fatores de crescimento e, aparentemente, fortalecendo a porção fibroglandular dessa glândula. Geralmente, as terapias para tratar as doenças benignas da próstata bloqueiam a enzima 5-alfarredutase, mas podem acarretar diminuição da libido, redução do volume ejaculado e impotência.

Um tratamento alternativo para o crescimento prostático é o extrato de *saw palmetto*, também chamado de *Serenoa repens*. O *saw palmeto* não só atuaria na inibição da enzima 5-alfarredutase, impedindo a conversão de testosterona em DHT, mas também exerceria uma ação anti-inflamatória sobre o tecido prostático. *Saw palmetto* é uma erva nativa da Índia e usada pelos índios americanos para tratar distúrbios genitourinários. Os ácidos graxos contidos nessa planta, mais especificamente o betassitosterol, atuam como agentes antiedematosos e anti-inflamatórios. Sempre é bom lembrar que os extratos purificados e padronizados são mais eficazes porque detêm a quantidade exata do fitoquímico que tem a ação curativa.

Outra erva que interfere no metabolismo da testosterona é a *Urtica dioica*. Alguns estudos clínicos demonstraram que ela alivia os sintomas urinários e melhora o fluxo e o volume da urina.

Na França, o extrato de *Pygeum africanum* tem sido usado em pessoas que sofrem de doença prostática benigna, embora o mecanismo de ação dessa planta ainda não tenha sido totalmente elucidado. O que se observa é que esse extrato reduz o processo inflamatório na próstata.

O consumo de soja está associado à menor incidência de câncer de próstata. Os grãos de soja contêm fitoestrogênios, que são convertidos pela flora intestinal em substâncias biologicamente ativas, semelhantes aos hormônios. Pessoas que consomem soja têm maior excreção urinária desses compostos e isso tem sido demonstrado entre os homens japoneses, consumidores de uma dieta rica em soja e pobre em gordura. Isso ajuda a explicar a baixa incidência de câncer de próstata entre eles.

As plantas vêm sendo usadas desde a Idade Média para tratar doenças crônicas da próstata. Um bom exemplo é o uso de óleo de semente de abóbora, uma fonte natural de zinco, selênio, vitamina E e ácidos graxos insaturados, presentes em grande quantidade nesse órgão. Desde a Idade Média até hoje, na Europa, se usa o óleo dessa semente para prevenção e tratamento dos sintomas de doenças na próstata.

Os carotenoides são pigmentos sintetizados por plantas e microrganismos. Eles dão cor aos vegetais e às flores e entram em nosso corpo por meio da alimentação. Uma dieta rica em carotenoides está associada a inúmeros benefícios à saúde. O licopeno, que dá a coloração vermelha ao tomate, faz parte também da família dos carotenoides que podem prevenir o câncer, entre eles o de próstata. O licopeno é encontrado em diversas frutas e vegetais além do tomate, como na goiaba, na melancia, no melão, no damasco, no mamão, na batata-doce e na toranja. Segundo os estudos do dr. Steven Clinton, da Faculdade de Medicina de Harvard, esse carotenoide parece ser relativamente estável durante o processo de cozimento e processamento dos alimentos e, depois de absorvido pela mucosa intestinal, é distribuído pelas lipoproteínas do sangue para vários tecidos. Ele é o principal carotenoide das glândulas adrenais, testículo e próstata, nas quais exerce função antioxidante, impedindo o dano ao DNA.* Estudos vêm demonstrando que os níveis de licopeno no soro e na próstata de pacientes com câncer são bem mais baixos que nos homens saudáveis. Mais uma razão para se comer uma salada de tomate ou molho de tomate às refeições. Não adianta se encher de tomate e continuar comendo muita fritura, porque outro inimigo dos hormônios é o excesso de gordura saturada na dieta. Um estudo com homens que ingeriram 23mg de licopeno na forma de 400g de tomates frescos com 15g de óleo de milho e, na semana seguinte, 40g de pasta de tomate com 15g de óleo de milho comprovou que o conteúdo de licopeno no soro foi maior no grupo que ingeriu a pasta de tomate.

A tabela a seguir mostra a quantidade de licopeno encontrada em alguns alimentos:

Alimento	Licopeno (micrograma/g – peso neto)
Molho de pizza	127,1
Ketchup	134,4
Sopa de tomate	79,9
Massa de tomate	54 – 1.500
Molho de tomate	62
Suco de tomate	50 – 116
Tomates cozidos	37
Tomate fresco	8,8 – 42
Goiaba vermelha	54
Melancia	23 – 72
Mamão papaia	20 – 53

Fonte: *Nutrição Brasil*, julho/agosto 2003; 2 (4).

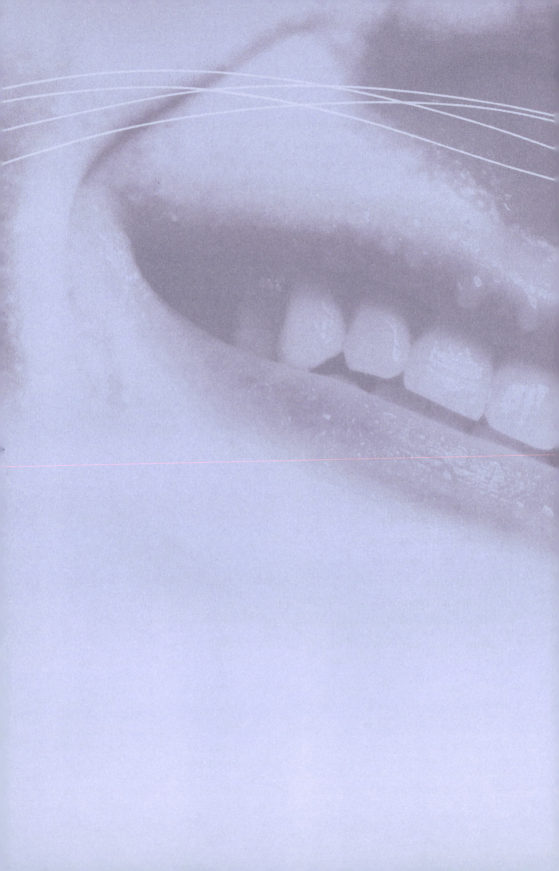

Capítulo 6

Controlando a queda de cabelos

Os fios de cabelo se desenvolvem em um padrão cíclico de crescimento. Perdemos de cinquenta a cem fios por dia, mas um número igual se renova. Com isso, mantemos sempre nossa cabeleira saudável. À medida que envelhecemos, a perda é maior que a renovação. A queda súbita e excessiva que acomete os homens a partir dos 50 anos é denominada alopécia androgênica. Ela é determinada por fatores genéticos (herança) ou hormonais. A queda genética começa, em média, a partir dos 20 anos e vai aumentando na mesma proporção do envelhecimento. A progressão do quadro pode levar à calvície caracterizada pela ausência de cabelo na parte superior e frontal da cabeça, poupando as áreas laterais e posterior, o que é mais frequente, mas pode também acometer todo o couro cabeludo.

A calvície pode ser classificada em:

Tipo I – Entrada frontoparietal

Tipo II – Alopécia no vértix (a famosa coroinha)

Tipo III – Entrada mais funda

Tipo IV – União da entrada com o vértix

Tipo V – Cabelo só nas laterais

A alopécia androgênica ou calvície masculina é o tipo mais comum de causa de queda dos cabelos entre os homens. Por volta dos 60 anos, um grande número de homens é afetado por perda súbita ou afinamento do cabelo; a mesma quantidade de homens é atingida pela impotência. O que os dois sintomas têm em comum são fatores hormonais. A calvície androgênica – quando os homens começam a ver os preciosos fios rareando, embora aconteça por causa de um componente hormonal – ainda é um mistério. Entretanto, um fator tem demonstrado ser o responsável por essa condição, que envolve uma sensibilidade predeterminada geneticamente aos efeitos do hormônio androgênico DHT. Ao ver os cabelos rareando, na maioria das vezes, o homem não se dá conta de que o cabelo que cresce é de qualidade inferior, às vezes uma penugem, quase invisível. É o cabelo *vellus*. Com o passar dos anos, mais e mais fios são substituídos por essa penugem, o que dá a impressão de estar ficando careca.

O cabelo, para crescer, passa por três fases: anagen, catagen e telogen. Os cabelos que chegam à fase telogen permanecem em repouso no couro cabeludo por dois ou quatro meses e depois vão sendo empurrados pelos novos fios que estão iniciando a fase de crescimento dentro do folículo. A DHT, um metabólito da testosterona, que aumenta com a idade, é um fator primário no enfraquecimento do folículo piloso e na consequente perda de pelo. Acredita-se que a DHT encurta a fase anagen, ou de crescimento, e produza fios cada vez mais finos, malformados. A produção de DHT é catalisada pela enzima* 5AR (5 alfarredutase). Na próstata, e nos folículos pilosos, existem genes* que expressam a enzima 5AR. Na próstata, ela está relacionada ao desenvolvimento da hipertrofia benigna da próstata. Como os níveis de DHT aumentam com a idade, as doenças prostáticas são mais frequentes e a queda de cabelo, maior.

Os homens que são castrados antes da puberdade não desenvolvem doença na próstata, nem perdem cabelo. Ninguém precisa chegar a esse ponto para manter a cabeleira intacta, mas precisa saber que a autoadministração de hormônios anabólicos esteroides pode causar aceleração da perda de cabelo.

Algumas drogas também podem causar alopecia (perda do cabelo): quimioterápicos, alguns antibióticos, heparina e alguns medicamentos para o tratamento do hipertireoidismo.

Outras possíveis causas de perda de cabelo são:

• Doença aguda

• Diabetes

• Excesso de vitamina A

• Estresse

- Má circulação
- Acúmulo de metais pesados
- Parasitose intestinal
- Deficiência nutricional, de vitaminas ou de ferro
- Perda súbita de peso

Os únicos tratamentos disponíveis para alopecia androgênica são drogas administradas topicamente, Minoxidil, ou por via oral, a Finasterida. O Minoxidil usado no couro cabeludo a 2% e 5% foi prescrito inicialmente via oral para tratar a hipertensão arterial.* O efeito colateral inesperado foi o crescimento de fios de cabelos em alguns pacientes. Então, ele começou a ser usado topicamente, para dilatar os pequenos vasos do couro cabeludo e melhorar a irrigação do folículo. A Finasterida é um inibidor da enzima 5AR e atua diminuindo a produção de DHT, sem diminuir os níveis de testosterona nos músculos e nos ossos, preservando, assim, a função sexual masculina e a densidade óssea. Ele é usado no tratamento das doenças prostáticas.

Algumas substâncias botânicas também têm sido estudadas no tratamento da alopecia. Uma delas é a *Serenoa repens* (*saw palmetto*). Seu extrato é muito usado na Europa, e sua ação é atribuída à capacidade de inibir a 5AR. Inicialmente, esse fitoesteroide foi usado para aliviar os sintomas da hipertrofia da próstata, mas depois passou a ser usado para alopecia.

Hipotireoidismo

Embora seja diagnosticado, com mais frequência, nas mulheres, é um distúrbio comum que acomete os homens com mais idade. Ele é resultado de uma insuficiente produção de hormônios tireoidianos decorrente de idade avançada, de estresse, de intoxicação por mercúrio ou de hereditariedade. É uma das doenças endócrinas mais comuns no adulto e no idoso, podendo afetar 15% da população de idosos; mas algumas drogas, como corticoides e lítio, também podem desencadear a insuficiência da glândula.

Diante de sintomas como fraqueza, cansaço, indisposição, diminuição da memória, prisão de ventre, intolerância ao frio, pele seca, dor nas articulações e queda de cabelo, que muitas vezes são interpretados como decorrência do processo de envelhecimento, a tireoide deve ser investigada.

O iodo necessário ao funcionamento da tireoide é encontrado em vegetais marinhos, bons para a saúde do cabelo. As algas contêm, além de iodo, outros minerais importantes também para a saúde dos ossos e do colágeno. Entre as algas marinhas usadas com frequência estão a hijiki, a kombu e a wakame, esta usada para fazer sopa de missô. As algas vermelhas usadas como alimentos são: ágar e nori, esta é a que envolve o sushi. A alga marinha é usada ainda para a prevenção de bócio endêmico em algumas regiões no mundo.

A família de vitaminas do complexo B melhora a oxigenação celular e é extremamente importante para a função tireoidiana. Consumir grãos integrais, gérmen de trigo e levedo de cerveja no café da manhã é uma maneira simples de aumentar o suprimento dessas vitaminas.

Outra causa de deficiência de hormônio da tireoide é a falta de aminoácidos* das proteínas na dieta. Uma dieta estritamente vegetariana é desprovida de tirosina, um aminoácido encontrado na proteína da carne, que é precursor do hormônio tiroidiano.

A deficiência de vitaminas na dieta, sobretudo de biotina, inositol e ácido para-aminobenzoico (PABA), pode também acarretar enfraquecimento do cabelo. Animais tratados com dieta deficiente dessas vitaminas perdem o cabelo. Os alimentos mais ricos em inositol são frutas, nozes, feijões e grãos integrais. Uma laranja pode conter 300mg de inositol e uma fatia de pão integral, 200mg.

Parasitose intestinal

A parasitose intestinal é uma causa esquecida de perda de cabelo. Se o intestino é o órgão-chave para absorver os nutrientes* da dieta, ele não pode estar infestado de microrganismos produtores de muco, que criam uma barreira, atrapalhando a absorção.

Os parasitas podem causar anemia, prisão de ventre, diarreia, dor abdominal, gases, dor de cabeça, insônia ou sono agitado, irritabilidade, dores articulares, eczemas, problemas digestivos, cansaço, além de queda do cabelo.

Muitas pessoas acreditam que os parasitas causem somente gases, mas entre os microrganismos patogênicos, a giárdia, a tênia e a ameba causam mais problemas do que imaginamos. Essa possibilidade deve sempre ser investigada diante de perda de cabelo sem causa aparente, e antes da ingestão de qualquer medicamento milagroso.

Mesmo quando fazemos exame de fezes, esses parasitas são difíceis de serem encontrados; nesse caso, usamos os sintomas clínicos para fazer o diagnóstico e iniciar a medicação antiparasitária. Lavar bem os alimentos antes de consumi-los, principalmente as folhas, e beber somente água mineral em restaurantes ainda é o método mais eficaz para evitar contrair esses parasitas.

Deficiência nutricional

Para termos cabelos saudáveis, precisamos de boa circulação e de alimentos de ótima qualidade. Uma dieta bem balanceada em vitaminas, minerais e proteínas pode prevenir a queda do cabelo. Zinco, iodo, ferro, biotina, inositol, ácido para-aminobenzoico, vitamina C, vitamina A e vitaminas do complexo B em geral são protetores do folículo piloso.

O cabelo é composto primariamente de proteínas, e uma deficiência de proteínas pode ocasionar mudança na textura, resultando em um cabelo muito fino, seco e que cai facilmente.

Embora não haja comprovação científica, a deficiência de PABA segundo alguns trabalhos pode alterar a cor e provocar a queda do cabelo. Entre as fontes naturais de PABA estão os grãos integrais, o gérmen e o farelo de trigo, o arroz integral, o fígado e os rins.

A biotina é uma vitamina do complexo B que ajuda no metabolismo das proteínas, ácido fólico, vitamina B12 e vitamina B5. As principais fontes são o ovo caipira, o arroz integral, o levedo de cerveja, a couve-flor, o cogumelo e o bife de fígado, já que ela é muito encontrada no fígado. O ovo cru contém uma proteína, a avidina, que se liga à biotina produzida pelas bactérias intestinais, impedindo sua absorção. Quando se cozinha o ovo, a avidina é inativada pelo calor. A deficiência de biotina pode causar pele seca, dor muscular, perda de apetite, cansaço, insônia e irritabilidade. Uma deficiência severa pode interferir no metabolismo das gorduras e elevar o colesterol.

A deficiência de vitamina A pode deixar o cabelo sem brilho, seco e, eventualmente, provocar sua queda; porém, o excesso de vitamina A pode ocasionar os mesmos problemas.

A perda de vitaminas do complexo B durante a fase de estresse crônico também pode ocasionar queda temporária do cabelo, uma vez que todas essas vitaminas são importantes no metabolismo das proteínas.

Para manter o cabelo saudável é importante que ele esteja limpo. Uma boa higiene para retirar o excesso de oleosidade que se acumula no couro cabeludo e obstrui os folículos é tão importante quanto uma boa alimentação.

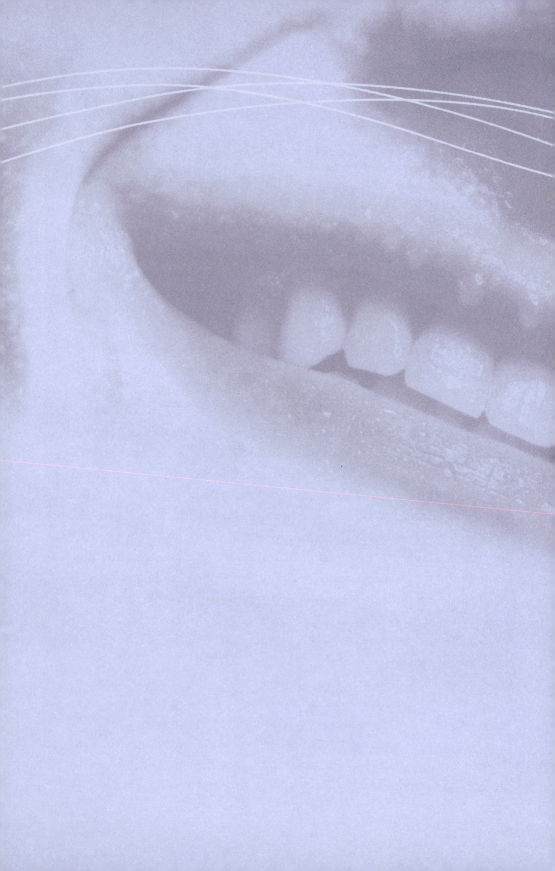

Capítulo 7
Protegendo a visão

Você sabia que o excesso de peso e o acúmulo de gordura visceral (dentro do abdômen) podem provocar catarata? A obesidade pode trazer como consequência o diabetes tipo 2, no qual a pessoa desenvolve intolerância à insulina.* A insulina, mesmo sendo liberada, não consegue fazer o seu papel, que é retirar a glicose* e distribuí-la aos tecidos; com isso, os níveis de glicose ficam aumentados no sangue. O excesso de glicose, ou açúcar no sangue, pode lesar as lentes dos olhos e predispor à catarata.

Segue um glossário para melhor compreensão dos olhos:

- Íris – é a parte que dá cor aos olhos. Ela regula a quantidade de luz que entra no globo ocular. Quanto mais clara for a íris, mais sensível à luz é o olho.
- Córnea – é a parte branca do olho, a mais anterior e transparente.
- Pupila – é aquela região pequena, escura, que fica no centro da íris. Mesmo quem tem íris clara tem a pupila escura. Ela se contrai quando nos expomos a muita luz e se dilata em ambientes escuros. É o local por onde a imagem entra no olho.
- Cristalino – é uma lente transparente situada atrás da íris, na região da pupila. Quando ela fica opaca, a íris fica mais clara.
- Vítreo – é a substância gelatinosa, transparente, que preenche o globo ocular atrás do cristalino.

- Retina – é a membrana composta de células muito densas e muito pigmentadas que reveste o interior do globo ocular. Ela converte as imagens em impulsos nervosos.
- Mácula – é a região mais especializada da retina. É a zona mais importante, pois ela permite fixar o ponto central para onde estamos olhando.
- Nervo óptico – só pode ser avaliado por meio de um exame muito especializado. Ele liga o olho ao cérebro e envia os impulsos nervosos produzidos na retina para serem interpretados como imagem pelo cérebro.

Usar óculos escuros quando se expuser ao sol ainda é a melhor maneira de proteger os olhos da ação destrutiva dos raios solares. Além de impedirem a ação dos raios ultravioleta (UV), que podem provocar queimaduras na córnea, eles também previnem uma doença denominada Degeneração Macular da Retina Relacionada à Idade (DMRI).

DMRI

A Degeneração Macular da Retina Relacionada à Idade é a principal causa de cegueira a partir dos 60 anos. Nessa doença, o centro da imagem apresenta uma sombra, mas a imagem do campo periférico continua igual. Geralmente ela está relacionada à idade. O uso de antioxidantes é muito útil para prevenir essa doença e sua evolução.

Uma alta ingestão de carotenoides foi associada com um risco menor para o desenvolvimento dessa doença degenerativa. A luteína e a zeaxantina – carotenoides que dão a coloração aos vegetais – são as responsáveis pela pigmentação dessa área tão especializada.

A luteína é um pigmento da família dos carotenoides, a mesma da vitamina A. Ela é encontrada principalmente no ovo caipira, no espinafre, na couve e na abóbora. A zeaxantina é encontrada nas folhas bem verdes, como couve, mostarda, espinafre e também na abóbora e no abacate. O consumo diário de alimentos com esses carotenoides é uma maneira simples de prevenir a doença.

Existe também alguma evidência científica de que com o consumo de alimentos ricos em zinco é possível retardar o curso da DMRI. O zinco tem várias funções no nosso organismo, entre elas a de controlar a formação de diversas proteínas celulares. Os alimentos ricos em zinco são as ostras, a semente de abóbora, o gérmen de trigo, o levedo de cerveja, a aveia e os grãos integrais. As vitaminas antioxidantes C e E também têm efeito protetor sobre as membranas dos fotoreceptores da retina. A vitamina E pode ser consumida na forma de cápsulas ou nos alimentos que contenham óleos, como as nozes, as sementes, o milho, o abacate, o azeite de oliva e a soja. Para ser absorvida, a vitamina E precisa do lipídio (gordura), e é ela quem dá a proteção antioxidante* aos fosfolipídios das membranas das células. A porção fotoprotetora da retina é coberta por células mais especializadas do que as células nervosas normais. Essa camada muito delicada usa o DHA, que é um ácido graxo* poli-insaturado da família do ômega-3, para realizar seu trabalho de maneira mais eficaz. O tecido que tem a mais alta concentração de DHA no organismo é a retina. As membranas das células fotoreceptoras da retina são ricas em ácidos graxos poli-insaturados, o que torna o ômega-3 um campeão na proteção dessa região tão importante. As gorduras dos peixes de água fria – como salmão, truta e sardinha – e as algas, juntamente com a semente de linhaça e a semente de chia, são as maiores fontes de ômega-3 da dieta. Portanto, basta aumentar as reservas antioxidantes, dar uma caprichada na salada verde e consumir mais ômega-3 que você estará protegendo seus olhos.

Catarata

Quando você perceber que a visibilidade noturna já não é a mesma, que a vista começou a ficar turva, que a luz do sol está provocando muito reflexo e, por fim, sentir dificuldade em enxergar, pode procurar um oftalmologista porque deve ser catarata. Trocar as lentes dos olhos, o cristalino, que estão ficando turvas, pode trazer mudanças incríveis na vida da pessoa. O cristalino é composto de proteínas que, com a idade, vão ficando glicadas, ou glicosiladas, pelo excesso de açúcar no sangue em diabéticos ou pela ação dos radicais livres* formados ao longo da vida. Quem decide se irá retirar o cristalino turvo, geralmente, é o paciente, pois somente ele sabe o desconforto que é não conseguir dirigir, ver televisão, ler, fazer compras, ir ao cinema, mesmo com óculos. A cirurgia é simples e muito eficaz, e são poucas as complicações. Ficar longe dos óculos é um alívio.

O tratamento mais indicado depois que ela se instala é o cirúrgico, mas podemos preveni-la. Para evitar a formação excessiva de radicais livres, ou substâncias que oxidam as proteínas do cristalino, as vitaminas antioxidantes são as mais indicadas. Vitaminas A, C, E, zinco e selênio são protetores de todas as proteínas.

O álcool em excesso pode prejudicar a visão, mas o vinho tinto em quantidade moderada oferece proteção antioxidante eficaz. Tanto o vinho como a cerveja contêm flavonoides* e polifenóis* que protegem a visão. Segundo o dr. John Trevithick, da Universidade de Western Ontario (Canadá), consumir um copo de vinho tinto ou de cerveja diariamente pode reduzir em 50% o risco de uma pessoa sofrer de catarata. O que vale é consumir moderadamente, não em excesso, porque o álcool se transforma em açúcar no organismo, acaba oxidando mais rápido o cristalino e pode aumentar em até 40% o risco de se ter catarata.

Outro composto encontrado na natureza, a carnosina, um derivado do ácido carnósico do alecrim e da carne, tem sido estudado para tratar a catarata. Como já mencionado, o envelhecimento do cristalino resulta do dano oxidativo às proteínas nele encontradas. A carnosina protege as proteínas de duas maneiras: primeiro como um antioxidante, impedindo a formação de açúcar oxidado ou radical glicosil, também chamado de Produtos Finais de Glicosilação Avançados (em inglês AGEs – Advanced Glycosylation End Products); segundo, ligando-se a grupos carbonil, que também atacam as proteínas celulares, neutralizando-os. Os colírios com carnosina estão sendo desenvolvidos e vêm demonstrando eficácia no tratamento de diversas doenças oculares, entre elas a catarata.

Outra substância que está sendo estudada para normalizar os níveis de açúcar e reduzir a formação de AGEs é a cinulina (extrato da canela).

Glaucoma

O glaucoma começa quando o canal do olho não consegue drenar o líquido que se forma em seu interior, desencadeando um progressivo aumento da pressão ocular, que pode levar à cegueira. Há vários tipos de glaucoma, porém esse é o mais comum.

O aumento da tensão intraocular, com o tempo, leva à lesão do nervo óptico, o responsável pela visão. O glaucoma só apresenta sintomas em uma fase muito avançada da doença; por esse motivo, o melhor é fazer uma visita periódica a um centro especializado a partir dos 40 anos e checar a pressão intraocular, para um diagnóstico precoce da doença. O médico irá medir a pressão e avaliar o nervo óptico.

Presbiopia ou vista cansada

Dessa quase ninguém escapa. Não sei ao certo, mas acredito que quase toda a população perde a capacidade de ajustar os músculos dos olhos para a leitura. O diagnóstico é simples, basta observar os braços quando estiver lendo; se eles estiverem totalmente esticados para ler um jornal, é hora de incorporar os óculos ao seu visual. À medida que os músculos responsáveis pelo ajuste do foco vão ficando cansados, sentimos necessidade de afastar cada vez mais o jornal dos olhos para lermos melhor. Os primeiros sintomas para saber se uma pessoa está precisando corrigir a acomodação visual com óculos ou lentes são dor de cabeça, cansaço na vista e necessidade de afastar os objetos para enxergar melhor.

A dieta também ajuda a manter os músculos dos olhos funcionando bem melhor por mais tempo. É comum as pessoas falarem: minha avó até hoje consegue fazer trabalhos manuais sem óculos. Naquela época, as pessoas não comiam muitos alimentos industrializados nem muito açúcar, não fumavam tanto, não bebiam, não ficavam horas diante do computador, enfim, tudo o que acelera a perda muscular.

Uma dieta rica em vegetais, grãos, peixes, carnes sem hormônio, livre de açúcar e álcool ajuda a manter os músculos saudáveis por mais tempo.

Uma dieta que inclua nozes, alimentos ricos em ômega-3 e aqueles ricos em enxofre, como brócolis, couve-flor, couve e acelga, protege todo o organismo, inclusive os olhos. Tratar na mesa é mais fácil.

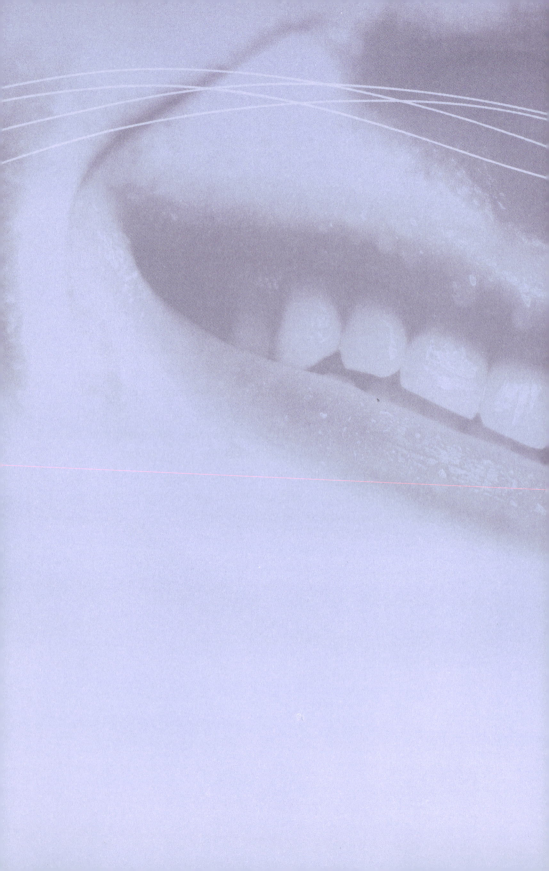

Capítulo 8

Nutrição e saúde mental

Apesar dos avanços rápidos nas pesquisas sobre a bioquímica do cérebro, ainda temos muitas perguntas sem respostas sobre o seu funcionamento. Uma onda de descobertas na área da Neurociência, com o auxílio de técnicas de imageamento não invasivas, como a ressonância magnética e a tomografia por emissão de pósitrons (PET, da sigla em inglês Positron Emission Tomography), está revelando as diferenças anatômicas e químicas entre o cérebro feminino e o masculino. O cérebro masculino é, em média, maior. No cérebro dos homens, as regiões ligadas à percepção espacial (córtex parietal), a que reage a informações que despertam emoções e a que dispara a adrenalina pelo corpo (amígdala) são maiores que as das mulheres, que têm as áreas mais volumosas nas partes ligadas à cognição, às reações emocionais e nas associadas ao processamento da linguagem. Elas seriam melhores em habilidades verbais. O estresse crônico, prolongado, pode causar mais danos ao cérebro masculino que ao feminino, embora a produção de serotonina nos homens seja maior que nas mulheres. Isso pode explicar o fato de elas, após um estresse prolongado, estarem mais sujeitas à depressão do que os homens. Independentemente das diferenças entre sexos, não se tem dúvida de que o envelhecimento afeta neurônios, influencia o metabolismo de diversos neurotransmissores, prejudica as sinapses e todo o processo de impulso nervoso; em resumo, altera a estrutura e a bioquímica cerebral.

O cérebro é um órgão singular que pesa pouco mais de 1,3kg e nos permite aprender e memorizar, todos os dias, situações novas. Para que isso ocorra, basta que os neurônios, as células cerebrais, se comuniquem entre si por meio dos neurotransmissores. O cérebro adulto tem mais de 100 bilhões de neurônios e um número maior de células silenciosas que o ajudam nesse mecanismo de comunicação. Os neurônios são células diferentes, que têm ramificações denominavas dendritos, pelas quais os impulsos nervosos viajam para o neurônio adjacente. Existe uma pequena fenda entre os neurônios, chamada de sináptica, que é banhada pelos neurotransmissores (transmissores químicos). Cada neurônio é capaz de fazer mil conexões sinápticas com outros neurônios. A atividade sináptica compreende dez quatrilhões de conexões neurais por segundo – um número de processamento de informações impossível para milhares de supercomputadores. Como nos sentimos, nos relacionamos, pensamos, relaxamos, tudo é afetado e controlado por esse circuito monstruoso de sinapses nervosas e pelos neurotransmissores, os sinalizadores químicos. Os mais importantes são:

Acetilcolina

É o neurotransmissor do pensamento, pois melhora o estado de alerta mental e a memória. Quando os níveis de acetilcolina caem, a pessoa não consegue se concentrar nem reter informações; é o que acontece na doença de Alzheimer. Existem vários nutrientes* que ajudam a manter a produção de acetilcolina; são eles: lecitina (encontrada na soja), vitaminas do complexo B, vitamina C e minerais. Ela é o neurotransmissor mais abundante no cérebro, mas também é encontrada nas células nervosas dos músculos. Ao acordar, a acetilcolina e adrenalina inundam o cérebro, e recuperamos a capacidade de interagir com o ambiente.

Catecolaminas

As aminas estimulantes são: dopamina, adrenalina e noradrenalina.

A adrenalina, também chamada de epinefrina, é a substância motivadora que nos auxilia a encontrar soluções em situações de estresse. Ela está associada à motivação que temos para resolver os problemas do dia a dia. A adrenalina, por ser liberada pela glândula adrenal, é também classificada como um hormônio.

A função primária da dopamina é ajudar a controlar os movimentos físicos, tanto que, quando os níveis estão baixos, ocorre perda do controle muscular, que é o sintoma da doença de Parkinson. Moderada deficiência de dopamina causa depressão, declínio cognitivo e diminui o desejo sexual. A dopamina é energizante.

A dopamina e a noradrenalina também controlam o humor, a consolidação da memória, o prazer, fazem-nos sentir energizados e ter pensamentos positivos. Ambas são produzidas com base no aminoácido tirosina, com a ajuda do ácido fólico, do magnésio e das vitaminas B12, B3 e C, e cobre. Quando os níveis de dopamina e noradrenalina estão baixos, a pessoa fica deprimida e mal-humorada.

Endorfina*

É muito popular entre os corredores, já que ela promove uma leve euforia quando é liberada em excesso. É conhecida como o opiáceo natural. A endorfina está associada a prazer, orgasmo, euforia, resistência à dor e saciedade. A dra. Sarah Leibowitz, professora de Neurobiologia da Universidade Rockefeller de Nova York, suspeita que tanto os obesos como os anoréxicos e bulímicos tenham níveis anormais de endorfinas circulantes. Ela acredita que as endorfinas ajudam a controlar a avidez por carboidratos,* não apenas a que algumas pessoas sentem diante de situações estressantes, mas também a dos obesos devoradores de açúcar e gordura.

Ácido gama-aminobutírico (GABA)

É o neurotransmissor inibitório que acalma, que relaxa, também conhecido como calmante natural. Ele controla a liberação de dopamina no cérebro. Sem o GABA, a mente fica superestimulada e a pessoa sente ansiedade, tensão e insônia.

Serotonina

É um neurotransmissor do bem-estar e controlador do sono. Nas células nervosas, ela controla a intolerância à dor, o sono, o humor, a ingestão de alimentos, a temperatura do corpo, e é considerada o antidepressivo natural. O melhor disso tudo é que nosso corpo fabrica serotonina com base em um aminoácido proveniente da dieta, chamado de triptofano, encontrado no leite e em seus derivados e também no salmão fresco, na coxa de peru, nas amêndoas, no chocolate, na banana e nos grãos integrais.

Melatonina

É o hormônio secretado pela glândula pineal ou hipófise, que regula o sono e a função imune. À noite, os níveis são mais elevados; pela manhã, a produção declina, criando o ciclo dormir e despertar. Nas pessoas idosas, os níveis de melatonina estão mais baixos, o que faz alguns pesquisadores acreditarem que talvez seja esse o motivo de elas dormirem menos.

Outros estimulantes cerebrais

A perda de neurônios que ocorre com a idade diminui essas substâncias em nosso organismo. Quando se compara o número de dendritos e espinhas dendríticas entre um jovem e um idoso, em uma zona correspondente no cérebro, se observa que nos idosos a perda dos dendritos acaba levando a um isolamento neuronal e a uma falha na comunicação interneuronal. Em um envelhecimento normal, com estimulação contínua do meio ambiente, a perda de dendritos é normal, mas, como nem todos envelhecem do mesmo modo, existem muitos idosos com doenças degenerativas cerebrais. O cérebro consome 20% do oxigênio que usamos e por ele passam 750ml de sangue por minuto. As mudanças na vascularização cerebral, que ocorrem em razão da aterosclerose, vão produzindo microinfartos múltiplos que levam à destruição de tecido cerebral.

Outra causa de envelhecimento acelerado é o cortisol. Em quantidades moderadas, esse hormônio do estresse é útil, mas em excesso é tóxico, e alguns estudiosos acreditam que possa ser um dos responsáveis pela doença de Alzheimer. Tal doença, de uma maneira simplificada, pode ser definida como uma condição mental caracterizada por morte das células cerebrais.

O cortisol rouba do cérebro o combustível mais importante, a glicose,* prejudicando a memória e a concentração. Além desses fatores, a diminuição na síntese de enzimas, de lipídios, doenças como diabetes, substâncias estranhas que são incorporadas à dieta como ácido aspártico, fenilalanina, ácido glutâmico, excesso de gordura saturada, metais pesados, má nutrição, tudo acaba interferindo de alguma maneira para acelerar o processo de perda neuronal.

Podemos cumprir nosso papel de preservar os neurônios com uma dieta rica em nutrientes, que o cérebro utiliza para funcionar apropriadamente.

É comum algumas pessoas relatarem não conseguir raciocinar bem pela manhã – eu sou uma delas –, outros dizem que trabalham melhor à noite. Eu não imagino acordar sem uma xícara de café para colocar o cérebro em ordem. Até o aroma do café provoca energia instantânea. A cafeína é um estimulante cerebral que ativa a liberação de certos hormônios do grupo das catecolaminas no sangue (adrenalina e noradrenalina), podendo melhorar o humor e a disposição ao acordar, pela manhã. Como todo estimulante, deve ser consumido com moderação. Pessoas sensíveis aos efeitos da cafeína devem evitar chá-mate e café à noite para não terem insônia. Outros excitantes cerebrais são os refrigerantes com cola e o chocolate. As pessoas viciadas nesses estimulantes sentem-se mais produtivas quando os consomem; mas, depois de algum tempo, sentem-se cansadas, irritadas ou deprimidas. Nesses casos, é importante começar a fazer um programa de redução gradual da quantidade dos estimulantes durante o dia e deixar o cafezinho para um alegre despertar. Além disso, a cafeína é um diurético natural que pode desidratar e, no final do dia, levar à fadiga.

Como já vimos, o açúcar é uma boa fonte de carboidrato de absorção rápida, de energia rápida, mas é outro vilão cerebral. A fome significa que o cérebro está precisando de glicose. Se ingerimos um biscoito, um doce ou uma bala, o pâncreas libera insulina* para retirar toda a glicose de que ele precisa. Consequentemente, a glicose cai rapidamente a níveis mais baixos ainda e ficamos com menos energia que antes. Quem consome uma quantidade excessiva desses carboidratos para obter energia acaba ficando viciado em comer o dia todo para alimentar um cérebro faminto por glicose.

Um conceito-chave no corpo e no cérebro é manter um estado de equilíbrio. Todos os processos bioquímicos no nosso organismo são autorreguláveis; eles só necessitam dos nutrientes adequados e não de alguns em excesso.

O principal combustível das células cerebrais é a glicose. Existem pesquisadores que estão estudando a produção de insulina nos neurônios cerebrais – processo que independe da produção dessa substância pelo pâncreas.

A maioria dos cereais, das frutas e dos vegetais é quebrada, durante o processo da digestão, em açúcar simples, que será o combustível para as reações químicas que o cérebro executa. Ele é nosso órgão mais "faminto", consumindo mais de 50% da glicose ingerida e não tem onde guardar a energia na forma de gorduras localizadas. Os carboidratos de absorção lenta, aqueles que têm o índice glicêmico* mais baixo, são os que constantemente tornam a glicose disponível para o cérebro. Quase todos os vegetais liberam lentamente a glicose, principalmente a lentilha, a soja, o feijão e a ervilha. A dieta do brasileiro parece que foi programada para agradar ao cérebro. Costumamos consumir muito feijão, proteínas animais, ovo e frutas. Esses alimentos básicos em nossa dieta são os mesmos que contêm os minerais, as vitaminas e os aminoácidos* para produzir os neurotransmissores.

O metabolismo das proteínas no intestino tem muita importância para todo o organismo, inclusive para o cérebro. No intestino são sintetizados aproximadamente 12% das proteínas que o corpo precisa para funcionar diariamente. Estas incluem as enzimas que fazem o trabalho digestivo, os hormônios, os neurotransmissores, as citoquinas, os fatores de crescimento das células hepáticas e do epitélio, os hormônios do crescimento, e todos os dias são descobertas novas proteínas nesse universo absortivo. A verdade é que, até pouco tempo, ninguém se interessava por esse órgão, nem pelo que acontecia com os alimentos depois que eram ingeridos; era considerado um órgão de passagem. O intestino humano mede 7m aproximadamente e é um órgão altamente especializado não somente em digerir e absorver, mas em nos defender. Além disso, é povoado por uma flora intestinal, as bactérias intestinais, que faz um trabalho silencioso, formando uma barreira imunológica viva contra a translocação de bactéria, vírus, fungo ou parasita que possa prejudicar a nossa saúde. Essas bactérias também produzem vitaminas, antibióticos naturais; melhoram a digestão dos carboidratos, para que eles não fermentem muito e nos causem gases; reduzem a absorção do colesterol; diminuem os sintomas de alergia; nos previnem do câncer e são tão importantes para nossa saúde que foram denominados probióticos (promovedores da vida). Quando essa flora é destruída ou modificada, ocorre um sério desequilíbrio na integridade do epitélio (camada de células) que recobre a mucosa intestinal, e sentimos imediatamente a consequência. Gases, cólicas, cansaço, diarreia ou prisão de ventre são sintomas de que algo não está bem. Imagina o que isso provoca no cérebro. A alteração do epitélio intestinal faz com que proteínas mal digeridas sejam absorvidas, e muitas delas podem alterar o metabolismo cerebral. Segundo o dr. Hélion Póvoa, no seu livro *O cérebro desconhecido*

(Objetiva, 2002), o intestino é o laboratório da felicidade. O amido mal digerido pode enviar para o cérebro uma toxina capaz de inibir a síntese de serotonina. A má digestão da frutose e da lactose pode causar, além do desconforto intestinal, sinais de uma depressão mental em mulheres, pois interfere na disponibilidade do triptofano, o aminoácido precursor da serotonina. Tal investigação encontrou esse resultado somente entre as mulheres, porque elas têm menos serotonina que os homens. O consumo excessivo de carboidratos diante de um estado mental depressivo aumenta a disponibilidade do L-triptofano, que, por sua vez, aumenta a serotonina no cérebro. Por esse motivo, as mulheres tendem a ter avidez por doces, chocolates e farináceos na fase pré-menstrual, quando os níveis de serotonina estão mais baixos.

Apesar de o triptofano do chocolate melhorar o humor, o chocolate também é conhecido por sua capacidade de causar enxaqueca em pessoas sensíveis à feniletilamina. Tanto o chocolate como os queijos e os vinhos fermentados contêm feniletilamina, uma amina que causa constrição dos vasos sanguíneos cerebrais, provocando dor de cabeça intensa. As pessoas que fazem uso de medicamentos para depressão à base de inibidores da enzima* monoamina oxidase devem evitar esses alimentos porque também terão dificuldade de degradar essa amina.

O eixo cérebro-intestinal tem sempre de ser investigado diante de um quadro de depressão ou perda da memória, uma vez que muitas proteínas hormonais e neurotransmissoras cerebrais são originalmente encontradas no intestino. O corpo ainda rege a predileção por alguns alimentos no momento em que ele está deficiente em algum órgão, mas infelizmente nem sempre ele é ouvido; acabamos substituindo refeições por lanches calóricos e pouco nutritivos e, geralmente, no momento em que ele mais precisa – quando estamos muito atarefados. Nessas horas é melhor parar, fazer uma refeição completa e nutritiva e voltar ao trabalho; certamente o rendimento será muito maior.

Outro vilão do cérebro são os laxantes. O uso constante de laxante é um crime contra nossa saúde. Estamos deixando escapar nutrientes importantíssimos para a síntese de proteínas, e o resultado geralmente é um cansaço crônico. A homeostase de energia é um mecanismo bem ajustado que depende de regulação hormonal e nervosa. Os sensores de glicose existem em diferentes tipos de células, inclusive no cérebro. Quando usamos laxantes, estamos alterando o funcionamento desses sensores finamente regulados por vitaminas, minerais e carboidratos.

A memória é altamente dependente de nutrientes. Todos já passaram pela situação de ter uma palavra na ponta da língua e não conseguir lembrá-la. Quando estamos cansados ou estressados, não conseguimos gravar um simples número, por pequeno espaço de tempo, imagine questões importantes, como o aniversário de casamento, por exemplo. Em geral, a memória de curto prazo é a que perdemos mais depressa. Ela fica muito prejudicada em situações de estresse crônico. Outro causador dessa perda é a deficiência de vitamina B12. Muitas vezes, recebo pacientes com queixa de cansaço e dificuldade de memorizar. O primeiro exame que peço é a dosagem da vitamina B12 no sangue. Quase 25% das pessoas com mais de 60 anos são deficientes de B12. Um dos motivos dessa deficiência é que a proteína que ajuda no transporte e na absorção da vitamina B12 é fabricada no estômago e depende de produção eficaz de ácido clorídrico. O estômago é um órgão capaz de iniciar a digestão das proteínas da dieta, absorver minerais, promover a síntese de hormônios e sintetizar o fator que ajuda a absorver a B12. Com a idade, essa acidez diminui, passamos a absorver menos B12 e ficamos mais esquecidos. Uma severa deficiência de B12 pode imitar os sinais clássicos do déficit de cognição: perda da memória, alteração no humor, depressão e redução no raciocínio rápido. Além disso, a pessoa fica desmotivada e sempre cansada, uma vez que esta é também a vitamina dos músculos. O uso constante de antiácidos pode alterar o pH do estômago e a liberação de ácido clorídrico, levando a uma deficiência dessa vitamina. Como podemos ver, nada escapa do trânsito digestivo quando o assunto é memória.

Quase todas as vitaminas do complexo B participam da formação de neurotransmissores e da memória; não é à toa que são consideradas as vitaminas da inteligência. Ocasionalmente, lapsos de memória são comuns em pessoas de todas as idades, mas problemas crônicos de memória podem levar a situações constrangedoras. Vejamos algumas dessas vitaminas que nos ajudam a memorizar e onde podemos encontrá-las.

A vitamina B1, ou tiamina, está envolvida em vários processos metabólicos no cérebro e no sistema nervoso periférico. A mais bem documentada deficiência dessa vitamina é a que ocorre no alcoolismo. Depois de certo tempo, o alcoólatra tem perda da memória, fica confuso e tem tremores.

É difícil acreditar que exista deficiência de B1 porque ela é amplamente encontrada nos alimentos, mas o processo de refinamento dos cereais acaba levando a um déficit marginal, especialmente entre os adolescentes, que se alimentam mal. Os alimentos ricos em B1 são o gérmen de trigo, o levedo de cerveja, as nozes, os ovos, os grãos integrais, a ervilha, os frutos do mar e o feijão. Entre os vegetais, a batata contribui com 15% da tiamina da dieta, ainda bem que ela é consumida em quase todas as refeições. À batata chips industrializada é adicionada uma solução para mantê-la branquinha, o que causa a perda de 50% da tiamina. Ela é completamente inativada pelo dióxido de enxofre, um conservante utilizado nos alimentos.

Outra vitamina do complexo B importante para a memória e o humor é a B3 ou niacina. Mais de cinquenta processos metabólicos do organismo empregam a vitamina B3, incluindo a liberação de energia dos carboidratos, a síntese de proteínas e a formação de hormônios que regulam a memória e o raciocínio. Diante de uma deficiência de niacina, o organismo usa o triptofano para fabricá-la, diminuindo, assim, a produção de serotonina. Além disso, ela ajuda também a dilatar os vasos sanguíneos, melhorando o fluxo de sangue para todos os órgãos e reduzindo a pressão arterial. Os primeiros sintomas de deficiência são ansiedade, irritabilidade, depressão, desorientação e perda da memória de curto prazo, os mesmos ocasionados pela baixa de serotonina. Os alimentos mais ricos são soja, lentilha, batata-doce, melão, morango, gérmen de trigo, ovos, leite, ervilha, amendoim, cereais integrais, carnes magras, peixes, principalmente o salmão, e aves. A clássica deficiência de niacina é denominada pelagra, e atinge a pele, o intestino e o sistema nervoso. Os sintomas são alteração na pele semelhantes a queimaduras de sol, diarreia, estomatite, cefaleia, depressão, vertigem, nervosismo e insônia.

A outra vitamina fundamental para a memória e o humor é a B6 ou piridoxina, pois ele representa papel fundamental na produção das aminas necessárias para a transmissão de estímulos, entre elas a adrenalina, a noradrenalina, a dopamina e a serotonina, assim como do GABA, o neurotransmissor que acalma. Na dieta, ela é encontrada em maior quantidade em alimentos de origem animal, carne de porco e de carneiro principalmente, leite, grãos integrais, vegetais verdes, mariscos, ovos, batata, batata-doce, ervilha, lentilha, aveia, abacate, figo, banana e gérmen de trigo. É muito importante que os homens saibam que os anticoncepcionais e os hormônios sintéticos podem inibir o metabolismo do triptofano, deixando as mulheres muito irritadas – sintoma semelhante ao da deficiência de B6. O tratamento nesses casos é suplementar B6 e B3 para elas, ou preparar um excelente jantar com frutos do mar, arroz integral e uma sobremesa à base de chocolate para aumentar essas vitaminas e o triptofano, principalmente no período pré-menstrual. O chocolate, o pretinho básico, estimula a produção de serotonina, alivia a tensão e causa bem-estar, mas, por outro lado, em excesso, engorda.

Não podemos falar de nenhum processo que envolva síntese de proteínas no organismo sem nos referirmos ao ácido fólico. Ele está envolvido na síntese do DNA.* A maioria das deficiências dessa vitamina é provocada por dieta mal equilibrada. Os alcoólatras são fortes candidatos a uma deficiência, o que causa fadiga generalizada, anemia, irritabilidade e cãibra. O ácido fólico é importante em todas as idades, até mesmo para prevenir defeitos no tubo neural em fetos durante a gestação. Em 1986, pesquisadores do Instituto Nacional do Câncer dos Estados Unidos encontraram deficiência de ácido fólico em células brônquicas de fumantes. O ácido fólico foi isolado pela primeira vez na folha do espinafre, daí o nome folato. Ele é encontrado nos vegetais verdes folhosos, nos grãos integrais, no levedo de cerveja, no leite e em seus derivados, nos peixes, nas ostras, nas carnes e nas aves.

Outra vitamina essencial para a função cerebral é a C, sendo seu conteúdo no cérebro quase 50% maior do que em todo o restante do organismo. Ela é um dos melhores nutrientes para promover a longevidade cerebral. Quase todos os idosos possuem deficiência dessa vitamina, que é tão importante para a fabricação de acetilcolina, dopamina e noradrenalina. Uma das maneiras de otimizar a atividade mental é consumir alimentos que contenham vitamina C. Não é só no cérebro que ela é necessária; a saúde da pele, da mucosa, da gengiva, do sistema imunológico, dos vasos sanguíneos, dos músculos também depende dessa vitamina. O álcool, o estresse e o fumo são os grandes sequestradores de vitamina C do organismo. Há muitos anos, Linus Pauling propôs o uso desse elemento nutritivo para pacientes com comportamentos psicóticos, inclusive os depressivos, e atualmente muitos médicos se utilizam dele para o tratamento da depressão.

As melhores fontes de vitamina C são as frutas, principalmente as cítricas, a semente de alfafa, o brócolis, a pimenta, a alcachofra, o tomate, o aspargo e os vegetais verdes, com destaque para a acelga.

A vitamina E não somente protege a membrana dos neurônios do ataque dos radicais livres,* mas também melhora a memória e a cognição no idoso. Por ser uma vitamina lipossolúvel (solúvel em gordura), ela é encontrada em grande quantidade no cérebro, órgão que concentra a maior quantidade de lipídios. Nas membranas celulares, ela impede que as gorduras sejam oxidadas. É a guardiã dos ácidos graxos da membrana celular. Sem membrana não há integridade neuronal nem neurotransmissão. Sementes, nozes, óleos vegetais, abacate, ovo de galinha caipira, ervas aromáticas são ricos em vitamina E.

Um nutriente pouco lembrado é o inositol. Na realidade, a forma ativa do inositol é o mioinositol, um constituinte do fosfolipídio da membrana celular. Essa molécula torna os receptores cerebrais mais sensíveis à serotonina e alivia os sintomas de depressão e ansiedade. Os vegetais e as frutas frescos, as nozes, os feijões e os grãos integrais são boas fontes de inositol.

Frutas e vegetais frescos contribuem para melhorar a performance cerebral. Comer damasco, morango, laranja, manga, mamão, pêssego, tangerina, melancia, pelo menos três frutas diariamente, garante quantidade suficiente de vitaminas, além de fibras e minerais para repor o gasto diário. Os seguintes vegetais também não podem ser esquecidos: aspargo, brócolis, cenoura, ervilha, espinafre, couve, couve-flor, batata-doce e alface – são fontes de vitamina, cálcio, ferro e fibras, que ajudam o intestino e o cérebro a funcionar melhor.

Entre os minerais de maior importância estão o magnésio – que atua como sedativo – e o cromo, usado para melhorar os sintomas de depressão. As melhores fontes de magnésio são: ameixa seca, figo, abacate, banana, amêndoas, nozes, inhame, batata, salmão, soja e grãos integrais. O cromo é encontrado principalmente no levedo de cerveja, nos cereais integrais, na carne, no queijo e no tomilho.

O zinco merece destaque porque participa de todos os mecanismos de recepção de hormônios e neurotransmissores. Em animais, uma dieta baixa em selênio, zinco, cálcio, ferro e magnésio pode causar depressão, irritabilidade e mudança de humor. Quando comemos fast-food, estamos enganando o estômago, mas não o cérebro. Um lanche ocasional de hambúrguer, batata frita e refrigerante não causa efeito no humor, mas se essa for a refeição de todos os dias, vão sobrar calorias e faltar nutrientes.

As substâncias importantes para desenvolver a inteligência e melhorar as funções cerebrais são conhecidas como *smart nutrients*. Nessa categoria, se enquadram todas as vitaminas, os minerais, os aminoácidos e os ácidos graxos essenciais* que participam de processos enzimáticos, aceleram a condução de sinais nervosos, protegem a bainha de mielina e melhoram a atenção e a memória. Uma dessas substâncias é o ginkgo biloba. O extrato padronizado da folha dessa árvore contém glicosídeos flavonoides* (ginkgolídeos) que melhoram a circulação cerebral e retardam o declínio cognitivo; esse extrato, no entanto, deve ser prescrito por um médico.

Outro estimulante cerebral que melhora a cognição, a memória, o humor e o aprendizado é o DMAE (dimetilaminoetanol). Essa substância – encontrada em peixes como salmão e anchova – ajuda o organismo a fabricar acetilcolina, o neurotransmissor que estimula a memória e a contração das fibras musculares, sendo, por esse motivo, usado em cremes para aumentar a firmeza e a elasticidade da pele. O *smart nutrient* mais usado é a lecitina extraída do grão de soja, a lecitina de soja. Na verdade, a lecitina é uma combinação de vários fosfolipídios, entre eles a fosfatidilcolina, o fosfatidilinositol e a fosfatidiletanolamina, que são componentes estruturais da membrana de todas as células do organismo. A fosfatidilcolina é o fosfolipídio mais conhecido e o segundo maior componente lipídico do organismo e participa também na síntese da acetilcolina. As principais fontes de lecitina são: gema de ovo, grão de soja, espinafre, amendoim e trigo. Todas essas substâncias energéticas cerebrais são importantes nas síndromes de deterioração cognitiva pré-senil.

O cérebro do adulto está constantemente se remodelando – um processo chamado de plasticidade –, e, nesse mecanismo, os ácidos graxos essenciais são substâncias importantes.

Do mesmo modo que existe o paradoxo da cozinha francesa e o do azeite de oliva na dieta do Mediterrâneo, existe o paradoxo dos esquimós quando nos referimos à quantidade de peixes ricos em ácidos graxos poli-insaturados que eles consomem. Apesar de viverem quase seis meses sem ver a luz do sol, o índice de doenças cardíacas, de osteoporose e de doenças degenerativas cerebrais entre eles é muito baixa. A alimentação à base de peixes e algas fornece os minerais e a gordura essencial (o DHA e o EPA) em grandes quantidades para manter a membrana de fosfolipídios dos neurônios estabilizada. Além disso, o ômega-3, um nutriente essencial para o funcionamento do cérebro, tem papel fundamental na prevenção da doença aterosclerótica, pois ajuda a manter o cérebro sempre bem oxigenado. As melhores fontes de ômega-3 são os peixes de água fria, que fornecem o DHA e o EPA prontos, e as sementes de linhaça e de chia.

A neurodegeneração é considerada um simples processo normal de envelhecimento, mas algumas excitotoxinas (toxinas que podem ser encontradas na dieta) e metais tóxicos podem também danificar o tecido neural. Exemplo de excitotoxinas são o glutamato e o aspartato, que podem causar morte neuronal quando o uso é muito prolongado. Outra substância que pode se acumular no cérebro é o ferro, um dos mais potentes geradores de radicais livres. Algumas pesquisas vêm demonstrando a presença do ferro, do mercúrio e do alumínio em cérebro de pacientes que sofrem de doenças degenerativas cerebrais. Um estudo com primatas expostos ao excesso de alumínio revelou que houve significante diminuição no conteúdo total de lipídio no cérebro. O alumínio e o mercúrio são considerados metais excitotóxicos, uma vez que eles se acumulam e interferem na função de enzimas necessárias para o funcionamento normal do neurônio. O mineral zinco tem a capacidade de proteger da toxicidade do mercúrio, assim como o selênio e a vitamina E. A análise de minerais no fio do cabelo permite detectar a presença desses minerais tóxicos no organismo. Uma dieta rica em substâncias antioxidantes e flavonoides também nos protege. Os pesquisadores concluíram recentemente que tanto o chá-preto como o chá-verde contêm substâncias varredoras desses destruidores neuronais e são tão potentes quanto os polifenóis* do vinho tinto. Tanto as catequinas do chá-verde como a tioflavina do chá-preto impediram que esses compostos se formassem em excesso. Sempre é bom lembrar que o abuso da ingestão de álcool é particularmente tóxico para o neurônio, porque diminui as reservas antioxidantes dentro dos neurônios. A curcumina do açafrão indiano e o hidroxitirosol do azeite de oliva extravirgem são também potentes inibidores da oxidação* lipídica. Eles aumentam a produção do antioxidante* glutationa,* protegendo os neurônios. Outro flavonoide que ajuda a prevenir lesões causadas por substâncias excitotóxicas é a quercetina, presente em grandes quantidades na cebola e na maçã.

Vimos que existe todo um sistema pronto para nos proteger das doenças neurodegenerativas, da formação excessiva de radicais livres e da perda de energia, e que a maneira mais fácil de obtermos o material necessário para a defesa está na alimentação.

A ligação entre humor e alimento é muito estreita e não é recente. Nossos antepassados costumavam lançar mão de chás, recomendavam uma boa sopa de cebola e comiam salada de alface à noite para ter uma boa noite de sono, o que, segundo alguns neurocientistas, ajuda o cérebro a consolidar o que foi aprendido durante o dia. Outro calmante natural era um copo de leite morno; eles não tinham ideia de que estavam ajudando a produzir serotonina, mas sabiam que ajudava a dormir. Não se consumia essa quantidade de tranquilizantes nem indutores do sono de hoje em dia. Tudo era natural. O que comemos afeta o nosso humor, o padrão do sono e o nível de energia; entretanto, muitas pessoas ignoram esse fato e continuam comendo errado. Espero que este livro ajude a dar o primeiro passo para resgatar um estilo de vida mais saudável.

Capítulo 9
Reinventando a dieta

Frutas e vegetais são as maiores fontes de antioxidantes, vitaminas, minerais, fitoquímicos e fibras da nossa dieta, e é por aí que temos de começar a reinventá-la. O segredo da saúde está em não manter uma dieta viciada em gorduras saturadas de origem animal, porque estas, em excesso, acabam elevando os níveis de colesterol no sangue e são as principais responsáveis pelas doenças cardiovasculares e pela obesidade. Uma dieta com gorduras de alta qualidade também deve fazer parte do plano de mudança. Todas as fontes de gordura têm papel importante no nosso organismo, principalmente quando pensamos na gordura como matéria-prima para a fabricação de hormônios e neurotransmissores. Todos os óleos vegetais mencionados e os óleos poli-insaturados dos peixes e da semente de linhaça devem ser incorporados à dieta. Uma alimentação com gordura de boa qualidade é necessária para retardar a absorção dos carboidratos* e dar a sensação de saciedade. Devemos ter mais cuidado com as gorduras hidrogenadas encontradas nos biscoitos, nas batatas chips, em tortas e em outros alimentos disponíveis nas prateleiras de supermercados porque elas estão relacionadas a doenças cardíacas, supressão do sistema imunológico e doenças degenerativas. Não é necessário abolir completamente as fontes animais de proteína para se obter uma dieta saudável com pouco colesterol; é importante consumir a carne vermelha, porém com moderação. As proteínas também podem ser obtidas na forma de peixe, ovos, aves e laticínios. Uma dieta equilibrada, além de ajudar a regular os níveis de todos os hormônios e a estimular a formação de enzimas pancreáticas, também contribui para reparar os músculos, as articulações e a pele. As proteínas são responsáveis pela produção de anticorpos, manutenção das unhas e dos cabelos; sem elas, os cabelos ficam opacos e demoram a crescer.

Outra mudança necessária é evitar o excesso de sal, que leva à hipertensão arterial* e a doenças cardíacas. Aprenda a usar as ervas para destacar o sabor dos pratos. Existe uma lista de ervas com propriedades medicinais, e é um desperdício não as usarmos com mais frequência na cozinha. Sempre que possível, consuma alimentos frescos, evite os enlatados e embutidos.

A farmácia da terra e seus fitonutrientes

As ervas vêm sendo usadas há milhares de anos para restaurar o equilíbrio do corpo e melhorar a digestibilidade de alguns alimentos. Os egípcios mencionavam principalmente a erva-doce, o zimbro e o tomilho na medicina herbária, mas foram os chineses e os indianos que se encarregaram de manter vivo o uso secular das ervas para o tratamento de determinadas doenças. O tratamento na medicina ayurvédica inclui a prescrição de ervas de várias maneiras, assim como o jejum e a prática de exercícios, principalmente ao ar livre. Hipócrates também costumava receitar ervas para seus pacientes, principalmente camomila, canela e alho. A tradicional medicina herbária e a moderna medicina estão sendo praticadas lado a lado em países desenvolvidos, como Alemanha, Inglaterra e França. Os fitoquímicos das ervas vêm sendo isolados, e, dessa maneira, podemos compreender a medicina da terra e usá-la com mais conhecimento.

Açafrão

O cultivo do açafrão exige mão de obra cara, porque ele é plantado no verão, e a colheita dos frágeis estiletes é manual e ocorre somente no outono do ano seguinte. São necessários pelo menos cem mil flores para se obter

1kg de açafrão, daí seu preço elevado. Nero, para demonstrar riqueza, espalhou açafrão pelas ruas de Roma para celebrar sua entrada na capital. Durante muitos anos, ele foi usado para fins terapêuticos porque tem propriedades narcótica e analgésica. O açafrão contém crocetina, uma substância química usada para diminuir a pressão arterial.

Ele dá cor e sabor à famosa paella, à bouillabaisse e aos risotos.

Açafrão-da-índia

Esse irmão gêmeo do gengibre é a cúrcuma, que com o açafrão se parece somente no forte poder como corante. O óleo essencial, a curcumina, é usado como corante em mostardas, curry, manteiga, queijos, leites, gorduras, salgados, doces, geleias, pastas, caviar, licores e muitos outros produtos alimentares. O pó de curry, que dá a cor amarela ao arroz indiano, não tem uma composição precisa, ele pode conter diversos condimentos, entre eles a cúrcuma, o gengibre, o cardamomo, o coentro, a pimenta-do-reino e, às vezes, pimenta e canela. A curcumina tem um efeito protetor nas células do fígado porque acelera o processo de detoxificação hepática. É muito usado na medicina ayurvédica, na qual é considerada uma erva de limpeza do organismo.

Alho

Existem referências de que, durante as Olimpíadas da Grécia, os atletas consumiam alho para aumentar a resistência e de que os antigos egípcios listavam, no texto medicinal *Codex Ebers* (1550 a.C.), o alho como um importante medicamento para as classes envolvidas em trabalhos pesados. Na medicina chinesa, era usado para ajudar a digestão, a respiração e curar a diarreia por parasitas. Quando o alho é amassado, a enzima* alinase é ativada e atua sobre a aliina para produzir alicina, um importante componente sulfuroso. O óleo do alho contém vários compostos com atividades importantes para o organismo. Um dos efeitos é sua atuação sobre o metabolismo lipídico, diminuindo os triglicerídios* e a oxidação* do LDL-colesterol.* A atividade antitrombótica também foi estudada, mostrando que o alho é capaz de inibir a agregação das plaquetas, impedindo a formação de coágulos. Apesar do desconforto intestinal e da náusea relatada em alguns casos, é um agente reconhecidamente efetivo para prevenção e tratamento de várias doenças cardiovasculares.

Alecrim

É a erva da juventude eterna, do amor e da amizade.

Seu nome quer dizer "o orvalho que vem do mar", porque ele crescia na areia das praias do Mediterrâneo, mas também é conhecido como erva da lembrança. É considerado uma farmácia medicinal e usado para curar dor de cabeça, dores reumáticas, melhorar a digestão e ajudar a memória. Na Idade Média, um raminho de alecrim era trocado entre os namorados por conter um óleo que melhora a memória, tornando o amor eterno. O óleo que melhora a atenção é a rosmaricina, e os estudantes gregos costumavam entrelaçar um ramo de alecrim nos cabelos enquanto estudavam para os exames. Na cozinha, ele é muito usado para realçar o sabor de vários pratos. Peixes, carneiro, batatas, omelete e todas as carnes brancas ficam mais saborosos com alecrim fresco, e o azeite aromatizado com alecrim ajuda na digestão.

Aneto ou Endro

Também conhecido como *dill*, nome que vem de uma palavra nórdica que significa dormir. É essencial no preparo de uma receita do tempo dos *vikings*, o gravlax, que é o salmão cru com temperos que ajudam a conservar a carne. Considerado um sonífero vegetal, é uma planta de aroma parecido com o da erva-doce. Muito usado na Grécia para curar problemas de gases intestinais e estimular a digestão, é também uma erva muito rica em minerais. Tempero preferido na cozinha escandinava, dá sabor ao molho branco, à couve-flor, ao pepino, aos queijos, aos ovos, aos peixes, ao frango e às saladas.

Anis-estrelado

Semelhante ao funcho, ao aneto ou endro e ao anis, por exalar o odor característico em virtude do anetol, esse fruto da badiana apresenta-se na forma de estrela, daí o seu nome. Na Borgonha, ele é encontrado na aromatização de um aperitivo à base de vinho, a ratafia.

Azeite de oliva

O nome científico da oliveira cultivada para produzir o azeite é *Olea europea L.* Típica da região do Mediterrâneo, essa árvore tem uma média de vida muito longa, podendo chegar a centenas de anos. Plínio, o Velho, em sua *Naturalis historia*, recomendava que a colheita de azeitonas fosse feita manualmente, assim que elas começassem a mudar de cor e a ficar tenras, para não danificar o fruto e evitar a deterioração do azeite. Na verdade, o suco da azeitona, ou azeite de oliva, é tão rico em ácidos graxos monoinsaturados que até hoje a colheita é cuidadosa, com redes, não só para impedir que caiam no solo e se danifiquem, mas também para evitar os processos oxidativos, que alteram a estrutura molecular do azeite e reduzem a capacidade de conservação. Para se obter um azeite de boa qualidade, o ideal é que o intervalo entre a colheita e o processamento das azeitonas seja de, no máximo, 24 horas.

O azeite extraído na primeira prensagem à temperatura ambiente é denominado "azeite de oliva extravirgem extraído a frio". A acidez do azeite extravirgem prensado a frio não ultrapassa 0,8%, o que mantém os constituintes bioativos intactos e garante a boa digestibilidade do óleo. Ele deve ser conservado em recipiente de vidro, de aço inoxidável ou de cerâmica em local fresco e escuro, para que não se oxide. Toma-se todo esse cuidado para que a substância oleosa, formada de ácidos graxos essenciais, vitaminas e outros compostos voláteis, não comece a se decompor.

Entre os ácidos graxos presentes no azeite, o principal é o ácido oleico (80%), que é monoinsaturado. Além dele, existem também ácidos graxos poli-insaturados como o ácido linoleico e o linolênico. O grau de acidez refere-se à quantidade de ácidos graxos livres, em relação ao ácido oleico. Para o consumo humano, a acidez não deve ultrapassar 2%.

Além das gorduras saudáveis, o azeite extravirgem contém as vitaminas A, D, E e K, e mais tirosol, hidroxitirosol, oleuropeína, esqualeno e oleocanthal, compostos com atividade anti-inflamatória e antioxidante,* capazes de prevenir alguns tipo de câncer, entre eles o de pele e de intestino. Muitos estudos e diversas pesquisas revelaram que nos países em que o consumo de azeite de oliva extravirgem é abundante, o índice de doenças cardiovasculares é muito baixo. Isso se deve à ação protetora dos ácidos graxos monoinsaturados nas células da parede dos vasos sanguíneos e à ação que exerce impedindo a oxidação da LDL-colesterol e prevenindo a formação de ateroesclerose.* Atualmente, a dieta do Mediterrâneo é considerada ideal porque nada mais é do que uma rica combinação de verduras, frutas, cereais, peixes, nozes, tudo regado com muito azeite de oliva.

Canela

Seca, moída, em pequenos palitos cilíndricos, esse condimento tão popular na cozinha asiática vem ganhando muito prestígio entre os diabéticos. A canela contém uma substância que diminui a glicação de proteínas, uma complicação do diabetes que pode levar à cegueira e à má circulação nas extremidades. Além disso, essa substância tem um efeito semelhante ao da insulina,* o que facilita o aproveitamento da glicose* e o controle dos níveis de açúcar no sangue.

Na cozinha indiana, ela é tradicionalmente usada para melhorar a digestão e favorecer a absorção dos nutrientes.* Os famosos biscoitos ingleses contêm canela e gengibre, para ajudar na digestão. Até hoje é uma erva popular na culinária.

A canela é encontrada na composição do curry com uma mistura de especiarias e é muito consumida na Índia. Ela perfuma sobremesas, doces, chocolate, pão de mel, chás, café, vinho quente e a famosa sangria.

Proveniente do Ceilão ou da Índia, a canela chegou ao mercado europeu em 1505 por intermédio dos portugueses. Mais tarde, os holandeses garantiram o seu monopólio para a célebre Companhia das Índias Orientais. A maior consumidora era a França, onde ela era usada em quase todos os pratos e molhos. Ao longo de toda a história das especiarias, a canela acompanhou a pimenta, uma das ervas mais caras e cobiçadas.

Cardamomo

Essa erva batizou uma cadeia de montanhas da Índia, os montes Cardamomos, considerada a região que mais produz condimentos no mundo. A erva medicinal encontrada na China e no Vietnã é quase idêntica ao cardamomo da Índia. Com o açafrão e a baunilha, é a erva mais cara e também a mais apreciada. Os frutos são colhidos com tesoura quando começam a amarelar; depois de secos, deles se extrai a semente, que será usada moída.

Na culinária indiana, é encontrada na composição das misturas denominadas masalas, que são temperos preparados com especiarias, como canela, coentro, louro, cravo, pimenta, gengibre e outras ervas.

É uma erva de cheiro forte e gosto suave cujo aroma perdura na boca; possui propriedades digestiva e ansiolítica.

Cerefólio

Na cozinha francesa, é uma das ervas usadas no bouquet garni, junto com a salsa, o louro, o tomilho, o estragão e a cebolinha. O cerefólio, muito popular entre os grandes chefes franceses, é parente da salsa; seu chá é usado para desfazer pedras nos rins, baixar a pressão arterial e diminuir as dores do reumatismo. Na Idade Média, essa erva era usada para combater o soluço.

Coentro

É uma erva muito popular na cozinha brasileira, especialmente nos pratos com peixe; vem sendo usada na cozinha há milhares de anos. O coentro é essencial na cozinha mexicana. Os árabes consideravam suas sementes afrodisíacas, e os chineses acreditavam que elas guardavam o segredo da imortalidade. Desse vegetal se utilizam as folhas, os frutos secos e as sementes aromáticas não só em molhos e temperos, mas também em sopas, peixes e frutos do mar em geral. Os gregos faziam muitos medicamentos com essa erva, e os romanos preparavam vinagres aromáticos para conservar a carne. Após uma refeição pesada, mastigar as sementes, que têm sabor completamente diferente das folhas, ajuda na digestão. As sementes são usadas no preparo de diversas misturas de ervas indianas, as masalas.

Cominho

Originário do Egito, onde era tratado com muito respeito, sua semente era usada para pagamento dos dízimos, e os seus mericarpos (frutos secos) foram encontrados nos mausoléus dos faraós. Na cozinha marroquina, é essencial nas receitas de peixes, frango e carne moída.

O cominho contém óleos essenciais* que estimulam o peristaltismo (o movimento do intestino), sendo usado como estimulante da digestão e no tratamento das cólicas provenientes do acúmulo de gases. É um ingrediente bastante utilizado na culinária indiana e no Irã, perfumando o arroz.

Erva doce

Utilizada como condimento desde o tempo dos romanos e dos anglo-saxões, tem uso medicinal e serve para melhorar a digestão, além de conter um dos óleos aromáticos essenciais mais potentes para aliviar os sintomas da asma e diminuir a flatulência. Indigestão, colite, náusea, gengivite, cólicas, depressão, tosse, tudo era tratado com erva-doce. O chá de erva-doce também era usado por nossas avós quando estavam amamentando; ele estimula a produção de leite. As sementes de erva-doce são condimentos muito usados em receitas afrodisíacas provavelmente porque o óleo contém flavonoides* antioxidantes, particularmente a rutina, um composto que melhora a circulação sanguínea. Dizem que o chá de erva-doce na Idade Média era o preferido pelas pessoas que jejuavam, por diminuir a fome. Vale a pena tentar se estiver fazendo uma dieta para perder peso!

Gengibre

Os componentes dessa raiz têm semelhança com a capsaicina da pimenta: ambos dão uma pungência em toda a cavidade oral quando consumidos, sendo os gingeróis e os shogaóis os responsáveis por esse sabor. Guisados, carnes, sopas, tudo era temperado com gengibre, pois este tinha um preço bem inferior ao da pimenta quando chegou à Europa.

Os tratados de drogas do século XVII aconselhavam o uso de gengibre para combater a ausência de desejo sexual; junto com canela e açafrão, estava presente em todas as receitas afrodisíacas para aquecer a parte vital dos idosos. O gengibre é um tubérculo nodoso, ramificado, cujo odor e sabor picante entram na composição de várias bebidas e realçam tanto um prato salgado quanto um doce. No Japão, o sushi só é consumido com o gengibre marinado em vinagre. Os óleos do gengibre promovem a secreção de saliva e estimulam os sucos gástricos, auxiliando a digestão.

Na medicina ayurvédica, ele é usado para baixar os níveis de colesterol e para combater náuseas.

Na França, essa raiz, em virtude da sua utilização na medicina desde tempos remotos, tem autorização para ser comercializada como fitomedicamento. Juntamente com o alho e a cebola, ajuda a prevenir a formação de trombos e melhora a circulação.

É uma erva extensivamente cultivada, em especial na Índia, na China, no Haiti, na Jamaica e na Nigéria, onde é encontrada como condimento em vários pratos. Na Índia, há mais de cinco mil anos, o gengibre é empregado para conservar alimentos e auxiliar a digestão, e os gregos costumavam consumir essa raiz dentro do pão depois de uma refeição mais pesada.

Hortelã

Talvez seja uma das mais antigas ervas medicinais conhecidas. Existem mais de trinta variedades de hortelã e todas são refrescantes e aromáticas. Para os árabes, é quase sagrada, sendo considerada a erva mensageira da amizade e do amor.

No século XVIII, começou a ser estudada pelos ingleses em razão de ser conhecida como chá para todas as doenças. Para nós, essa folhinha mágica da hortelã, nome vulgar da *Mentha piperita*, é usada como chá calmante para crianças e idosos. Os óleos essenciais contidos nas folhas têm propriedade bactericida e relaxam a musculatura lisa gastrointestinal, sendo, por esse motivo, tão popular na busca de alívio das cólicas intestinais. O uso do chá e das folhas na culinária é ilimitado. Pode ser utilizada também para melhorar a digestão; como chá, serve para gargarejo para dores de garganta; e há quem use o mentol das folhas amassadas para picadas de inseto. É ingrediente-chave no tabule, mas deixa qualquer salada, batata ou suco com um aroma especial. É uma farmácia na cozinha!

Louro

Diz-se que é o mais nobre dos condimentos. É o símbolo do triunfo porque, na Grécia Antiga, aos esportistas vencedores era entregue uma coroa de folhas de louro. O óleo essencial do louro era usado para curar dores reumáticas, e as folhas de louro, adicionadas em pratos de difícil digestão. Algumas pesquisas têm demonstrado que acrescentar folhas de louro à dieta ajuda a estabilizar os níveis de açúcar no sangue, sendo, portanto, um excelente condimento para os diabéticos.

Manjericão

Em grego, *basilikon* significa erva rainha, e, em latim, *basilicum* quer dizer próprio para a casa de um rei. O nome já sugere, é a erva mais perfumada que existe. Na Itália, é a planta dos tomateiros porque seu perfume afasta as moscas dos tomates.

O óleo de manjericão é rico em monoterpeno, eugenol, que ajuda na digestão e pode melhorar os sintomas de gases e aliviar as cólicas. Na cozinha, acompanha todos os pratos com peixe e é o ingrediente do famoso molho pesto, que dá aroma às sopas no inverno e transforma qualquer macarrão, omelete ou risoto em um prato dos deuses.

Orégano

Seu nome significa alegria das montanhas, de *oros* (montanha) e *ganos* (alegria). Para os gregos antigos, quando o orégano crescia no túmulo significava felicidade. Essa erva originária do Mediterrâneo, de sabor picante, é um ativador do sistema digestivo, urinário e sexual. O orégano parece ter propriedades antioxidantes mais potentes que qualquer outra erva, e seu óleo tem demonstrado significante atividade antiviral, antibacteriana, antifúngica e antiparasitária, além de ser usado para tratar problemas respiratórios. Ele pode ser usado nos pratos com massa, molho de tomate, ovos, feijão, batata, vegetais, peixe, frango, além de servir para chás e sucos.

Pimenta

O componente ativo da pimenta vermelha é a capsaicina, que pertence ao gênero *Capsicum*. Ela é irritante para a membrana das mucosas e também aumenta a secreção de suco gástrico. Capsaicina e vários compostos relacionados são chamados de capsaicinoides. Eles estimulam os terminais nervosos nas mucosas e transmitem a sensação de dor e calor ao cérebro. Os pimentões vermelhos doces e verdes são *capsicums* que quase não contêm capsaicina. A capsaicina é usada em pomadas na concentração de 0,025% para curar dor pós-herpética, traumas musculares e artrite; é também utilizada como anti-inflamatório. A Associação Americana de Pesquisa de Câncer estudou o efeito da capsaicina em células de câncer de próstata de animais e observou que as células tumorais tratadas com capsaicina chegaram a um quinto do tamanho quando comparadas às células não tratadas. Essa substância tem profundo efeito antiproliferativo sobre as células de próstata humana em cultura. As pimentas são também fontes de vitaminas A e C e estimulantes da circulação, daí serem conhecidas como afrodisíacas.

Essas pimentas não têm qualquer relação com a pimenta em grão (pimenta-do-reino), *Piper nigrum*, cujo princípio ativo é a piperina – substância que estimula as secreções digestivas e o sistema nervoso.

Sálvia

É originária do Mediterrâneo, onde nasce espontaneamente e em várias cores (flores brancas, azuis ou lilás). Seu chá era muito apreciado na China, mas, hoje, o Egito, a Grécia e a Iugoslávia são os maiores produtores de sálvia.

O nome é derivado do latim *salvare*, que significa salvar, e na Idade Média era tida como a erva de muitas utilidades, já que tem várias propriedades terapêuticas. Pesquisas com alguns componentes dessa erva vêm demonstrando ação levemente estrogênica, que ajuda a diminuir os sintomas de calor na menopausa, e tem se mostrado útil também para tratar a memória em pacientes com doença de Alzheimer.

A sálvia é estimulante da digestão e da vesícula, laxante suave e hipoglicemiante; serve para problemas de gengiva e mucosa.

Na cozinha, exala um aroma penetrante e agradável, podendo ser utilizada em sopas, como condimento para aves, com berinjela, em uma omelete ou para temperar queijos. Na Alemanha, a indústria de salsicharia usa sálvia, pois ela é um conservante natural de carnes. Não durma sem uma folha de sálvia embaixo do travesseiro, porque é um escudo contra o mau-olhado!

Tomilho

O tomilho possui propriedades antiparasitária e antitussígena. Na Idade Média, era usado como desinfetante natural nas casas, e os jardineiros costumavam ter um canteiro de tomilho para que as fadas descansassem em camas perfumadas. As damas costumavam presentear os guerreiros com um ramo de tomilho para que eles se tornassem invencíveis e tinham por hábito levar seus ramos na bolsa para afastar fluidos negativos.

É uma planta nativa do Mediterrâneo, onde é consumida como condimento em várias receitas. Seu óleo essencial, o timol, é um poderoso estimulante da digestão. Usado para perfumar o famoso licor Benedictine, é utilizado em molhos, patês, pães, saladas e carnes brancas.

Os fitoquímicos na sua mesa

Todos os vegetais contêm centenas de fitoquímicos, substâncias que protegem as plantas e que, quando consumidas pelos homens, oferecem a mesma proteção ao seu organismo. As propriedades bioquímicas dos fitoquímicos vão muito além de vitaminas e minerais que contêm. Os compostos presentes nessas plantas oferecem proteção antioxidante ao nosso DNA,* reparam tecidos, previnem o câncer e muitos deles têm sido isolados e estão sendo usados pela indústria farmacêutica para tratar determinadas doenças. O sulforafano, por exemplo, encontrado em vegetais da família dos crucíferos,* é um potente ativador de enzimas do fígado, que facilitam a excreção de substâncias carcinogênicas da dieta. Lentilhas e feijões contêm fitatos que previnem o câncer e um tipo de substância que evita a absorção de carboidratos e colesterol. Nabo e repolho, além de sulforafano, contêm um composto, feniletil isotiocianato, que impede a formação de substâncias potencialmente cancerígenas. A soja é rica em isoflavona, um fitoesteroide das plantas (fitoestrogênio) que imita a ação do estrogênio no organismo. Ela também contém lecitina, assim como o gérmen de trigo, uma mistura de fosfolipídios que ajuda a controlar os níveis de colesterol. São tantas as funções protetoras dos vegetais que escolhi alguns para que vocês possam conhecer a farmácia que é servida em nossa mesa todos os dias.

Abóbora

Também chamada de jerimum no Norte e Nordeste do Brasil, pertence à mesma família do chuchu. Geralmente, a parte consumida desse vegetal é o fruto, mas a flor também é comestível, assim como a semente. Esta, rica em óleos, depois de seca e triturada, é um excelente vermífugo. É um alimento rico em fibras e um laxante suave e com bom conteúdo de vitamina A e outros carotenoides importantes para a visão, luteína e zeaxantina, que ajudam a prevenir a degeneração macular da retina e a catarata. Por ser pouco calórica, é uma boa opção para quem está acima do peso. O purê de abóbora, além de delicioso, é diurético.

Abobrinha

Essa é uma das muitas variedades da abóbora. Composta essencialmente de água, é pouco calórica e muito digestiva. A abobrinha pode ser encontrada com casca nas cores branca, creme, verde-claro, verde-escuro, com ou sem pescoço e com estrias longitudinais; são todas variantes da mesma família do chuchu, da melancia e do melão. Do ponto de vista nutricional, ela contém um pouco das vitaminas A, C e do complexo B e minerais como o cálcio. O importante é que ela é saborosa de qualquer jeito, cozida ou crua em saladas.

Agrião

Um dos motivos de o agrião ser muito nutritivo é o fato de ele geralmente ser consumido cru, retendo todos os seus nutrientes, que não são poucos. Esse vegetal pertence à família dos vegetais crucíferos, que vem demonstrando nos proteger de vários tipos de câncer. Quando animais de laboratórios consomem uma dieta rica em agrião e são expostos às substâncias químicas cancerígenas do tabaco, eles reduzem o aparecimento do câncer em 50%. O composto natural do agrião, denominado feniletil isotiocianato, é um dos responsáveis por essa proteção pulmonar. Além disso, ele contém vitamina C, carotenoides e outros antioxidantes que previnem a catarata. Um dos mais populares remédios entre os chineses para curar aftas e problemas de gengiva é a sopa de agrião e cenoura. O chá de agrião, além de promover a expectoração, é diurético e pode aliviar os sintomas da gota.

Aipo

Também conhecido como salsão, é usado como alimento e medicamento. Suas folhas são fonte de vitamina A, e o talo, por ser rico em potássio, tem propriedade diurética.

É um vegetal de múltiplos usos desde o antigo Egito. Ele atua como diurético, ajudando não só a reduzir a pressão arterial, mas também a eliminar o excesso de ácido úrico do organismo. Hipócrates usava aipo para tratar pacientes nervosos, e, mais tarde, os pesquisadores isolaram uma substância contida no óleo essencial que tem efeito sedativo sobre o sistema nervoso central. Apesar de ser rico em água, ele contém vitaminas A e C, cálcio e potássio.

Alcachofra

É o vegetal mais conhecido da cozinha mediterrânea, mas é na folha que se encontra a maior concentração das substâncias que têm a propriedade de melhorar o funcionamento do fígado e do estômago. As folhas de alcachofra são usadas como medicamento principalmente na Alemanha, onde ela é muito popular. As principais substâncias isoladas foram a cinaropicrina, cinarina e luteolina, cujo efeito terapêutico vem sendo estudado, desde 1934, para tratar principalmente as doenças do fígado e como alternativa natural de tratamento para o colesterol elevado. A alcachofra que consumimos é uma excelente fonte de fibras, magnésio, ácido fólico, vitamina C e vitaminas do complexo B.

Alface

Atua sobre o sistema nervoso como sedativo, apesar de ser constituído de 95% de água. É também um bom remédio para insônia, tosse e bronquite. Quase todo mundo conhece algum chá para gripe que contém uma folha de alface. É uma planta originária da Índia consumida no mundo todo em saladas ou cozida.

Alho-porro ou Alho-poró

É utilizado há milhares de anos, sendo citado até mesmo na Bíblia, pois era um alimento muito apreciado no Egito. É uma erva com propriedade diurética, muito eficaz para eliminar cálculos renais. Tem sabor delicado, e tanto o caule dilatado, que tem a forma de bulbo, como as folhas podem ser consumidos. Acompanha muito bem todas as carnes brancas.

Aspargo

Esse é um vegetal que tem grande propriedade diurética, tanto que na antiga Grécia era usado para tratar problemas de rins. Além de pouco calórico – 100g equivalem a 22cal – o broto de aspargo possui minerais, principalmente flúor, potássio e fósforo, sendo um alimento indicado para pessoas com hipertensão arterial.

Berinjela

É uma planta originária da Índia que foi introduzida na Europa pelos árabes. Pode ser branca, roxa ou amarela. Faz parte da família da *solanaceae* junto com a pimenta e o tomate. A solanina é uma toxina vegetal conhecida como inibidora da enzima acetilcolinesterase, que dá o sabor levemente amargo a essa planta. Junto com a maçã, a cebola e outros vegetais, a berinjela tem sido muito usada também para diminuir os níveis de colesterol porque contém substâncias que se ligam às gorduras, ajudando na sua eliminação pelo intestino.

Beterraba

Uma sopa de beterraba servida fria ou quente ajuda as mulheres a prevenir as más formações fetais porque esse vegetal, apesar de ser vermelho, é uma fonte de ácido fólico. O pigmento da beterraba, betalaínas, é tão forte que tem sido considerado um corante natural para indústria de confeiteiros. Muitas pessoas ao comerem beterraba ficam com a urina vermelha, porque eliminam esse pigmento ao urinar. Para manter o pigmento e conservar a cor da beterraba, não retire a pele no processo de cozimento, pois o aquecimento na presença de ar faz com que sofra alteração da cor. Na Europa, o suco de beterraba é usado para prevenir mutações celulares que levam ao aparecimento de câncer.

Brócolis

Além de rico em fibras que ajudam no funcionamento do intestino, esse vegetal da família dos crucíferos é indicado como alimento para prevenir o câncer de mama, próstata e bexiga. Os crucíferos contêm sulforafanos e indóis que não apenas ajudam a equilibrar os níveis de hormônio e a diminuir o risco de desenvolver câncer, mas também facilitam a excreção de substâncias carcinogênicas do organismo. São fontes de vitamina C, cálcio, enxofre e magnésio.

Cebola

Em geral, o que se utiliza na culinária é o bulbo que, quando cortado, libera os compostos sulfurosos que fazem lacrimejar. Todos os membros da família *Allium* (*Allium cepa* – cebola, *Allium sativum* – alho e *Allium schoenoprasum* – cebolinha) contêm S-alquil-cisteína, que tem muitas propriedades terapêuticas, entre elas fortalecer o sistema imunológico e combater infecções respiratórias. Os fruto-oligossacarídeos da cebola servem também como alimento para as bactérias que habitam o nosso intestino, ajudando a preservar a flora intestinal. Se o aroma da cebola não fosse tão forte, seria recomendável que ela fosse consumida sempre crua para que o enxofre não se perdesse com o cozimento.

Cebolinha

Era conhecida por gregos e romanos e consumida na China há mais de 5 mil anos. As folhinhas são finas e ocas, boas para serem cortadas suavemente com as mãos. Os poderes são os mesmos do alho e da cebola, mas dizem que manter maços de cebolinha na cozinha evita o mau-olhado; eram colocadas no chão das casas para afastar as cobras.

Chuchu

É fruto de uma trepadeira originária do México, da mesma família do melão, da melancia, do pepino e da abóbora. Se for cozido sem sal, é um excelente diurético. Nada mais saudável do que consumir uma salada de chuchu ralado se estiver com a pressão alta. Desse vegetal se aproveita tudo, inclusive a raiz, que são tubérculos comestíveis. Por ser constituído essencialmente de água, 90%, torna-se especialmente indicado para pessoas obesas e para equilibrar o aporte calórico em uma refeição pesada.

Couve

É outro vegetal da família *Cruciferae*, conhecida por sua pungência e propriedades medicinais. Outros membros dessa família são o brócolis, a couve-flor, o repolho, a couve-de-bruxelas, o rábano, as mostardas pretas e brancas, a rúcula, o nabo, o agrião e o rabanete. Por ser rica em minerais, particularmente o cálcio, a couve-manteiga é um ótimo alimento para ser consumido por pessoas que têm osteoporose. Também é fonte de vitamina C e carotenoides, especialmente os que previnem as doenças da retina. O suco de couve é um medicamento muito usado por pessoas que sofrem de doenças do estômago e do duodeno.

Couve-flor

Poucas pessoas sabem que a couve-flor é uma variedade da couve; ambas pertencem ao mesmo gênero: *Brassica*.

Michelangelo, Leonardo da Vinci e Henrique VIII tinham algo em comum: todos gostavam de couve-flor. É outro vegetal da família dos crucíferos, cheio de nutrientes com poderes antioxidantes. O arsenal de fitonutrientes vai desde vitamina C, cálcio, magnésio, enxofre, ácido fólico, sulforafano, até indol*-3-carbinol, ou seja, todos os compostos que têm sido estudados por sua ação na produção de enzimas que retiram do corpo as toxinas e o excesso de hormônios que podem levar ao desenvolvimento do câncer. O indol-3-carbinol atua como um antiestrogênico, reduzindo os efeitos do excesso de estrogênio, que pode acelerar o crescimento do câncer de mama e de próstata.

A couve-flor pode ser consumida crua, em saladas, ou cozida. Para conservar seus nutrientes, é melhor cozinhá-la com pouca água por, no máximo, 10 minutos. Para mim, a melhor maneira é a cozida no vapor, para que nada se perca. Ela é muito recomendada para quem tem prisão de ventre, pois é uma excelente fonte de fibras. Algumas pessoas sensíveis queixam-se de gases quando consomem couve-flor, brócolis e repolho, provavelmente em virtude da grande quantidade de enxofre que esses vegetais contêm.

Chicória

É a planta mais indicada para quem tem prisão de ventre e anemia. Originária da Ásia, pode atingir até um metro de altura. O *almeirão*, chicória amarga, tem folhas largas. A espécie *endívia*, também da família das chicoráceas, é pequena e usada em saladas, e a *escarola* pode ter folhas mais repolhudas, gordas e levemente onduladas. Formam uma grande família e todas têm ação levemente laxante e estimulante do fígado e da vesícula.

Espinafre

A fama de energético do espinafre é justificada porque ele é fonte de minerais, especialmente ferro, potássio, manganês e magnésio, sem contar o alto teor do carotenoide luteína, que é encontrado no pigmento macular da retina. O espinafre é uma verdura com grande conteúdo de água, 92%, liberada durante o cozimento. Ele ocupa o topo da lista dos alimentos desprovidos de calorias, podendo ser consumido regularmente por pessoas que querem comer bem e perder peso. O alto teor de ácido fólico e de outras vitaminas do complexo B, além de regular os níveis de homocisteína no sangue, também contribui para melhorar sua viscosidade. Esse é um alimento do qual as mulheres podem abusar, já que o ácido fólico previne as más formações fetais. O único problema do espinafre é o oxalato existente em grande quantidade, que, em excesso, interfere na absorção de minerais, especialmente o ferro e o cálcio.

Feijão

Não existe um alimento tão completo na cozinha brasileira quanto o feijão. É uma fonte de fibras, proteínas, vitaminas e muitos minerais. Alguns afirmam que ele é originário da Índia, mas a América também quer a paternidade. É um alimento útil para quem tem anemia, colesterol elevado e diabetes. Ele tem faseolamina, composto que inibe a absorção do carboidrato e do colesterol. Satisfaz todos os paladares. Pode ser consumido verde ou seco, em saladas ou cozido. As variedades também são muitas: vermelho, rajado, marrom, mulatinho, preto, branco, amarelo e outros tipos que fazem a alegria dos apreciadores da boa mesa em todo o mundo. O cheirinho do feijão cozido é irresistível!

Jiló

Todo mundo me pergunta por que gosto tanto de jiló. Se os pássaros o apreciam tanto, é porque é um alimento completo. Pertence à família das solanáceas, a mesma da berinjela, que contêm na casca a solanina, substância que lhe confere o gosto amargo. Quanto mais velho, mais amargo ele fica. Por incrível que pareça, em algumas regiões é considerado fruta. Pouco calórico, rico em potássio, enxofre e vitaminas A e B3, é um excelente estimulador das enzimas hepáticas e regulador das funções gastrointestinais. Ele é recomendado para as pessoas que estão fazendo dieta para reduzir o colesterol, e a compressa de jiló resolve o problema da afta e do herpes.

Maxixe

Outro alimento que tem poucos apreciadores. No Brasil, ele é consumido principalmente na culinária do Norte e Nordeste, no famoso picadinho com quiabo, acompanhado do angu. Pode substituir o pepino nas saladas, uma vez que ambos pertencem à mesma família, daí ser conhecido como pepino-espinhoso. A grande riqueza do maxixe é seu grande conteúdo de zinco, um mineral que participa em quase todas as reações químicas do nosso organismo, além de ser importante no metabolismo de muitos hormônios, especialmente os sexuais e o hormônio do crescimento. Para os homens, é um alimento que previne as doenças da próstata.

Milho

O milho contém fibras solúveis, as mesmas da aveia, que quando digeridas não deixam que o colesterol seja absorvido, e sim eliminado pelas fezes. É uma excelente fonte de vitaminas do complexo B.

Os índios das tribos sul-americanas consideravam esse grão o símbolo da fertilidade e se referiam a ele como o "grão dos grãos". Muitas cerimônias religiosas eram ligadas ao plantio do milho. A beleza do milho não está somente na aparência; ele é considerado um alimento muito energético, contém carboidratos de absorção lenta, muitos minerais, especialmente enxofre, cálcio, magnésio, potássio e vitaminas (pouco teor de vitamina B3), sendo um alimento perfeito para os atletas. Dele se extrai o óleo de milho, rico em ácidos graxos poli-insaturados, se faz angu, maisena, doces, pipoca, salgados, bolos e uma infinidade de pratos da culinária brasileira. Atualmente, são conhecidas mais de dez mil variedades de milho.

Nabo

Do ponto de vista alimentar, podemos consumir a raiz e as folhas do nabo. Da mesma família que o rabanete, e com propriedades químicas semelhantes, a raiz contém muita água, 93%, minerais (enxofre, cálcio, ferro, potássio) e vitaminas. Do suco do nabo e do rabanete, prepara-se o seguinte xarope para tosse muito usado entre os naturalistas: corte a raiz em rodelas, coloque em uma tigela com um pouco de mel ou açúcar mascavo; deixe descansar por uma noite; no dia seguinte, coe o xarope. Pode-se tomar uma colher de sopa, quatro vezes ao dia. As folhas do nabo estão entre os alimentos que contêm a maior quantidade de cálcio.

Pepino

Da mesma família do melão, da melancia e do maxixe, é uma planta rasteira, com grande conteúdo de água. Há quem não consiga digerir o pepino porque, como todos os vegetais da família das cucurbitáceas, é de difícil digestão. Era o prato predileto do imperador Tibério César, e também não era dispensado por Cleópatra em suas receitas para manter a beleza da pele, segundo relatos de historiadores que decifram os antigos hieróglifos egípcios. Por ser rico em enxofre e silício, ele estimula o crescimento dos cabelos e é muito usado na fabricação de cosméticos. É um vegetal com propriedade diurética e que deve ser consumido por quem tem gota. Um xarope de pepino e mel é muito popular para combater dor de garganta. Na culinária, ele é consumido em vários pratos da cozinha síria. Pode ser consumido com ou sem casca.

Quiabo

É uma planta africana introduzida no Brasil pelos escravos. Também conhecida como gombô e quingombô, ele contém um composto denominado glutationa,* um antioxidante natural que ajuda no processo de desintoxicação do fígado, das substâncias potencialmente cancerígenas. O quiabo também é uma boa fonte de magnésio e fibras solúveis e insolúveis, que melhoram o funcionamento do fígado e ajudam a controlar os níveis de colesterol. Para diminuir a baba que se forma durante o processo de cocção, todos têm uma receita infalível; a minha é colocar algumas gotas de limão durante o cozimento.

Quinoa

É um alimento muito rico em proteínas, particularmente o aminoácido lisina, que previne o aparecimento do herpes. Os incas chamavam a quinoa de grão-mãe. É uma planta originária da América do Sul, sendo consumida no Peru, no Chile e na Colômbia. As sementes consistem em grãos muito pequenos que cozinham rapidamente e são muito saborosos. Além disso, é um alimento rico em ferro, magnésio e vitamina B2, a riboflavina, sendo considerado um alimento muito energético.

Rabanete

A planta foi introduzida no Brasil pelos europeus. A parte mais consumida é a raiz, que pode ser preta, branca ou vermelha. É um alimento da família dos crucíferos, que vem sendo consumido desde a época de Moisés. Os faraós egípcios o incluíram na dieta dos construtores das pirâmides, juntamente com o alho, a cebola, o pepino e o alho-poró. Na Europa, é consumido até mesmo no café da manhã, com cereais, porque ajuda na digestão dos grãos e carboidratos. Uma enzima presente no rabanete, a diatase, facilita a digestão das fibras, impedindo a formação de gases. Um dos remédios chineses mais antigos para combater a tosse é um xarope à base de rabanete. Um antigo medicamento para cálculo nos rins também é uma mistura à base de rabanete. Trata-se de um alimento rico em minerais, particularmente cálcio, enxofre, potássio, fósforo, vanádio e silício. Aconselha-se o suco de rabanete e cenoura para regenerar a mucosa do estômago.

Repolho

É uma espécie da mesma família da couve, com as folhas fechadas. Como todo vegetal crucífero, contém compostos com enxofre, que desativam os hormônios que estimulam o crescimento de tumores. Ele é o médico dos pobres, porque os romanos o empregavam na forma de compressas para aliviar inflamações na pele, curar afonia e dor de cabeça, estimular o crescimento do cabelo ou, sob forma de suco, para curar problemas gástricos, reumatismo e outras doenças. O que posso acrescentar é que, por ser rico em enxofre, quando cozido, exala um odor desagradável e pode causar gases. Uma boa maneira de contornar o problema é consumir esse alimento rico em cálcio, magnésio e muitas vitaminas, sem cozinhar, o que o torna muito bem tolerado.

Rúcula

Outro vegetal, da mesma família do repolho, que contém enxofre. É uma planta originária da Europa, da Ásia e da África, normalmente consumida em saladas. O nome é originário da Itália, onde é muito consumida. É uma planta rica em fibras, tem ação anti-inflamatória, podendo ser ingerida por quem sofre de colite.

Taioba

É uma folha rica em vitamina A, considerada um alimento energético por conter amido, e muito consumido por pessoas com problemas no fígado. As folhas e os talos podem ser cozidos ou refogados, e deles se faz um saboroso suflê.

Tomate

Do ponto de vista botânico, é considerado fruto e é usado frequentemente na culinária de quase todos os países do mundo. Ele foi levado para a Europa pelos conquistadores espanhóis, que descobriram esse vegetal nos Andes. Na Europa, ele se tornou muito popular na França e na Inglaterra, e, mais tarde, a cozinha crioula de Nova Orleans trouxe o tomate novamente para a América.

O potencial terapêutico do tomate é muito grande, pois ele é rico em licopeno, um pigmento vermelho da família dos carotenoides com propriedades anticancerígenas, especialmente para a próstata, a pele e o pâncreas. O clássico molho de tomate fresco é um concentrado de licopeno. Os médicos soviéticos costumam prescrever tomates nas dietas de trabalhadores expostos a substâncias químicas tóxicas porque ele contém enxofre, que melhora o processo de detoxificação hepática. O suco de tomate dá bom resultado na cura das inflamações na garganta. Com tantas propriedades terapêuticas, não é surpresa que ele figure com destaque entre os alimentos protetores. Vale destacar que as sementes de tomates não devem ser consumidas por pessoas que tenham diverticulite. Nesse caso, elas devem ser retiradas antes do preparo.

As frutas essenciais

Belo é tudo aquilo que agrada a nossos sentidos. Pode ser uma música, uma flor ou uma cesta de frutas. Sempre ficamos fascinados com a cor, o cheiro e a textura das frutas. Não precisamos olhar para saber que estamos diante do maracujá, da manga, da goiaba e de tudo que a natureza nos proporciona. Um suco de frutas refresca o corpo em um dia de muito calor. Elas são indispensáveis na mesa de café da manhã; não se começa o dia sem um complexo natural de vitaminas. Saborear uma fruta ao acordar desperta nosso cérebro, hidrata nossas células e nos ajuda a limpar o organismo. Nada é mais saudável do que comer uma fruta madura colhida na hora. As frutas sempre nos fascinam, assim como as flores. Gil Felippe, em seu livro *Frutas: sabor à primeira dentada* (Editora Senac São Paulo, 2005), nos faz entrar nesse universo, e é nele que busco ajuda para falar de algumas frutas que devem ser mais consumidas pelos homens.

"Eu providenciei todos os tipos de grãos
e todos os tipos de frutas para você comer."

Gênesis 1.29

Abacate

É um campeão em matéria de vitaminas e ácidos graxos monoinsaturados, iguais aos do azeite de oliva. Ele contém quase todas as vitaminas, porém, em maior quantidade, as vitaminas E, A e os carotenoides, especialmente a luteína. A vitamina E é o principal antioxidante lipossolúvel da membrana celular. Embora seja um alimento calórico, um abacate médio tem mais fibras que 42 ameixas e mais potássio que 2 bananas. Para os homens, é especialmente útil para prevenir as doenças cardiovasculares, porque o alto teor de fibras mantém os níveis de colesterol sob controle e também previne o aparecimento de doenças oculares.

O óleo extraído da polpa do abacate vem despertando cada dia mais interesse da indústria cosmética. É uma planta que os incas e os astecas cultivavam e tinham o hábito de levá-la em suas viagens para mostrar que eles moravam em terras pródigas. No Brasil, é consumido como fruta, mas nos demais países, em saladas e em molhos, como guacamole. Em qualquer receita, ele precisa estar no ponto certo de amadurecimento, o que pode ser constatado ao se comprimir levemente a fruta com as mãos para ver se ela está macia. Para evitar que ele fique escuro depois de aberto, em virtude da oxidação de suas vitaminas, é necessário adicionar um pouco de suco de limão, que contém vitamina C, um potente antioxidante.

Abacaxi

Outra fruta tropical, cujo nome em tupi quer dizer fruta cheirosa, é considerada a fruta mais saborosa das Américas. Quem tem dor de garganta, melhora se comer uma rodela de abacaxi. É rico em uma enzima, a bromelina, que ajuda a digerir as proteínas da dieta. A enzima do abacaxi se parece com uma enzima presente em nosso estômago. Qualquer carne se torna um filé mignon se regada com algumas gotas de suco de abacaxi. Cada olho que constitui a casca do abacaxi é, na verdade, uma de suas flores, que, com o caule, formaram o fruto espinhento. É uma fruta rica em vitaminas C, A, do complexo B e muitos minerais, especialmente o cálcio, o manganês e o fósforo, o que a torna um alimento completo para os atletas e para aqueles que têm osteoporose. Além disso, tem propriedade anti-inflamatória, ajudando no processo de recuperação de lesões articulares. Atletas de finais de semana: consumam muito abacaxi!

Banana

Talvez uma das frutas com maior teor de potássio, aproximadamente 350mg, ajuda a reduzir a pressão arterial e a recuperar os músculos. É a fruta mais popular no Brasil, consumida por pessoas de todas as idades. Por ser rica em minerais, dá energia, e o teor de fruto-oligossacarídeos ajuda a recuperar a flora intestinal. Na banana, foi isolada uma substância capaz de fortalecer a linha de células do estômago, criando uma forte barreira contra os ácidos corrosivos produzidos por esse órgão. Pode ser consumida ao natural, com cereais, assada, em bolos, sorvetes, tudo o que a imaginação permitir.

Cacau

O uso medicinal do cacau tanto como medicamento quanto como veículo para outras substâncias se difundiu na Europa, em meados do século XVI, por intermédio dos espanhóis, que conheceram essa prática entre os maias e os astecas – povos que usavam as flores do cacaueiro para tratar a fadiga e aliviar a febre. Do século XVI ao século XX, mais de cem usos medicinais do cacau foram relatados. Ele é rico em compostos fenólicos (flavonoides) que trazem benefícios à saúde. Os polifenóis* do cacau são agentes antioxidantes semelhantes às vitaminas E, C e carotenoides. Contém os flavonoides procianidinas, epicatequinas e catequinas, encontrados também no chá-verde e no vinho. O uso regular de alimentos ricos em polifenóis protege contra as doenças vasculares, já que as procianidinas são rapidamente absorvidas no intestino e distribuídas para todo organismo. Os flavonoides do cacau exercem efeito relaxante sobre as células da musculatura dos vasos sanguíneos, o que contribui para melhorar a circulação e a microcirculação. Outros componentes das sementes de cacau são teobromina, cafeína, feniletilamina e gorduras saturadas e monossaturadas. Toda essa alquimia tem um impacto excitante, antidepressivo e prazeroso no cérebro. Segundo alguns estudos, a manteiga de cacau não aumenta tanto a concentração de colesterol. Mesmo assim, é bom não abusar porque, quando o cacau é convertido em chocolate, apesar de não perder a sua composição, muito açúcar e óleo vegetal hidrogenado são a ele adicionados.

Caqui

No Japão, o caquizeiro é cultivado para produção de frutas, mas também para extração do açúcar. Seu nome em japonês significa amarelo-escuro. Apesar de ser uma fruta calórica, é recomendada para tratar acidez gástrica, problemas hepáticos e cãibras. Dessa fruta é feita uma gelatina muito saborosa e nutritiva. Contém minerais e grande quantidade de vitaminas C, A e do complexo B.

Damasco

É uma fruta pouco consumida no Brasil, uma vez que não é muito popular. Parente da pera e da ameixa, está entre as frutas que têm o maior conteúdo de carotenoides, o pigmento que dá cor amarela, laranja, vermelha e verde às frutas e aos vegetais. Entre os carotenoides do damasco está o licopeno, um potente antioxidante que previne as doenças da próstata.

Os romanos dedicaram o damasco a Vênus, a deusa do Amor, e, naquela época, era usado nas poções afrodisíacas e em cosméticos. Durante o Ramadã, os muçulmanos se alimentam de uma pasta feita com purê de damasco seco. Por ser rico em fibras, ajuda a controlar os níveis de glicose no sangue, a manter o colesterol sob controle e a melhorar a digestão.

Figo

É a fruta dos paladares antigos. Para os judeus, é a árvore do conhecimento. Há várias menções à figueira no Novo Testamento. Os romanos conservavam figos secos em mel, uma sobremesa muito apreciada. Os escravos romanos e os trabalhadores do campo eram alimentados com figos frescos porque essa fruta aumentava o vigor e a destreza.

Desde a época dos faraós, o figo é usado para tratar prisão de ventre. É uma fonte de potássio, enxofre, magnésio, fibras, vitaminas B6 e betacaroteno. Em razão do grande conteúdo de carboidratos e potássio, é uma fruta muito útil para atletas – era usada durante o treino das maratonas pelos gregos. Ela era também a fruta predileta de Cleópatra, sempre retratada com uma cesta de figo a seu lado. Na França e na Itália, é comum encontrar um pé de figo nas casas das áreas rurais porque o suco de figo é dado aos animais para prevenir parasitas intestinais. Poucas pessoas consomem figo no Brasil; é uma pena, pois o figo contém uma enzima denominada ficina, que ajuda na digestão. Com o figo se pode fazer um delicioso chutney.

Goiaba

Outra fruta que os homens devem consumir com mais frequência, pois contém licopeno. A palavra em tupi significa sementes aglomeradas. Quando madura, deve ser consumida logo, já que apodrece muito rápido. A goiaba, além de carotenoides, contém vitaminas A, C, B1 e B2, e muitos minerais. Comida ao natural é melhor ainda porque é útil também para curar diarreia e bronquite.

Lima

É uma fruta especialmente valiosa para quem sofre de úlcera, pois ajuda a equilibrar a acidez do estômago. A lima-da-pérsia é uma variante doce do limão-galego. Ela é doce, e seu suco deve ser consumido logo, porque a grande quantidade de vitamina C presente nessa fruta se oxida e torna o suco amargo depois de algum tempo.

Maçã

Plantada às margens do rio Nilo há mais de três mil anos, é considerada a rainha das frutas. A maçã contém feniletilamina, que ajuda a melhorar o humor e a depressão. Pode ser consumida para combater tanto a constipação como a diarreia. A pectina da maçã ajuda a regularizar os movimentos do intestino e a equilibrar os níveis de colesterol no sangue. A casca da maçã contém quercetina, um antioxidante capaz de prevenir doenças cardíacas. É também um excelente neutralizador de ácidos do estômago, sendo efetiva para tratar problemas gástricos, biliares e hepáticos. Apesar de conter açúcar, tem índice glicêmico* baixo, não eleva muito a glicose no sangue, o que a torna uma fruta de escolha para os diabéticos.

É considerada um símbolo da saúde e da vitalidade. Ela já vem pronta para ser consumida, basta lavar bem a casca.

Mamão

Também conhecido como papaia, na variedade havaiana, é uma fruta que foi levada para a África e a Ásia pelos portugueses. A indústria farmacêutica vem se interessando há muitos anos pelas propriedades digestivas da papaína presente no mamão. A papaína amacia a carne, dá aspecto claro à cerveja e entra também na indústria de couros para ajudar a retirar os resíduos de proteína das peles. Os índios colombianos costumavam curar azia com pó da folha seca do mamoeiro e amaciavam a carne ao pendurarem um pedaço de carne entre as folhas da planta. O fruto verde possui mais papaína, a enzima que digere proteínas, que o maduro. Excelente fruta para ser consumida após uma refeição rica em carnes. No Brasil, está entre as frutas preferidas para o café da manhã. Por seu alto conteúdo de fibras, ajuda no funcionamento do intestino. Um remédio para tratar hipertensão arterial é consumir mamão verde ralado, fervido em água, uma vez por semana. Outro medicamento caseiro com essa fruta de tantas utilidades é tomar a mistura de suas sementes trituradas com mel, para combater parasitas intestinais.

Manga

É uma planta originária da Ásia trazida para o Brasil pelos portugueses, e talvez seja a fruta que tenha o maior conteúdo de vitamina A. É também excelente fonte de fibras, ácido fólico, vitaminas C e B6. Há mais de quatro mil anos ela é cultivada na Índia, onde as populações pobres têm o hábito de remover a casca do caroço, secar o miolo e triturá-lo, fazendo uma farinha muito nutritiva. A manga madura é rica em potássio, sendo um alimento completo para os atletas. Molhos picantes, picles, sorvete, sucos, quase tudo pode ser feito à base de manga.

Melancia

Os antigos egípcios plantavam melancia no delta do Nilo, e ela figura no menu de *Mil e uma noites*. É considerada a mais refrescante das frutas, além de possuir ação diurética. O chá de casca de melancia dá bons resultados para tratar cistite, e o conteúdo de licopeno faz dessa fruta a preferida por homens que têm problemas na próstata. É um pouco indigesta, dificilmente combina com outro alimento, podendo ser comida ao natural, sozinha e em lanches. Na China, as sementes oleaginosas são usadas em sopas. Elas têm o poder de dilatar os vasos sanguíneos, reduzindo a pressão arterial.

Melão

Outra fruta nutritiva, mas de difícil digestão. Recomenda-se seu uso contra gota, cistite, uretrite e cálculos nos rins. O grande conteúdo de potássio torna essa fruta um diurético potente que ajuda a baixar a pressão arterial. Se o melão ou a melancia estiverem verdes para o consumo, basta embrulhar por dois dias em jornal que o hormônio vegetal etileno faz com que amadureçam rapidamente. As sementes secas e trituradas são consideradas vermífugos tão potentes quanto as sementes de abóbora. Apesar de ser pouco calórica, tem índice glicêmico alto, devendo ser consumida com restrição por diabéticos.

Morango

Na verdade, o que chamamos de morango é o receptáculo carnoso que carrega os frutos, os pontinhos escuros. Nada limpa tão bem a pele e os dentes quanto uma pasta de morango. Alguns herbalistas aplicam um macerado de morango na escova de dente e usam como pasta para remover o tártaro. A indústria cosmética sempre oferece uma máscara à base de morango para refrescar a pele. Na verdade, é uma planta nutritiva e terapêutica. Contém 90% de água e muitos compostos que melhoram a circulação ajudam a eliminar o colesterol, curam sintomas da gota e previnem os cálculos urinários. O pigmento vermelho são flavonoides com atividade antioxidante tão potente quanto a das vitaminas; são os antocianosídeos. Eles vêm sendo estudados porque inibem enzimas capazes de ativar células cancerígenas. Alguns agricultores inescrupulosos combatem a praga dos morangueiros com excesso de fungicida e inseticida. Caso ele seja de procedência duvidosa, convém lavar bem e deixá-lo de molho em água com limão antes de consumi-lo.

Pera

A pera foi levada da Itália para a França por São Francisco de Paula, e o povo deu a ela o nome de *bon-chrétien*. Era uma das frutas favoritas do rei Luís XIV, sendo considerada digestiva e útil contra a prisão de ventre. O alto teor de levulose, um tipo de açúcar que não eleva muito a glicose, faz essa fruta ser bem tolerada pelos diabéticos. Suco de abacaxi com pera e gengibre é delicioso, digestivo e muito nutritivo.

Romã

Mais que sorte e dinheiro, essa fruta, cujo nome científico é *Punica granatum*, é muito conhecida por suas propriedades medicinais.

Diz a lenda que o rei Salomão encontrou forças para contentar suas setecentas esposas no vinho de romã. Essa fruta, conhecida desde a Antiguidade, chamou a atenção da comunidade científica recentemente em razão de sua capacidade antioxidante, antiviral e anti-inflamatória. As pesquisas vão desde o combate ao colesterol até o tratamento da impotência sexual masculina. O ácido elágico, presente na semente, é o mais potente antioxidante estudado atualmente, tanto que a indústria de cosmético vem desenvolvendo cremes, óleos e máscaras à base de romã para desacelerar o processo de envelhecimento celular.

O suco da semente é usado para fabricar o popular xarope de granadina.

Uva

A uva é cultivada desde 4000 a.C. na Síria e no Egito, tendo sido levada para Grécia, Itália e França pelos fenícios. É uma das espécies vegetais mais antigas, sendo sua presença constatada em fósseis anteriores ao aparecimento do homem. A uva foi trazida para o Brasil por Martin Afonso de Souza. É uma trepadeira com folhas lobadas, as quais são usadas em pratos como charuto, muito comum na cozinha árabe. O fruto contém a polpa carnosa tão saborosa quanto nutritiva, sendo considerada uma das frutas mais medicinais. O ferro contido na uva é de fácil absorção, sendo útil para pessoas que sofrem de anemia. A uva favorece também o equilíbrio da flora bacteriana intestinal, sendo indispensável para pessoas que sofrem de prisão de ventre e problemas hepáticos. As uvas pretas e rosadas contêm quercetina e resveratrol, compostos com atividades antioxidantes que protegem as paredes dos vasos sanguíneos e previnem as doenças cardiovasculares. As uvas são particularmente ricas em antocianinas – corantes naturais que, quando o vinho é maturado, vão reagindo com outros compostos presentes na casca da uva e dando a coloração característica do vinho tinto. Todas essas substâncias antioxidantes presentes na uva são transferidas para o suco e para o vinho, e são elas as responsáveis pela boa reputação em prevenir as doenças cardiovasculares e reduzir o colesterol. O óleo obtido das sementes de uvas, além de gozar de grande prestígio na culinária, tem efeito benéfico sobre o colesterol, ajudando também a prevenir a formação de trombos.

Cozinha internacional

A melhor maneira de comer fora ainda é ir a um restaurante e escolher um prato, para não exagerar nas porções dos self-services. Quando comemos em um restaurante a quilo, pecamos pelo excesso. Se seu problema é quantidade, vá ao restaurante a quilo e abuse da couve-flor, do brócolis, da lentilha, da ervilha, do feijão, dos vegetais e passe longe das frituras. O máximo que elas fazem é elevar o colesterol, engordar, atrasar a digestão e dar sono.

Cozinha árabe

Muitos restaurantes servem humus e baba ghanoush, feitos com óleo de gergelim, grão-de-bico, alho e limão, verdadeiros guardiões do coração, do cérebro e dos ossos. Além disso, a salada tabule, que é feita com trigo integral e contém muito tomate, cebola, azeite e salsinha, é um excelente alimento para proteger a próstata e o coração.

Cozinha indiana

Os pratos indianos costumam abusar de vegetais, frango, coco e lentilha; todos são muito saudáveis, nutritivos e pouco calóricos. A cozinha indiana tem uma salada semelhante ao tabule, com trigo integral, ervilha, tomate e azeite de oliva extravirgem. Ainda bem que eles abusam do curry e do coentro, os quais contêm fitonutrientes que, segundo estudos, podem ajudar a prevenir o câncer.

Cozinha chinesa

Na Ásia, os cogumelos são considerados símbolos da longevidade. O shitake não tem caloria* e contém um composto denominado eritadenina, que é usado para reduzir o colesterol. Coma todos os frutos do mar que geralmente são preparados com óleo de gergelim, que contém sesamol, um potente antioxidante.

Cozinha brasileira

Abro uma exceção para a feijoada!

Uma feijoada de vez em quando não faz mal à saúde; ao contrário, se não abusar das carnes gordurosas, até que pode ser considerada um bom remédio para o intestino e para baixar o colesterol. Vale a pena!

Uma sugestão mais leve é o nosso cozido. Esse sim, além de dar muito sono depois do almoço, pode ser uma boa opção nutritiva para o fim de semana.

Cozinha francesa

Tem tudo de bom para todos os gostos. Abuse das ervas, do azeite de oliva, do papillote e do ratatouille; todos fazem bem para o coração, para a memória e para a alma. Não é à toa que a cozinha francesa é considerada uma das mais saudáveis. Se estiver com o colesterol alto, convém não abusar da manteiga e das sobremesas deliciosas.

Cozinha mexicana

Pensamos logo no guacamole. A Flávia lançou o guacamole de tofu, uma versão feminina para ajudar a equilibrar os hormônios, mas o tradicional é também delicioso e muito nutritivo. É um elixir para a pele, os cabelos e a memória.

A cozinha mexicana tem muitos pratos à base de feijão, que ajudam a equilibrar os níveis de glicose e colesterol. Não convém abusar do queijo, presente em muitos pratos dessa região.

Cozinha vegetariana

No restaurante vegetariano, você pode entrar de olhos fechados. Quem costuma olhar de lado um restaurante vegetariano é porque não provou ainda as novidades dessa cozinha. Eles conseguem transformar a soja, tão insossa, em um alimento muito saboroso. Combinam proteínas vegetais, grãos integrais, legumes, verduras e ervas em quantidades bem equilibradas. Ainda é uma boa opção para todos que querem manter o peso.

Cozinha japonesa

Quem tiver problemas com a pressão arterial deve ficar longe do missô, uma pasta muito salgada que eles usam na sopa com algas.

Por ser uma cozinha rica em peixes e algas, é considerada muito saudável e nutritiva. Uma dica para aqueles que sofrem de gota é consumir pepino, tão popular na cozinha japonesa e que reduz o ácido úrico do sangue.

Cozinha espanhola

Paella ainda é um dos pratos mais afrodisíacos. Os mariscos batem o recorde de zinco e cobre, os crustáceos complementam os minerais, e as proteínas e o açafrão dão o sabor da cozinha erótica.

Cozinha portuguesa

A cozinha de Portugal é uma das mais ricas do mundo. É sempre uma explosão de aromas, cores e sabores; sabe conciliar o fruto do mar com os legumes da terra. Foi de Portugal que vieram as sopas, os caldos, os cozidos e os guisados que até hoje estão presentes na nossa mesa. Em todos os restaurantes portugueses, podemos encontrar marisco, lula, peixe, bacalhau e sempre um bom azeite de oliva.

Receitas

Pães

Ciabatta

Rendimento: 30 unidades

10g de fermento biológico
5g de açúcar
275ml de água morna
500g de farinha de trigo
30g de leite em pó
10g de sal
farinha de trigo (para polvilhar)

Preparo:

1 Fazer uma "esponja" com o fermento, o açúcar e a água morna, e deixar crescer por 10 minutos.
2 Misturar, na batedeira, a farinha de trigo, o leite em pó e a "esponja".
3 Bater um pouco, acrescentar o sal e continuar batendo até que a massa fique homogênea.
4 Deixar descansar por 15 minutos.
5 Abrir em bancada polvilhada com farinha de trigo e cortar em retângulos.
6 Em uma assadeira, levar ao forno por aproximadamente 12 minutos a 180°C.

Utensílios necessários: • batedeira • rolo para abrir massa • assadeira

Saiba mais: O pão é um bom repositor de energia após exercícios intensos.

Focaccia ao Alecrim

Rendimento: 15 unidades

- 900g de farinha de trigo
- 35g de sal
- 200ml de azeite de oliva extravirgem
- 660ml de água
- 25g de fermento fresco
- 100ml de azeite de oliva extravirgem
- 12g de alecrim
- sal grosso a gosto

Preparo:

1. Na cuba da batedeira, misturar a farinha de trigo, o sal e o azeite de oliva extravirgem.
2. Misturar a água e o fermento fresco e adicionar à mistura anterior.
3. Bater a massa em baixa velocidade por 5 minutos e depois por 10 minutos, na velocidade média.
4. Espalhar o azeite de oliva extravirgem em uma assadeira e derramar a massa sobre o azeite.
5. Espalhar a massa com a ponta dos dedos, fazendo pequenas cavidades.
6. Salpicar alecrim e sal grosso.
7. Assar a focaccia em forno preaquecido a 210°C por 15 minutos com vapor e depois por mais 30 minutos na mesma temperatura, sem o vapor.

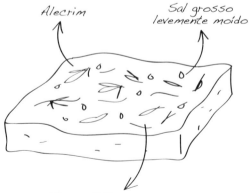

Utensílios necessários: • batedeira • assadeira retangular

Dica: Para variar, acrescente tomatinhos assados bem escorridos sobre a massa da focaccia.

> Saiba mais: O óleo essencial do alecrim tem propriedades antioxidantes e protege a memória.

Grissini

Rendimento: 200 unidades

15g de fermento biológico
250ml de água
10g de açúcar
500g de farinha de trigo
125g de manteiga sem sal
25g de queijo parmesão ou *grana padano* ralado
8g de sal
farinha de trigo (para polvilhar)

Preparo:

1. Fazer uma "esponja" com o fermento, a água e o açúcar.
2. Acrescentar à "esponja" a farinha, a manteiga, o queijo e o sal.
3. Sovar bem e deixar a massa descansar por 20 minutos na geladeira.
4. Depois de descansar, abri-la sobre uma bancada polvilhada com farinha e cortar em tiras.
5. Deixar crescer por 15 minutos e, em uma assadeira, levar ao forno a 180°C durante 12 minutos.

Utensílios necessários: • rolo para abrir massa • assadeira

Saiba mais: O queijo parmesão é um tipo de queijo com grande conteúdo de cálcio e um aliado na prevenção da osteoporose.

Pão Australiano

Rendimento: 60 unidades de 25g cada uma

Para a "esponja":

- 50g de fermento biológico
- 100ml de água
- 150g de farinha de trigo

Para a massa:

- 500g de farinha de trigo
- 150g de farinha de centeio
- 50g de fermento fresco
- 100ml de água
- 4 ovos
- 30g de cevada
- 30g de cacau em pó
- 100ml de mel
- 50ml de melado
- 100g de manteiga
- 20g de açúcar mascavo
- 10g de sal
- fubá (para polvilhar)

Preparo da "esponja":

1 Misturar os ingredientes e deixar descansar por 15 minutos.

Preparo da massa:

1 Juntar todos os ingredientes à "esponja" e bater bem, com o auxílio de uma batedeira, até que a massa fique homogênea.
2 Dar formato de minibaguete e polvilhar com o fubá.
3 Deixar crescer até dobrar de volume.
4 Em uma assadeira, levar ao forno a 200°C por aproximadamente 12 minutos.

Utensílios necessários: • batedeira • assadeira

> Saiba mais: A cevada é um dos cereais mais antigos conhecidos pela humanidade e era o grão mais popular entre os gregos, que o chamavam de "mãe cevada", por causa de suas múltiplas propriedades curativas.

Pão de Jasmim com Limão-Siciliano

Rendimento: 70 unidades

Para a infusão:*

400ml de água
10g de pó para chá de jasmim

Para a massa:

1kg de farinha de trigo
20g de leite integral em pó
20g de sal
100g de açúcar
100g de manteiga (pomada)*
40g de fermento biológico fresco
2 unidades de limão-siciliano (suco e zesto)
410ml de líquido da infusão
7g de pó para chá de jasmim

Preparo da infusão:

1. Levar a água e o chá de jasmim para uma panela até que ferva.
2. Tampar e deixar descansar por 2 horas, com o fogo desligado.
3. Coar.
4. Reservar o líquido.

Preparo da massa:

1. Na cuba da batedeira, colocar a farinha de trigo, o leite integral em pó, o sal e o açúcar.
2. Em seguida, adicionar a manteiga (pomada).
3. Fazer uma mistura com o fermento biológico fresco, o suco e o zesto do limão-siciliano e o líquido da infusão peneirado. (Essa mistura deve pesar 410g. Se necessário, adicionar um pouco de água.)
4. Adicionar a mistura na massa e bater por 5 minutos em velocidade baixa.
5. Passado o tempo, colocar pó de jasmim seco e bater por mais 10 minutos em velocidade média.
6. Dividir a massa em porções de 25g cada e bolear.
7. Deixar descansar por 40 minutos na estufa.
8. Levar para assar em forno preaquecido a 200°C, por 10 minutos.

Utensílios necessários: • panela • batedeira • assadeira

Saiba mais: O limoneno presente em grande quantidade na casca do limão-siciliano pode ter ação anticancerígena.

Pão de Milho com Erva-Doce

Rendimento: 20 fatias

30g de fermento biológico fresco

70g de açúcar

350g de farinha de trigo

50ml de água morna

150g de fubá

50g de manteiga (pomada)*

1 ovo

120ml de água gelada

2g de erva-doce

3g de sal

manteiga (para untar)

fubá (para polvilhar)

Preparo:

1. Misturar o fermento com o açúcar e acrescentar 10g de farinha de trigo e a água morna.
2. Cobrir com filme plástico e deixar por 10 minutos até formar uma "esponja".
3. Acrescentar o restante da farinha de trigo, o fubá, a manteiga, o ovo, a água gelada, a erva-doce e o sal.
4. Sovar bem durante 15 minutos, até que a massa fique elástica.
5. Pôr em uma fôrma untada com manteiga e polvilhada com fubá e deixar crescer até dobrar de volume.
6. Assar em forno preaquecido a 180°C durante 25 minutos.

Utensílios necessários: • filme plástico • fôrma

Saiba mais: A erva-doce, como todas as ervas, contém óleos voláteis com propriedades antioxidantes, que não se perdem no processo de secagem.

Pão de Nozes com Figo Seco

Rendimento: 35 unidades de 50g cada uma

Para a esponja:
- 100g de farinha de trigo
- 100ml de água morna
- 25g de fermento fresco

Para a massa:
- 400g de farinha de trigo
- 200ml de água gelada
- 20g de sal
- 150g de nozes quebradas
- 180g de figo seco (cortado em cubos)
- azeite (para untar)

Preparo da esponja:
1. Fazer uma "esponja" com farinha de trigo, água morna e o fermento fresco, misturando os três ingredientes em um bowl.
2. Cobrir com filme plástico e deixar descansar por 15 minutos.

Preparo da massa:
1. Levar à batedeira todos os ingredientes (farinha de trigo e água gelada) e a "esponja" pronta e bater de 5 a 10 minutos, na velocidade baixa, sem deixar a massa esquentar.
2. Ao final, acrescentar o sal, as nozes quebradas e o figo seco.
3. Deixar descansar por duas horas.

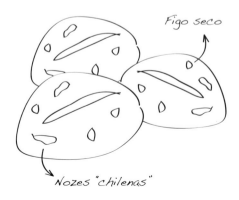

4. Dividir o pão em porções de 25g cada e boleá-los.
5. Colocá-los em uma assadeira untada com azeite.
6. Deixar que os pães dobrem de volume, cobertos com um plástico leve, para não formar casca.
7. Levar ao forno a 200°C por aproximadamente 10 minutos.

Utensílios necessários: • bowl • filme plástico • batedeira • assadeira

Saiba mais: O figo é uma fruta totalmente livre de gordura e com muito cálcio e potássio. O processo de desidratação não altera o conteúdo de minerais.

Pão de Tomate Seco com Manjericão

Rendimento: 30 unidades de 30g cada uma

20g de fermento biológico
50g de açúcar
500g de farinha de trigo
50ml de água morna
10g de leite em pó
50g de manteiga (pomada)*
10g de sal
150ml de água gelada
100g de tomate seco picado
10g de manjericão picado

Preparo:
1. Dissolver o fermento no açúcar, acrescentar 10g da farinha de trigo e a água morna.
2. Cobrir com filme plástico e deixar descansar por 10 minutos, até virar uma "esponja".

3 A essa mistura, acrescentar o restante da farinha de trigo, o leite em pó, a manteiga, o sal, a água gelada, o tomate seco e o manjericão.

4 Sovar durante 15 minutos, até que a massa fique elástica.

5 Fazer bolinhas de 30g, arrumá-las em uma fôrma e deixar crescer até dobrar de volume.

6 Assar em forno preaquecido a 180°C, durante 12 minutos.

Utensílios necessários: • filme plástico • fôrma

Saiba mais: A cor vermelha do tomate é uma combinação de pigmentos carotenoides, entre eles o licopeno, que protege a próstata.

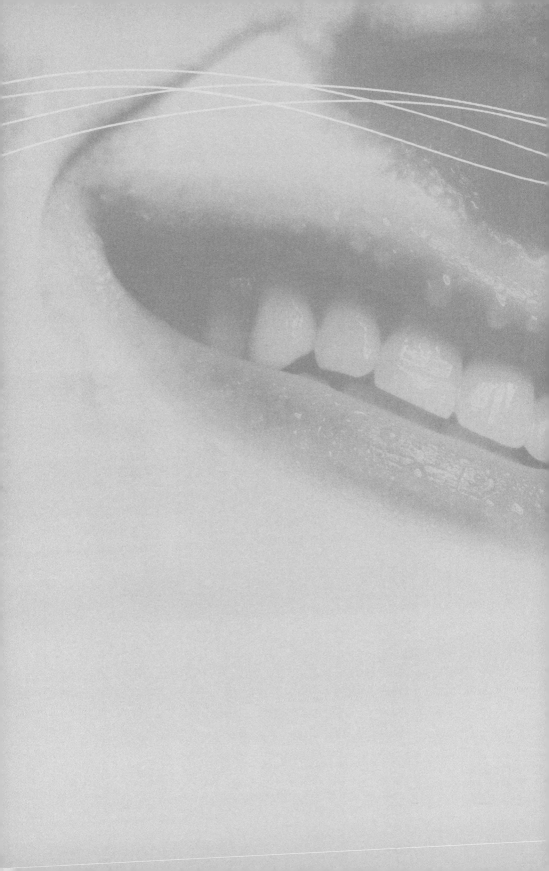

Bolos

Bolo de Amêndoas com Raspas de Limão-Siciliano

Rendimento: 10 fatias

100g de açúcar
170g de manteiga sem sal
9 gemas
6 claras
450g de farinha de trigo
225g de farinha de amêndoas
6g de raspas de limão-siciliano
manteiga (para untar)

Preparo:

1. Bater o açúcar com a manteiga.
2. Adicionar as gemas e as claras, batidas.
3. Acrescentar a mistura de farinhas de trigo e de amêndoas.
4. Adicionar as raspas de limão.
5. Colocar a mistura em uma fôrma untada com manteiga.
6. Levar ao forno.

Utensílios necessários: • batedeira • fôrma para bolo ou assadeira retangular

Dica: Para variar, substitua as raspas de limão-siciliano por raspas de laranja.

Saiba mais: As gorduras da amêndoa ajudam a reduzir a LDL-colesterol, o mau colesterol.

Bolo de Banana

Rendimento: 8 fatias

6 bananas-d'água maduras
3 ovos
300g de açúcar
70ml de óleo de girassol
150g de farinha de rosca
15g de fermento químico em pó
manteiga (para untar)
farinha de rosca (para polvilhar a fôrma)

Preparo:

1 Bater no liquidificador as bananas descascadas, os ovos, o açúcar e o óleo.
2 Em uma vasilha à parte, misturar a farinha de rosca e o fermento.
3 Acrescentar a massa batida no liquidificador e misturar bem (misturar tudo no liquidificador).
4 Colocar a massa em uma fôrma untada com manteiga e polvilhada com farinha de rosca.
5 Assar no forno a 150°C por 45 minutos.

Utensílios necessários: • liquidificador • vasilha • fôrma

Dica: Caso a banana esteja madura demais e muito doce, será melhor retirar 30g de açúcar da receita.

Saiba mais: A banana é uma fruta rica em minerais, e é ideal para crianças, atletas, idosos e hipertensos.

Bolo de Castanha-do-Pará

Rendimento: 8 fatias

250ml de óleo de milho
4 gemas
220g de açúcar
200ml de leite
60g de amido de milho
170g de farinha de trigo
150g castanhas-do-pará picadas
20g de fermento químico em pó
150g de chocolate amargo picado
4 claras

Preparo:
1. Bater no liquidificador o óleo, as gemas, o açúcar, o leite e o amido de milho.
2. Acrescentar a farinha de trigo, as castanhas-do-pará e o fermento.
3. Misturar o chocolate amargo picado.
4. Bater as claras em neve e incorporar delicadamente à mistura.
5. Colocar em uma fôrma e levar ao forno a 180°C por aproximadamente 45 minutos.

Utensílios necessários: • liquidificador • batedeira • fôrma

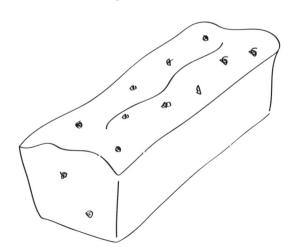

Dica: As castanhas-do-pará devem ser aquecidas no forno para a retirada da pele; assim o sabor fica acentuado, e elas, mais crocantes.

Saiba mais: A castanha-do-pará é a maior fonte de selênio da dieta, um mineral que ajuda a prevenir o câncer de próstata.

Bolo de Fubá com Coco

Rendimento: 8 fatias

120g de fubá
120g de farinha de trigo
8g de fermento em pó
120g de açúcar
120g de manteiga sem sal
4 gemas
4 claras
200ml de leite de coco
manteiga e fubá (para untar a fôrma)

Preparo:

1   Peneirar o fubá com a farinha de trigo e o fermento em pó e reservar.
2   Bater o açúcar com a manteiga sem sal e as gemas.
3   Bater as claras em neve e incorporar à mistura anterior.
4   Acrescentar a mistura de farinhas e, por último, adicionar o leite de coco.
5   Untar uma fôrma de bolo com manteiga e polvilhar com fubá.
6   Retirar o excesso de fubá, virando a fôrma de cabeça para baixo e batendo em seu fundo.
7   Colocar a mistura do bolo na fôrma e levar ao forno para assar a 180°C, durante aproximadamente 40 minutos.

Utensílios necessários: • peneira • batedeira • fôrma para bolo

Dica: Para obter um leite de coco natural, passe a polpa na centrífuga ou bata a polpa no liquidificador com um pouco d'água.

Saiba mais: O coco é riquíssimo em duas gorduras: ácido láurico e monolauril, que, por serem de rápida digestão, servem de combustível para gerar energia.

Bolo de Laranja

Rendimento: 8 fatias

4 ovos
200ml de óleo de girassol
1 laranja (pera ou seleta) picada, com casca
400g de açúcar
300g de farinha de trigo
25g de fermento químico em pó
manteiga (para untar)
farinha (para polvilhar)

Preparo:

1. Bater no liquidificador os ovos, o óleo e a laranja.
2. Passar por uma peneira.
3. Acrescentar o açúcar, a farinha de trigo e o fermento.
4. Misturar até obter consistência homogênea.
5. Colocar a massa em uma fôrma untada com manteiga e polvilhada com farinha.
6. Levar ao forno a 180°C por aproximadamente 35 minutos.

Utensílios necessários: • liquidificador • peneira • fôrma

Dica: Selecionar as laranjas com a cor mais vibrante.

Saiba mais: Bastam duas laranjas ao dia para fornecer a vitamina C de que o corpo precisa. A casca da laranja é famosa por estimular a queima de gordura.

Bolo de Nozes

Rendimento: 6 fatias

100g de açúcar
100g de manteiga
3 gemas
100g de farinha de trigo
100g de nozes chilenas picadas
3 claras
20g de fermento químico em pó
manteiga (para untar)

Preparo:

1 Bater em um bowl o açúcar, a manteiga e as gemas até ficarem esbranquiçadas.
2 Adicionar a farinha de trigo e as nozes.
3 Por último, acrescentar delicadamente as claras batidas em neve e o fermento.
4 Colocar a mistura em uma fôrma untada e levar ao forno a 180°C por, aproximadamente, 45 minutos.

Utensílios necessários: • bowl • batedeira • fôrma

Dica: As nozes chilenas ficam mais saborosas sem as cascas. Levá-las ao forno por 15 minutos, colocá-las em um saco plástico, fechar e deixar por alguns minutos. Abrir o saco e retirar as cascas com o auxílio de uma faca pequena.

> **Saiba mais:** As nozes contêm 70% de óleos vegetais, ômega-3 e ômega-6, sendo uma boa fonte de energia.

Cupcake de Cenoura

Rendimento: 6 unidades

Para o cupcake de cenoura:

2 ovos

100ml de óleo de girassol

150g cenoura cortada

175g de açúcar

150g de farinha de trigo

10g de fermento químico em pó

Para o ganache:

250ml creme de leite fresco

5g de glucose

250g chocolate amargo picado

Preparo do cupcake de cenoura:

1. Bater no liquidificador os ovos, o óleo e a cenoura.
2. Passar tudo por uma peneira e acrescentar o açúcar, a farinha de trigo e, por último, o fermento.
3. Colocar a mistura nas forminhas de cupcake e levar ao forno preaquecido a 180°C por 20 minutos.

Preparo do ganache:

1. Em uma panela, juntar o creme de leite e a glucose e deixar ferver.
2. Despejar a mistura sobre o chocolate picado e mexer bem até que o chocolate se dissolva completamente.
3. Deixar esfriar.

Montagem:

1 Depois de assados, cobrir os cupcakes com uma camada de ganache e servir.

Utensílios necessários: • liquidificador • peneira • forminhas de cupcake • panela

Dica: Para cobrir os cupcakes com o ganache, será necessário dar uma leve aquecida no micro-ondas ou em banho-maria.* Não pode ferver.

> **Saiba mais:** A casca da cenoura deve ser aproveitada na receita, pois é próximo à casca que se encontra a maioria dos nutrientes.

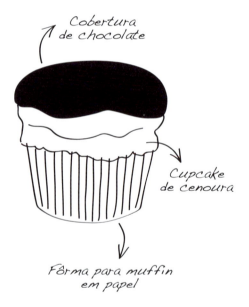

Cobertura de chocolate
Cupcake de cenoura
Fôrma para muffin em papel

Muffin de Maçã

Rendimento: 6 unidades

- 200g de farinha de trigo
- 140g de açúcar
- 2g de sal
- 6g de fermento químico em pó
- 2g de canela em pó
- 150g de maçã vermelha picada (Gala ou Fuji)
- 70g de açúcar mascavo
- 90ml de óleo de girassol
- 1 ovo
- 70ml de leite
- 60g de iogurte natural

Preparo:

1. Misturar, em um bowl, a farinha de trigo, o açúcar, o sal, o fermento e a canela. Reservar.
2. Saltear a maçã e o açúcar mascavo em uma frigideira por 10 minutos.
3. Acrescentar a mistura reservada à maçã salteada e juntar o óleo, o ovo, o leite e o iogurte.
4. Misturar até que a massa obtenha consistência homogênea.
5. Colocar a massa em forminhas de muffin e levar ao forno a 180°C por 15 minutos.

Utensílios necessários: • bowl • frigideira • forminhas de muffin

Saiba mais: A pectina da maçã ajuda a eliminar o colesterol e dificulta a absorção da glicose.

Sucos

Shake de Figo Fresco e Seco com Iogurte

Rendimento: 360ml

200g de figo fresco sem casca (aproximadamente 4 figos)
20g de figo seco
130g de iogurte
100ml de água de coco

Preparo:

1 Bater todos ingredientes no liquidificador.

Utensílio necessário: • liquidificador

Saiba mais: Os fitoesterois do figo ajudam a diminuir a absorção do colesterol no organismo.

Shake de Manga com Laranja, Banana e Maracujá

Rendimento: 310ml

150g de manga (pedaços)
120ml de laranja (suco)
60g de banana (rodelas)
30ml de maracujá (fruta com sementes)

Preparo:

1 Bater tudo no liquidificador e peneirar.

Utensílios necessários: • liquidificador • peneira

Saiba mais: A solução mais caseira para curar a insônia é um copo de suco de maracujá.

Shake de Morango com Banana

Rendimento: 320ml

170g de morangos
90g de banana
90g de iogurte natural

Preparo:

1 Bater todos os ingredientes no liquidificador.

Utensílio necessário: • liquidificador

Saiba mais: A banana é considerada um dos melhores alimentos para tratar gastrite e colite. O morango é uma fruta rica em ácido acetilsalicílico e melhora dores articulares e gota.

Suco da Manhã

Rendimento: 490ml

- 70g de abacaxi
- 60g de banana
- 70ml de laranja (suco)
- 300g de mamão papaia (sem casca nem semente)

Preparo:

1. Bater os ingredientes no liquidificador. Se achar necessário, acrescente 1 colher de xarope de agave azul.

Utensílio necessário: • liquidificador

Saiba mais: Essa mistura é perfeita para começar o dia. É rica em fibras que ajudam no funcionamento do intestino, enzimas anti-inflamatórias, todas as vitaminas hidrossolúveis e minerais repositores de energia.

Suco de Abacate com Água de Coco e Limão

Rendimento: 280ml

- 100g de abacate (somente polpa)
- 180ml de água de coco
- 2g de raspas de limão
- açúcar mascavo, mel ou xarope de agave azul a gosto

Preparo:

1 Bater a polpa de abacate com a água de coco e as raspas de limão.
2 Adoçar com açúcar mascavo, mel ou xarope de agave azul.

Utensílio necessário: • liquidificador

Saiba mais: A água de coco é doce, desprovida de gordura e rica em hormô-nios do crescimento para nutrir e banhar a jovem semente que é o coco verde.

Suco de Abacaxi com Laranja

Rendimento: 350ml

160g de abacaxi em pedaços
190ml de suco de laranja

Preparo:

1 Bater todos os ingredientes no liquidificador.

Utensílio necessário: • liquidificador

Saiba mais: Laranja e abacaxi são frutas ricas em fibras, que melhoram o funcionamento do intestino, e em vitaminas, principalmente a C, importantes para manter as fibras que dão sustentação à pele.

Suco de Abacaxi com Uvas Verdes e Salsa

Rendimento: 300ml

200g de abacaxi (somente a polpa)
100g de uva verde sem caroço (sem caule)
2g de salsa

Preparo:

1 Bater todos os ingredientes no liquidificador.

Utensílio necessário: • liquidificador

Saiba mais: Abacaxi é uma fruta diurética. A Bromelina, sua enzima digestiva, tem também ação anti-inflamatória. O suco de abacaxi é útil no tratamento da artrite.

Suco de Acerola com Laranja e Maçã

Rendimento: 480ml

150g de acerola (polpa)
200ml de laranja pera (suco de aproximadamente 3 laranjas)
1 maçã, sem casca

Preparo:

1 Use a polpa de acerola ainda congelada.
2 Bater todos os ingredientes no liquidificador.

Utensílio necessário: • liquidificador

> **Saiba mais:** O alto teor de vitamina C torna a acerola uma fruta importante para crianças, idosos e atletas.

Suco de Cerejas com Mirtilo e Maçã

Rendimento: 350ml

150g de cerejas frescas sem caroço
100g de mirtilo
100g de maçã

Preparo:

1 Bater todos os ingredientes no liquidificador.

Utensílio necessário: • liquidificador

> **Saiba mais:** Mirtilo e cereja são frutas ricas em pigmentos antioxidantes que protegem a visão e melhoram a articulação.

Suco de Goiaba com Maracujá e Framboesa

Rendimento: 490ml

220g de goiaba (sem casca nem sementes)
50ml de maracujá (fruta com sementes)
80g de framboesa (fruta congelada)
200ml de água mineral ou água de coco

Preparo:

1 Deixar a framboesa ainda um pouco congelada.
2 Bater todos os ingredientes no liquidificador e peneirar.

Utensílios necessários: • liquidificador • peneira

Saiba mais: Assim como o tomate, a goiaba é uma fruta rica em licopeno, um potente protetor da próstata masculina.

Suco de Grapefruit com Maçã

Rendimento: 500ml

180ml de água de coco
120ml de grapefruit (suco)
200g de maçã (aproximadamente 2 maçãs)

Preparo:

1 Bater todos os ingredientes no liquidificador.

Utensílio necessário: • liquidificador

Saiba mais: Tanto a maçã quanto o grapefruit protegem os pulmões contra a poluição e os danos causados pelo fumo.

Suco de Laranja com Abacaxi e Banana

Rendimento: 330ml

170ml de laranja (suco)
130g de abacaxi (pedaços)
50g de banana prata (rodelas)

Preparo:

1 Bater todos os ingredientes no liquidificador.

Utensílio necessário: • liquidificador

Saiba mais: Esse é um suco ideal para os atletas de competição: é anti-inflamatório e previne cãibras.

Suco de Laranja com Manga e Maçã

Rendimento: 340ml

180ml de laranja (suco)
100g de manga
70g de maçã

Preparo:

1 Bater todos os ingredientes no liquidificador.

Utensílios necessários: • liquidificador

Saiba mais: A manga também é chamada de "maçã dos trópicos", uma fruta rica em vitamina A e fibras.

Suco de Maçã com Cenoura e Gengibre

Rendimento: 190ml

180g de maçã sem casca
120g de cenoura sem casca
5g de gengibre sem casca

Preparo:

1 Passar a maçã, a cenoura e o gengibre em uma centrífuga ou bater todos os ingredientes no liquidificador.

Utensílio necessário: • centrífuga ou liquidificador

Saiba mais: A maçã contém feniletilamina, uma substância que é produzida no cérebro das pessoas apaixonadas. Ela também é encontrada no cacau.

Suco de Melancia com Framboesa

Rendimento: 340ml

250g de melancia (somente polpa, sem caroço)
100g de framboesa (fruta congelada)

Preparo:

1 Deixar a framboesa ainda um pouco congelada.
2 Bater os ingredientes no liquidificador e peneirar.

Utensílios necessários: • liquidificador • peneira

Saiba mais: A melancia é uma das frutas que contêm mais licopeno, o carotenoide que protege os sistemas genitais masculino e feminino.

Suco de Melancia com Maracujá

Rendimento: 310ml

280g de melancia (somente polpa, sem caroço)
50g de maracujá (fruta com caroço)

Preparo:

1   Bater os ingredientes no liquidificador e peneirar.

Utensílios necessários: • liquidificador • peneira

Saiba mais: A melancia é rica em citrulina, um aminoácido usado na síntese do ácido nítrico, que relaxa a musculatura dos vasos sanguíneos e melhora a ereção.

Suco de Morango com Abacaxi e Uvas Rosadas

Rendimento: 275ml

180g de morangos cortados
90g de abacaxi sem casca
80g de uva

Preparo:

1   Bater todos os ingredientes no liquidificador e peneirar.

Utensílios necessários: • liquidificador • peneira

> Saiba mais: As pessoas alérgicas aos salicilatos (por exemplo, aspirina) podem ter intolerância ao morango.

Suco de Morango com Laranja, Maçã e Semente de Linhaça

Rendimento: 350ml

60g de morangos bem vermelhos e sem o talo (4 unidades)
190ml de suco de laranja
90g de maçã sem o miolo
10g de semente de linhaça

Preparo:

1 Bater todos os ingredientes no liquidificador.

Utensílio necessário: • liquidificador

> Saiba mais: Suco excelente para diabéticos e para quem tem colesterol alto ou doenças cardiovasculares.

Suco de Pera com Pêssego e Maçã

Rendimento: 350ml

140g de pera
130g de pêssego
80g de maçã

Preparo:

1 Bater todos os ingredientes no liquidificador.

Utensílio necessário: • liquidificador

Saiba mais: O ideal é que as frutas sejam consumidas com casca, pois é nela que se concentra a maior quantidade de fibras e vitaminas.

Sanduíches

Hambúrguer Saudável

Rendimento: 10 hambúrgueres de 180g cada um

Para o hambúrguer:

500g de miolo de alcatra
60ml de azeite de oliva virgem
250g de shitake picadinho
sal e pimenta-preta moída, a gosto
60g de cebola picadinha
30ml de vinagre de maçã
100g de quinoa em flocos
6g de salsa fresca picadinha
3g de tomilho fresco picadinho
0,5g de cominho em pó
2g de páprica picante
1 pitada de noz-moscada ralada
100ml de azeite de oliva virgem para fritar

Para a montagem:

10 pães integrais para hambúrguer
350g de maionese de abacate
120g de tomatinhos assados
100g de broto de girassol

Preparo do hambúrguer:

1 Moer a carne em moedor grosso.
2 Esquentar uma frigideira com o azeite e refogar o shitake.
3 Temperar com sal e pimenta, retirar do fogo, deixar esfriar, escorrer e reservar.
4 Em uma panela, colocar a cebola e o vinagre e levar ao fogo.
5 Assim que ferver, baixar o fogo, deixar cozinhar até o vinagre secar total mente, deixar esfriar e reservar.
6 Misturar a alcatra moída com a quinoa, os cogumelos refogados, a cebola cozida no vinagre, as ervas e os temperos.
7 Moldar o hambúrguer no tamanho desejado e fritar em frigideira com azeite quente.

Montagem:

1 Colocar o hambúrguer sobre uma parte do pão integral.
2 Cobrir com a maionese de abacate, dispor os tomatinhos assados e o broto de girassol por cima.
3 Fechar com a outra parte do pão.

Utensílios necessários: • moedor de carne • frigideira • escorredor • panela • tábua para corte • faca de serra

Saiba mais: A quinoa, em razão de seu alto teor de proteínas e aminoácidos, é um excelente alimento para os atletas.

Sanduíche de Atum Provençal

Rendimento: 1 unidade

2 fatias de pão italiano
25g de creme de alho e açafrão
30g de pimentão vermelho espanhol em conserva
3 tomatinhos cerejas assados
40g de atum em lascas enlatado
3 ovos de codorna cozidos e cortados ao meio
8g de azeitona preta
8g de rúcula
3g de vinagrete

Preparo:

1 Cortar o pão em fatias de aproximadamente 1,5cm.
2 Aquecer o pão, passar uma camada de creme de alho e açafrão em cada fatia.

3 Preparar uma camada mesclando o pimentão em conserva e o tomate cereja, outra de atum em lascas e outra com o ovo de codorna e as azeitonas pretas.
4 Finalizar colocado a rúcula em vinagrete e a outra fatia de pão.

Utensílios necessários: • forno • faca de serra • tábua para corte

Saiba mais: Na medicina popular, o alho é usado há milhares de anos para "afinar" o sangue, aumentar a imunidade e melhorar os sintomas de gripe e resfriado.

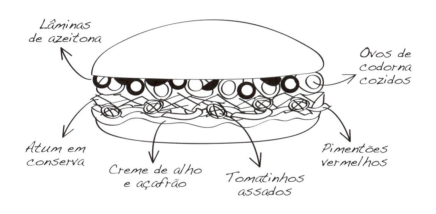

Sanduíche de Brie com Mel, Mostarda e Nozes

Rendimento: 1 unidade

1 baguete de 100g
30g de creme de mostarda, mel e nozes
60g de queijo brie em fatias de 0,5cm
5g de salada de alface
3g de vinagrete de limão-siciliano

Preparo:

1 Aquecer a baguete, cortar ao meio e passar uma camada de creme de mostarda e nozes nas duas fatias.

2 Em seguida, preparar uma camada de queijo brie e terminar com a salada de alface temperada com o vinagrete e a fatia de pão.

Utensílios necessários: • forno • faca de serra • tábua para corte

Saiba mais: **As gorduras insaturadas das nozes protegem o coração. O ácido pantotênico das nozes retarda o aparecimento dos cabelos brancos.**

Sanduíche de Pastrami e Creme de Estragão

Rendimento: 1 unidade

2 fatias de pão preto ou tipo australiano

30g de creme de estragão com cúrcuma

30g de queijo gruyère

35g de pastrami fatiado fino

12g de alface

6g de vinagrete

Preparo:

1 Aquecer o pão e passar uma camada de creme de estragão em cada fatia.

2 Preparar uma camada com o queijo, outra com o pastrami, terminando com a alface temperada com o vinagrete.

3 Fechar com a outra fatia de pão.

Utensílios necessários: • forno • faca de serra • tábua para corte

Saiba mais: O cúrcuma, açafrão-da-índia ou açafrão-da-terra, é um alimento protetor do fígado.

Sanduíche de Peito de Peru Defumado e Creme Perfumado com Tandoori*

Rendimento: 1 unidade

75g de pão árabe (1/2 unidade)
30g de creme de tandoori
60g de saladinha de milho
50g de peito de peru defumado fatiado

Preparo:

1. Aquecer o pão árabe e cortá-lo ao meio, como uma meia-lua.
2. Separar em dois lados e passar uma camada de creme tandoori em cada lado.
3. Dispor uma camada de saladinha de milho na base e cobrir com o peito de peru.

Utensílios necessários: • forno • faca de serra • tábua para corte

Saiba mais: A carne de peru é aquela que contém maior quantidade de proteína.

Sanduíche de Salmão Defumado com Maionese de Abacate e Shitake Marinado

Rendimento: 1 unidade

- 2 fatias de pão de centeio
- 40g de maionese de abacate
- 35g de shitake marinado
- 45g de salmão defumado
- 6g de agrião
- 2g de vinagrete de gergelim

Preparo:
1. Aquecer o pão e passar uma camada de maionese de abacate em cada fatia.
2. Dispor uma camada de shitake marinado, outra de salmão e, por fim, o agrião temperado com vinagrete de gergelim.

Utensílios necessários: • forno • faca de serra • tábua para corte

Saiba mais: O abacate contém quase todas as vitaminas e gorduras. A luteína é especialmente importante para a saúde dos olhos.

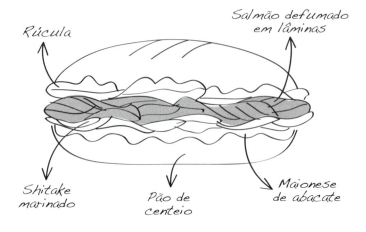

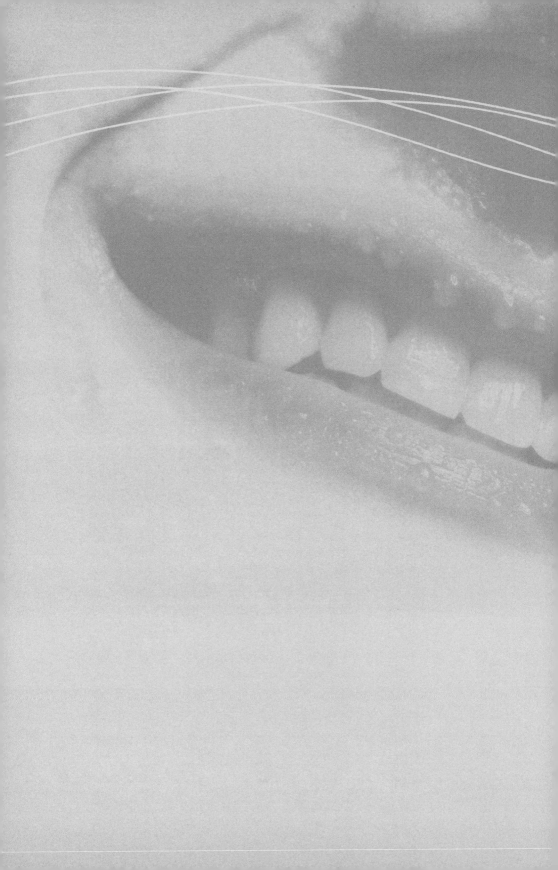

Sopas

Gazpacho Andaluz

Rendimento: 4 porções

- 1kg de tomate (bem vermelho e maduro)
- 150g de pepino japonês
- 120g de pimentão vermelho
- 60g de cebola
- 3g de alho
- sal a gosto
- Tabasco a gosto
- 15ml de vinagre de Jerez
- 20ml de azeite de oliva

Preparo:

1. Retirar a pele e as sementes dos tomates.
2. Retirar a casca e as sementes dos pepinos.
3. Retirar as sementes dos pimentões.
4. Picar os tomates, pepinos, pimentões, a cebola e o alho.
5. Bater tudo no liquidificador e temperar com sal, Tabasco e vinagre de Jerez.
6. Colocar na geladeira e servir gelado.
7. No momento de servir, colocar um fio de um bom azeite de oliva e acompanhar com baguete frita em azeite.

Utensílios necessários: • faca • liquidificador

Saiba mais: Um quilo de tomate contém mais de 50mg de licopeno, antioxidante e protetor da próstata.

Gazpacho Rápido

Rendimento: 4 porções

1kg de tomate (bem vermelho)
150g de pepino japonês
120g de pimentão vermelho
60g de cebola
3g de alho (sem semente)
sal a gosto
Tabasco a gosto
15ml de vinagre de Jerez
20ml de azeite de oliva

Preparo:

1 Retirar a pele e a semente dos tomates.
2 Retirar os "olhos" dos tomates e fazer um pequeno corte em X na outra extremidade.
3 Mergulhar os tomates em uma panela com água fervente por 1 minuto.
4 Retirar os tomates e colocá-los imediatamente em um bowl com água bem gelada.
5 Retirar a casca e as sementes dos pepinos.
6 Retirar as sementes dos pimentões.
7 Picar os tomates, pepinos, pimentões, a cebola e o alho.
8 Bater tudo no liquidificador e passar em uma peneira.
9 Bater mais uma vez e temperar com sal, Tabasco e o vinagre de Jerez.
10 Colocar na geladeira e servir gelado.
11 No momento de servir, coloque um fio de um bom azeite de oliva.

Utensílios necessários: • faca • panela • bowl • liquidificador • peneira

Dica: Manter o gazpacho na geladeira até o momento de servir.

> **Saiba mais:** O pepino pertence à mesma família da abóbora, do melão, da melancia, do chuchu e do maxixe, constituídos principalmente por água. É um dos vegetais menos calóricos de nossa dieta.

Harira – Tradicional Sopa Marroquina Servida após o Jejum do Ramadã

Rendimento: 12 porções

150g de grão-de-bico
150g de lentilha clara ou rosa
1 dente de alho
1 folha de louro
4 galhos de tomilho
sal a gosto
0,3g de açafrão em filamentos
2 litros de caldo de legumes
80ml de azeite de oliva
200g de cebola picadinha
80g de aipo picadinho
20g de alho picadinho
30g de gengibre picadinho
600g de músculo
30g de farinha de trigo
50g de extrato de tomate natural
1 unidade de buquê (cabo de salsa, folha de louro, tomilho)
pimenta-do-reino preta moída a gosto
2 unidades de canela em pau
6g de cúrcuma em pó
8g de cominho em pó
4g de coentro grão em pó

4g de páprica picante

1 litro de molho de tomate natural

150g de massa cabelo de anjo

15g de coentro fresco picadinho

20g de salsa fresca picadinha

1 e 1/2 unidade de limão-siciliano (suco)

tâmaras e limão-siciliano para servir à mesa

Preparo:

1 Colocar o grão-de-bico e a lentilha em bowls diferentes e cobrir com água. Tampar com filme plástico.

2 Deixar de molho por uma noite.

3 Lavar bem a lentilha, com bastante água fria, e reservar.

4 Lavar o grão-de-bico em água fria e colocar em uma panela. Cobrir com água e adicionar um dente de alho, uma folha de louro, os galhos de tomilho e temperar com sal.

5 Levar ao fogo e deixar cozinhar por 15 minutos.

6 Escorrer, deixar esfriar um pouco e retirar as peles do grão-de-bico.

7 Lavar em água fria mais uma vez, escorrer e reservar.

8 Preparar o açafrão – aquecer os filamentos em uma frigideira antiaderente, esmagar em um pilão até virar pó e adicionar o caldo de legumes bem quente.

9 Em uma panela grande, esquentar o azeite de oliva e "suar"* a cebola com o aipo, o alho e o gengibre.

10 Quando a cebola estiver transparente, adicionar os cubos de músculo. Em seguida, polvilhar a farinha e deixar cozinhar por alguns minutos.

11 Acrescentar o extrato de tomate natural, a lentilha e o grão-de-bico sem pele. Em seguida, adicionar o buquê de ervas e cobrir com o caldo de legumes.

12 Temperar com sal, o líquido de açafrão e todas as especiarias (pimenta, canela, cúrcuma, cominho, coentro e páprica).

13 Cozinhar por aproximadamente 45 minutos.

14 Adicionar o molho de tomate e conferir o sal e os temperos.

15 Acrescentar a massa e deixar cozinhar até ficar al dente.*

16 Momentos antes de servir, acrescentar as ervas (coentro e salsa) e, por último, o suco de limão.

17 Servir bem quente, acompanhada de tâmaras e limão-siciliano.

Utensílios necessários: • 2 bowls grandes • filme plástico • escorredor • frigideira antiaderente pequena • pilão • panela grande

Dica: Caso não tenha um pilão, esmagar os filamentos com o dorso da colher.

Saiba mais: O coentro é um estimulante e moderador do aparelho digestivo.

Sopa de Bacalhau com Alho-Poró, Batata e Chorizo

Rendimento: 6 porções

Para a sopa:

240g de bacalhau salgado

30ml de azeite de oliva

240g de alho-poró bem lavado e cortado em lâminas

200g de batata descascada e cortada em lâminas

250ml de creme de leite fresco

sal e pimenta-branca moída na hora, a gosto

Para a guarnição:

1/2 baguete

5g ou 1 dente de alho cortado ao meio sem a semente

150ml de azeite de oliva virgem para fritar

60g de chorizo

miniagrião para decorar

azeite de oliva para finalizar

Preparo da sopa:

1. Na véspera, colocar o bacalhau de molho em um recipiente com água para dessalgar.
2. Trocar a água a cada 4 horas.
3. Aquecer uma panela com o azeite de oliva.
4. "Suar"* o alho-poró e a batata e, em seguida, acrescentar o bacalhau cortado em pedacinhos.
5. Cobrir com o creme de leite e deixar cozinhando em fogo baixo por aproximadamente 30 minutos.
6. Passar tudo pelo liquidificador e temperar com pimenta e sal.

Preparo da guarnição:

1. Cortar a baguete em fatias e esfregar o alho em cada fatia.
2. Aquecer uma panela pequena com o azeite e fritar as fatias de baguete.
3. Colocar as fatias de pão fritas sobre toalha de papel para retirar o excesso de azeite.
4. Cortar o chorizo em fatias finas.

Montagem:

1. Aquecer a sopa e colocá-la em um prato fundo.
2. Dispor as fatias de baguete e chorizo ao redor e o miniagrião no centro do prato.
3. Finalizar com um fio de azeite.

Utensílios necessários: • recipiente grande • panela • liquidificador • panela pequena • toalha de papel • prato fundo

Saiba mais: O alho-poró é uma planta com a base dilatada em forma de bulbo, rica em minerais e substâncias que fortalecem o sistema imune e protegem o coração.

Sopa de Brie com Peras e Nozes Crocantes

Rendimento: 4 porções

300ml de suco de pera madura
260ml de caldo de legumes
220g de queijo brie sem casca (285g de brie com casca)
sal a gosto
pimenta-do-reino branca moída na hora, a gosto

Para a montagem:

40g de miniagrião
40g de nozes tostadas e quebradas

Preparo:

1. Preparar o suco de pera na centrífuga ou no liquidificador. Reservar.
2. Em uma panela, colocar o caldo de legumes com o queijo brie em pedacinhos.
3. Aquecer e mexer bem até que derreta.
4. Adicionar o suco de pera e mexer bem.
5. Temperar com o sal e a pimenta.
6. Passar a mistura no processador até obter um creme bem lisinho.
7. Colocar a sopa em uma panela, esquentar e verificar os temperos.

Montagem:

1. Para servir, colocar a sopa quente em um prato fundo, centralizar um buquê de miniagrião e salpicar as nozes tostadas e quebradas.

Utensílios necessários: • centrífuga ou liquidificador • panela • processador de alimentos • prato fundo

Saiba mais: A pera é uma fruta rica em pectina, substância que melhora o funcionamento do intestino e facilita a digestão.

Sopa de Cará com Coco e Camarões

Rendimento: 6 porções

20g de manteiga

60g de cebola picadinha

30g de funcho picadinho

5g de gengibre picadinho

5g de alho picadinho

5g de pimenta dedo-de-moça picadinha

80g de maçã sem casca cortada em cubos

150g de cará limpo cortado em cubos

500ml de caldo de legumes

400ml de leite de coco

200ml de creme de leite

50ml de suco de limão peneirado

1 anis-estrelado

2 galhos de tomilho

1 galho de alecrim

sal e pimenta-do-reino a gosto

40ml de azeite de oliva

18 camarões médios

sal e pimenta-do-reino branca moída na hora a gosto

Para a montagem:

120g de cuscuz cozido

6 folhas de hortelã à juliana*

12 cebolinhas

Preparo:

1 Em uma panela, aquecer a manteiga e "suar"* a cebola, o funcho, o gengibre, o alho e a pimenta dedo-de-moça.

2 Acrescentar a maçã e o cará e cozinhar por aproximadamente 3 minutos, mexendo sem parar.

3 Adicionar o caldo de legumes, o leite de coco, o creme de leite, o suco de limão, o anis-estrelado e os galhos de tomilho e alecrim.

4   Deixar cozinhar até que o cará fique macio.
5   Bater no liquidificador, temperar com sal e pimenta. Reservar.
6   No momento de servir, esquentar uma frigideira antiaderente com azeite, temperar os camarões com sal e pimenta-do-reino e salteá-los rapidamente.

Montagem:

1   Esquentar a sopa e colocá-la em um prato fundo.
2   Dispor uma colherada de cuscuz no centro do prato e nele apoiar os camarões.
3   Finalizar decorando com a hortelã à juliana, a cebolinha picadinha e uma inteira.

Utensílios necessários: • panela • liquidificador • frigideira antiaderente

Saiba mais: Por ter um índice glicêmico baixo, o cará pode ser consumido por pessoas que têm diabetes; é um ótimo substituto para a batata.

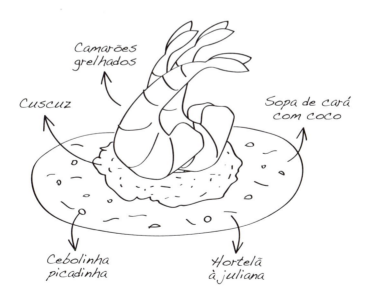

Sopa de Castanha-do-Pará com Siri e Perfumes do Norte

Rendimento: 4 porções

200g de castanha-do-pará sem sal

400ml de caldo de legumes

70ml de tucupi

1 unidade de pimenta-de-cheiro

sal a gosto

70g de cebola roxa

6g de alho picado

40ml de azeite de oliva

350g de siri

40g de aipo

1/2 unidade de limão (suco)

80g de tomate confit (ver receita na p. 437)

6g de manjericão

3g de chicória do Pará

quantidade suficiente de azeite de oliva extravirgem

ramos de manjericão para decorar

Preparo:

1 Processar as castanhas-do-pará até virarem uma farinha bem fininha.

2 Acrescentar, aos poucos, o caldo de legumes fervendo.

3 Bater bem.

4 Adicionar o tucupi e a pimenta-de-cheiro.

5 Temperar com sal.

6 Reservar.

7 Em uma panela, "suar"* a cebola roxa e o alho picado no azeite de oliva.

8 Acrescentar o siri e temperar com sal e um pouco de líquido da pimenta--de-cheiro.

9 Adicionar o aipo, o suco de limão, o tomate confit e, por último, a chicória do Pará e o manjericão.

10 Se necessário, adicionar um pouco de azeite de oliva extravirgem e misturar bem.

11 Colocar a sopa em um prato fundo e, no centro do prato, dispor uma colherada da mistura de siri.

12 Decorar com um raminho de manjericão.

Utensílios necessários: • processador ou liquidificador • panela • prato fundo • concha

Dica: O liquidificador ideal para obter cremes de excelente consistência deve ter 600W de potência.

> Saiba mais: **A carne de siri é saborosa, nutritiva e pouco calórica.**

Sopa de Cebola Gratinada

Rendimento: 4 porções

Para a sopa:

- 20ml de óleo de canola
- 40g de manteiga sem sal
- 400g de cebola em tiras
- 30g de farinha de trigo
- 250ml de vinho branco
- 1,7 litro de caldo de músculo
- 1 bouquet garni (verde do poró, cabos de salsa, tomilho e louro)
- sal e pimenta-do-reino moída a gosto

Para o acompanhamento:

- 24 fatias de baguete
- 60g de queijo gruyère

Preparo da sopa:

1. Em uma panela, esquentar o óleo com a manteiga e adicionar as tiras de cebola.
2. Abaixar bem o fogo e deixar cozinhar lentamente até que as cebolas fiquem transparentes.
3. Aumentar um pouco o fogo e deixar dourar levemente as cebolas.
4. Acrescentar a farinha de trigo, mexendo muito bem para que ela se misture com a manteiga de maneira homogênea.
5. Adicionar o vinho branco, mexendo muito bem o fundo da panela.
6. Cobrir com o caldo de músculo e acrescentar o bouquet garni.
7. Temperar com pouco sal e pimenta-do-reino moída.
8. Deixar cozinhar por aproximadamente 20 minutos.

Preparo do acompanhamento:

1. Torrar as fatias de baguete.
2. Ralar o queijo.
3. Dividir a sopa bem quente nas travessas (aproximadamente 200ml por pessoa).
4. Cobrir as travessas com as torradas e polvilhar com o queijo ralado.
5. Levar ao forno para gratinar* a camada superior.

Utensílios necessários: • panela • ralador • 4 travessas individuais para sopa

Saiba mais: A cebola é uma usina de antibióticos naturais que protegem o intestino e aumentam a imunidade. Ela é rica em silício, que fortalece os músculos, a pele e os ossos.

Sopa de Cenoura e Abóbora ao Cominho e Anis

Rendimento: 4 porções

150g de abóbora
350g de cenoura
60ml de azeite de oliva
30g de cebola picadinha
30g de gengibre picadinho
30g de funcho picadinho
300ml de caldo de legumes
100ml de creme de leite
20ml de mel
3g de cominho em pó
2g de anis em pó
sal e pimenta-do-reino branca, moída, a gosto
20g de miniagrião, para decorar
20ml de azeite de hortelã (ver receita na p. 413)

Preparo:

1. Retirar a casca da abóbora e cortá-la em cubos.
2. Fazer o mesmo com a cenoura.
3. Em uma panela, aquecer o azeite de oliva e "suar"* a cebola.
4. Acrescentar o gengibre e o funcho.
5. Mexer constantemente e, então, acrescentar a cenoura, a abóbora e refogar rapidamente.
6. Juntar o caldo de legumes e o creme de leite.
7. Cozinhar em fogo brando até que a cenoura e a abóbora estejam macias.
8. Bater no liquidificador para obter um creme homogêneo.
9. Voltar para a panela, acrescentar o mel, o cominho em pó e o anis em pó.
10. Deixar reduzir* lentamente.
11. Temperar com sal e pimenta-do-reino branca.
12. Colocar a sopa em um prato fundo e centralizar um belo buquê de miniagrião.
13. Finalizar colocando o azeite de hortelã ao redor.

Utensílios necessários: • faca • faca de corte • panela • liquidificador • colher para mexer • 4 pratos fundos

Dica: Para incrementar essa sopa, pode-se adicionar camarões grelhados e colocá-los bem no centro do prato.

Saiba mais: **A grande quantidade de potássio da abóbora faz desse vegetal um excelente diurético. Todos os tipos de abóbora são boas fontes de luteína, o pigmento protetor da visão.**

Sopa de Mexilhões

Rendimento: 4 porções

Para a primeira etapa:

10ml de azeite de oliva

50g de cebola picada

40g de alho-poró picado

40g de cenoura picada

1kg de mexilhão fresco (com casca)

1/2 folha de louro

1 galho de tomilho

5g de talo de salsa

250ml de vinho branco

Para a segunda etapa:

20g de manteiga sem sal

50g de cebola picadinha

2g de alho picadinho

50g de alho-poró picadinho

30g de cenoura picadinha

30g de toucinho picado

100ml de caldo de peixe

150ml de creme de leite fresco

sal e pimenta-do-reino branca

Para a montagem:

50g de de cenoura à juliana* cozida al dente*

50g de vagem francesa cozida al dente

Preparo da primeira etapa:

1 Em uma panela, "suar"* no azeite a cebola, o alho-poró e a cenoura.
2 Acrescentar os mexilhões com casca, o louro, o tomilho e os talos de salsa.
3 Dar uma boa refogada, adicionar o vinho branco e tampar a panela.
4 Quando os mexilhões abrirem, retirar a panela do fogo.
5 Peneirar retirando os mexilhões e as ervas.
6 Reservar o caldo do cozimento com os legumes.
7 Retirar os mexilhões da casca e reservar.

Preparo da segunda etapa:

1 Em uma panela, "suar", na manteiga, a cebola, o alho, o alho-poró, a cenoura e o toucinho.
2 Deixar cozinhar por alguns minutos e acrescentar o caldo do cozimento dos mexilhões e o caldo de peixe.
3 Ferver e passar tudo no liquidificador.
4 Peneirar e colocar esse caldo em uma panela.
5 Acrescentar o creme de leite e levar ao fogo para uma leve reduzida.
6 Temperar com sal e pimenta.

Montagem:

1 No momento de servir, colocar no fundo do prato os mexilhões, as cenouras à juliana e a vagem francesa.
2 Derramar sobre eles a sopa extremamente quente.

Utensílios necessários: • panela • peneira • liquidificador • prato fundo

> Saiba mais: O mexilhão e o marisco são ricos em minerais, principalmente em zinco, fósforo e iodo, que melhoram o funcionamento da tireoide e dão mais disposição.

Sopa de Queijo de Cabra com Redução de Porto e Noz-Pecã

Rendimento: 4 porções

Para a sopa:

- 260ml de caldo de legumes
- 220g de queijo de cabra cremoso (Boursin)
- 400g de maçã verde sem casca, em cubos
- sal a gosto
- pimenta-do-reino branca moída na hora, a gosto

Para a redução de Porto:

- 100ml de vinho do Porto
- 30ml de vinho tinto
- 40g de açúcar
- 18 unidades de pimenta em grãos
- 12 unidades de zimbro

Para a montagem:

- buquê de 40g de miniagrião
- 4 lâminas de maçã desidratada para decorar
- 40g de noz-pecã levemente tostada e cortada em 6 partes

Preparo da sopa:

1 Em uma panela, colocar o caldo de legumes com o queijo de cabra cremoso e a maçã verde.
2 Deixar ferver até que esteja bem homogêneo e a maçã esteja cozida.
3 Levar essa mistura para o liquidificador e bater até obter um creme bem liso.
4 Colocar a sopa em uma panela, esquentar e temperar com sal e pimenta-do--reino branca moída na hora.

Preparo da redução de Porto:

1 Colocar todos os ingredientes em uma panela.
2 Levar ao fogo e deixar ferver.
3 Baixar o fogo e deixar reduzir* por aproximadamente 20 minutos, até ficar com a consistência de um xarope.
4 Passar por uma peneira e deixar esfriar.
5 Colocar a sopa quente em um prato fundo, centralizar um buquê de miniagrião e as maçãs desidratadas e terminar salpicando as nozes-pecã quebradas e a redução de Porto ao redor.

Utensílios necessários: • 3 panelas • liquidificador • peneira • 4 pratos fundos

Dica: A noz chilena pode substituir a pecã.

Saiba mais: A casca da maçã contém tanto fibras solúveis, que ajudam no funcionamento do intestino, quanto insolúveis, que ajudam a limpar a parede intestinal.

Sopa de Tomate com Estragão e Queijo de Cabra sobre Torrada de Brioche e Azeite Cítrico

Rendimento: 6 porções

Para a sopa de tomate:

300g de cebola fatiada

70g de alho brunoise*

40g de manteiga sem sal

1 folha de louro

10g de estragão

1,7kg de polpa de tomate (3kg de tomate inteiro)

100ml de caldo de legumes

sal e pimenta-do-reino a gosto

Para o tomate assado:

150g de tomate cereja

15g de azeite de oliva virgem

sal e pimenta-do-reino moída a gosto

4 galhos de tomilho fresco

5g ou 1 dente de alho sem semente e cortado em 4

Para o azeite cítrico:

raspas de cascas de 3 laranjas

raspas de cascas de 2 limões-sicilianos

300ml de azeite virgem

Para a guarnição:

6 fatias de queijo de cabra Chabichou*

18 folhas de estragão para decorar

6 torradas de brioche

Preparo da sopa de tomate:

1. "Suar"* a cebola e o alho na manteiga, acrescentar a folha de louro, o estragão e, assim que estiver bem aromático, acrescentar a polpa de tomate e o caldo de legumes.
2. Cozinhar em fogo baixo até que esteja espessa.
3. Bater no liquidificador, temperar com sal e pimenta e reservar.

Preparo do tomate assado:

1. Colocar os tomates cerejas em uma assadeira untada com azeite e temperar com sal e pimenta.
2. Salpicar mais azeite de oliva e espalhar os galhos de tomilho e o alho cortado.
3. Levar ao forno a 150°C por 10 minutos, retirar do forno e reservar.

Preparo do azeite cítrico:

1. Misturar todos os ingredientes em uma panela e aquecer até 60°C.
2. Retirar do fogo, deixar esfriar e colocar em infusão* de um dia para o outro.
3. Passar por uma peneira fina e reservar.

Montagem:

1. Aquecer o queijo Chabichou na salamandra ou no forno.
2. No fundo do prato, colocar a sopa de tomate; no centro, os tomates assados; sobre eles, a torrada com o queijo Chabichou aquecido.
3. Decorar com as folhas de estragão e regar, ao redor da torrada, com quantidade generosa de azeite cítrico. Servir imediatamente.

Utensílios necessários: • panela • liquidificador • assadeira • peneira fina

Saiba mais: Na Idade Média, o estragão era recomendado como estimulante do apetite.

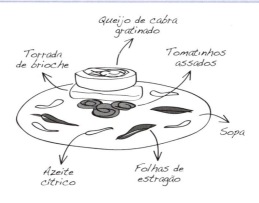

Saladas

Salada de Batata-Inglesa

Rendimento: 4 porções

600g de batata-inglesa
1 folha de louro
15g de cebola picadinha
pimenta-do-reino e sal a gosto
15ml de vinagre branco
80ml de caldo de legumes morno
100ml de creme de leite fresco (mais espesso)
5g de cebolinha picada

Preparo:

1. Cozinhar as batatas, com casca, em água salgada e com uma folha de louro.
2. Assim que estiverem cozidas, al dente,* retirar as cascas e cortá-las em lâminas.
3. Colocar as lâminas de batata em um bowl, acrescentar a cebola picadinha, a pimenta-do-reino moída, um pouco de sal, o vinagre e o caldo morno de legumes.
4. Mexer delicadamente.
5. Por último, adicionar o creme de leite e a cebolinha francesa picadinha.
6. Testar o sal e a pimenta.
7. Conservar na geladeira.

Utensílios necessários: • panela • bowl • colheres

Saiba mais: Por ser rica em carboidratos, a batata é um alimento calórico. Depois de frita, esse valor chega a dobrar.

Salada de Camarão, Papaia e Abacate com Vinagrete de Tomate Assado com Chilli

Rendimento: 6 porções

Para o camarão:

15ml de azeite de oliva

700g de camarão médio, limpo, restando apenas o rabinho

sal e pimenta-do-reino branca a gosto

Para o vinagrete de tomate assado com chilli:

220ml de azeite de oliva

20g de cebola picada

200g de tomate

1 dente de alho sem semente

1 pimenta dedo-de-moça

sal a gosto

30ml de vinagre de maçã

30ml de suco de limão

cominho a gosto

chilli em pó a gosto

azeite a gosto

Para as guarnições:

200g de feijão-fradinho cozido

150g de milho cozido

70g de cebola roxa em tiras finas (deixar de molho em água por 15 minutos)

150g de abacate cortado em cubos (maduro, porém firme)

100g de papaia cortado em cubos (maduro, porém firme)

60g de noz-pecã quebrada

7,5g de salsa fresca picadinha

5g de coentro fresco picadinho

Preparo do camarão:

1. Aquecer uma frigideira com o azeite.
2. Temperar os camarões com sal e pimenta-do-reino branca.
3. Saltear os camarões por alguns minutos.
4. Retirar os camarões do fogo, deixar esfriar e manter na geladeira.

Preparo do vinagrete:

1. Em uma assadeira, colocar o azeite e espalhar as cebolas picadas grosseiramente, os tomates cortados em 8, o alho cortado em 2 e a pimenta dedo-de-moça em pedaços.
2. Temperar com um pouco de sal.
3. Levar ao forno a 180°C até pegarem um pouco de cor.
4. Retirar do forno e deixar esfriar.
5. Bater no liquidificador os ingredientes assados com o vinagre e o suco de limão.
6. Temperar com sal, cominho e o chilli em pó.
7. Adicionar azeite de oliva.
8. Reservar na geladeira.

Montagem:

1. Em um bowl, misturar os feijões, o milho, a cebola e os camarões.
2. Adicionar um pouco de vinagrete de tomate assado e envolver bem todos os ingredientes.
3. Acrescentar o abacate, o papaia, a noz-pecã e as ervas.
4. Envolver tudo, delicadamente, com mais vinagrete de tomate assado.

Utensílios necessários: • frigideira • assadeira • liquidificador • bowl

Saiba mais: O que dá a aparência colorida ao mamão são os carotenoides, protetores naturais da visão e da próstata.

Salada de Carne-Seca com Abóbora, Pimenta Biquinho e Rúcula

Rendimento: 4 porções

Para a carne-seca:

500g de carne-seca (traseira)

2 dentes de alho (sem casca nem semente)

1 folha de louro

40ml de azeite de oliva

20ml de manteiga sem sal

100g de cebola em tiras

sal e pimenta-do-reino, moída na hora, a gosto

Para a abóbora:

400g de abóbora-moranga (descascada e em cubos)

80ml de azeite de oliva

sal e pimenta-do-reino, moída na hora, a gosto

2g de coentro em grão

2g de gengibre

Para o molho:

120g de pimenta biquinho

30ml de limão-siciliano (suco)

sal a gosto

100ml de azeite de oliva

Para as guarnições:

200g de rúcula

100g de castanha-de-caju quebrada

10g de salsinha picada

Preparo da carne-seca:

1 Deixar a carne-seca em pedaços de molho na geladeira, em um bowl com água, durante 12 horas, trocando a água a cada 4 horas.

2 Colocar a carne-seca em uma panela com os dentes de alho e o louro.

3 Cobrir com água e levar ao fogo para cozinhar até ficar bem macia.

4 Escorrer, esperar esfriar um pouco e desfiar toda a carne-seca.

5 Em uma panela, aquecer o azeite com a manteiga.

6 Refogar as tiras de cebola, sem dourar, e acrescentar a carne-seca desfiada.

7 Temperar com a pimenta-do-reino e conferir o sal.

8 Esfriar e reservar na geladeira.

Preparo da abóbora:

1 Cortar a abóbora-moranga em cubos.

2 Untar um tabuleiro com azeite.

3 Colocar os cubos de abóbora e temperar com sal e pimenta-do-reino.

4 Adicionar os grãos de coentro e o gengibre picadinho.

5 Levar ao forno a 180°C.

6 Assar por mais ou menos 30 minutos, até ficar macia e dourada.

7 Esfriar e reservar.

Preparo do molho:

1 Em um liquidificador, bater a pimenta biquinho com o suco de limão e o sal.

2 Acrescentar, aos poucos, o azeite, até atingir a consistência ideal.

Montagem:

1 Cortar a rúcula em *chiffonade.* * Em um bowl, misturar a abóbora com a carne-seca.

2 Adicionar um pouco do molho de pimenta biquinho, envolvendo tudo muito bem.

3 Acrescentar a rúcula e a castanha-de-caju.

4 Colocar mais molho de pimenta biquinho.

5 Terminar colocando a salsinha e misturando todos os ingredientes.

Utensílios necessários: • 2 bowls • 2 panelas • tabuleiro • liquidificador

Saiba mais: Contrariando todas as regras da natureza, a pimenta biquinho não é ardida, mas muito aromática e nutritiva.

Salada de Cevadinha com Brócolis e Lembranças da Grécia

Rendimento: 4 porções

Para a cevadinha:

- 150g de cevadinha
- 1/2 cebola com um cravo espetado
- 1 dente de alho (cortado ao meio e sem semente)
- 1 ramo de tomilho fresco
- 1/2 folha de louro
- 450ml de água
- sal a gosto

Para os brócolis:

- 180g de brócolis americano
- água suficiente

Para o vinagrete:

- 100ml de limão-siciliano (suco)
- 300ml de azeite de oliva extravirgem
- sal e pimenta-do-reino moída a gosto
- 60g de cebola roxa em tiras finas
- 80g de queijo feta picado
- 60g de azeitonas pretas em fatias
- 150g de tomate cereja
- 40g de amêndoas em lâminas, tostadas
- 5g de hortelã em tiras finas
- 5g de manjericão em tiras finas

Preparo da cevadinha:

1. Lavar a cevadinha, escorrer, colocar em uma panela com a cebola espetada com o cravo, o alho, o tomilho e o louro.
2. Cobrir com a água e temperar com sal.

3 Cozinhar por aproximadamente 35 minutos, até que os grãos fiquem macios. Escorrer e deixar esfriar.

Preparo dos brócolis:

1 Lavar bem os brócolis, separar em buquês pequenos e cozinhar em uma panela com bastante água fervente e salgada.
2 Quando os buquês de brócolis estiverem cozidos al dente,* retirá-los da água fervente, escorrer e mergulhar os buquês imediatamente em um bowl com água bem gelada, de preferência com cubos de gelo.
3 Após completamente frios, escorrer e mantê-los na geladeira.

Preparo do vinagrete:

1 Misturar o suco de limão com o azeite, o sal e a pimenta-do-reino.
2 Cortar a cebola roxa em tiras e deixar de molho em uma bacia com água por 30 minutos.
3 Cortar o queijo feta com as mãos, em pedaços pequenos.
4 Cortar as azeitonas em tiras.
5 Lavar os tomates cereja.
6 Tostar as lâminas de amêndoas no forno, a 150°C.
7 Cortar a hortelã e o manjericão em tirinhas.

Montagem:

1 Em um bowl grande, colocar a cevadinha cozida e fria, adicionar os brócolis cozidos e frios, a cebola roxa escorrida e os tomatinhos.
2 Temperar com o vinagrete de limão-siciliano, envolvendo bem todos os ingredientes.
3 Acrescentar o queijo picado, as azeitonas pretas, as amêndoas tostadas e as ervas.
4 Mexer delicadamente. Conservar em geladeira.

Utensílios necessários: • panelas • escorredor • bowls

Saiba mais: Os compostos sulfurados dos brócolis ativam enzimas que participam no sistema de desintoxicação do fígado.

Salada de Grão-de-Bico e Sardinha com Perfumes Mediterrâneos

Rendimento: 4 porções

Para o grão-de-bico:

- 300g de grão-de-bico
- 1 litro de água
- 1 dente de alho sem casca, cortado ao meio
- 1 folha de louro
- 1 cebola pequena, espetada com um cravo

Para as alcaparras:

- 40g de alcaparras escorridas

Para as sardinhas:

- 8 sardinhas em filé
- sal e pimenta-do-reino a gosto
- 4g de alecrim
- 40ml de azeite de oliva

Para a cebola confit:*

- 80g de cebola picadinha
- 160ml de azeite de oliva

Para o pimentão assado:

- 200g de pimentão amarelo
- 20ml de azeite de oliva
- sal e pimenta-do-reino, moída, a gosto
- 6 galhos de tomilho fresco
- 1 dente de alho, sem semente

Para o tomatinho assado:

- 150g de tomatinho cereja
- 15g de azeite de oliva extravirgem
- sal e pimenta-do-reino, moída, a gosto
- 4 galhos de tomilho fresco
- 1 dente de alho, sem semente

Para o vinagrete:

- 60ml de suco de limão-siciliano e raspas de metade do limão
- 140ml de azeite da cebola confit
- 40ml de óleo de girassol
- 1,5g de cominho em pó
- sal e pimenta-do-reino branca moída a gosto

Para as guarnições:

- manjericão à juliana* ou folhinhas
- cebolinha picadinha

Preparo do grão-de-bico:

1. Deixar o grão-de-bico de molho em água morna por 30 minutos.
2. Escorrer.
3. Colocar, em uma panela, o grão-de-bico, o alho, a folha de louro e a cebola espetada com cravo.
4. Cobrir com água e levar ao fogo. Deixar levantar fervura e abaixar o fogo.
5. Cozinhar por aproximadamente 1h e 30 minutos.

Preparo das alcaparras:

1. Colocar as alcaparras de molho por 15 minutos, lavar e escorrer.

Preparo das sardinhas:

1. Em um tabuleiro coberto com papel-alumínio, colocar as sardinhas com a pele para baixo e temperar com sal e pimenta.
2. Espalhar raminhos de alecrim e azeite sobre as sardinhas.
3. Cobrir o tabuleiro com papel-alumínio e levar ao forno a 120°C por aproximadamente 5 minutos.
4. Deixar esfriar.

Preparo da cebola confit:

1. Em uma panela, colocar a cebola picadinha e cobrir com azeite.
2. Levar ao fogo, aquecer a cebola e deixar cozinhar em fogo bem baixo até que fique bem transparente.

Preparo do pimentão assado:

1. Limpar o pimentão, retirando as sementes e as peles brancas.
2. Cortar em quadradinhos de 1cm.
3. Colocar os pimentões em uma assadeira untada com azeite de oliva e temperar com sal e pimenta-do-reino moída.
4. Salpicar com mais azeite de oliva.
5. Espalhar os galhos de tomilho e os dentes de alho sem sementes e cortados.
6. Levar ao forno a 150°C por 40 minutos.
7. Retirar do forno e reservar.
8. Retirar a pele e cortar em quadradinhos.

Preparo dos tomatinhos assados:

1. Colocar os tomatinhos em uma assadeira untada com azeite de oliva e temperar com sal e pimenta-do-reino moída.
2. Salpicar com mais azeite de oliva.
3. Espalhar os galhos de tomilho e os dentes de alho sem semente e cortados.
4. Levar ao forno a 150°C, por 10 minutos.
5. Retirar do forno e reservar.

Preparo do vinagrete:

1. Bater todos os ingredientes em um liquidificador.

Montagem:

1. Em um grande bowl, envolver o grão-de-bico com um pouco de vinagrete.
2. Acrescentar os pimentões, os tomatinhos, a cebola confit, as alcaparras, as ervas e, por último, as sardinhas.
3. Adicionar um pouco mais de vinagrete.
4. Salpicar folhinhas de manjericão e cebolinha picadinha.

Utensílios necessários: • panelas • papel-alumínio • 2 assadeiras • liquidificador • bowls

> **Saiba mais:** Em razão da grande quantidade de aminoácidos, podemos dizer que 100g de grão-de-bico equivalem a um suplemento dietético usado para aumentar a resistência ao exercício e à massa muscular. É um dos alimentos mais completos do ponto de vista nutricional.

Salada de Lentilha Verde du Puy com Lascas de Coxa de Pato Confit,* Damasco e Bacon Crocante

Rendimento: 8 porções

Para a coxa de pato:

- 3 coxas de pato (1,1kg)
- 4 dentes de alho (sem semente)
- 100g de sal grosso
- 60g de cebola (cortada em 8, com cravos espetados)
- 30g de alho-poró picado grosseiramente
- 30g de aipo picado grosseiramente
- pimenta-do-reino moída na hora, a gosto
- 2g de zimbro
- casca de uma laranja
- 12g de tomilho
- 3 folhas de louro
- 1 canela em pó
- 1,1kg de gordura de pato

Para a lentilha:

- 240g de cebola picada
- 15g de alho picado
- 120ml de azeite de oliva extravirgem

300g de lentilha verde du Puy

90g de toucinho defumado

1 galho de tomilho

1 folha de louro

960ml de água

Para o bacon:

120g de toucinho defumado em tiras

12g de açúcar

Para o vinagrete:

80ml de vinagre de maçã

30g de mostarda de Dijon

50g de cebola roxa picadinha

3g de alho

sal e pimenta-do-reino moída na hora, a gosto

240ml de azeite de oliva extravirgem

160g de damasco seco em cubinhos

80g de pistache sem pele tostado e quebrado

Preparo da coxa de pato confit:

1 Esfregar os dentes de alho nas coxas de pato.

2 Temperar, com o sal grosso, as coxas por dentro e por fora.

3 Colocá-las em um bowl grande e cobrir com os dentes de alho, os pedaços de cebola espetados com cravo, o alho-poró picado, o aipo picado, a pimenta e o zimbro quebrados, a casca de laranja, o tomilho, o louro e a canela.

4 Cobrir com filme plástico e deixar marinando na geladeira por 24 horas.

5 No dia seguinte, colocar a gordura de pato em uma panela grande e levar ao fogo baixo para derreter.

6 Limpar muito bem cada coxa de pato, retirando todo o excesso de temperos. Passar rapidamente pela água.

7 Secar bem com papel absorvente.

8 Mergulhar as coxas temperadas na gordura de pato a 70°C e deixar cozinhar lentamente por aproximadamente 1 hora e meia a 2 horas. (Para se certificar de que o cozimento está correto, espete uma agulha na coxa de pato e

verifique se o caldo que sai está bem líquido. Outra dica é introduzir uma faca na coxa de pato. A faca deve penetrar a carne da coxa facilmente.)

9 Retirar as coxas da gordura quente para finalizar o cozimento. Depois que esfriar, desfiar as coxas de pato.

Preparo da lentilha:

1 "Suar"* a cebola e o alho no azeite.
2 Acrescentar a lentilha lavada, refogar um pouco e adicionar o toucinho, o tomilho e o louro. Cobrir com água.
3 Cozinhar por aproximadamente 20 minutos.

Preparo do bacon:

1 Cortar o toucinho em tirinhas.
2 Levar ao fogo médio até dourar, retirar o excesso da gordura e voltar a panela para o fogo.
3 Acrescentar o açúcar e deixar caramelizar* rapidamente.
4 Escorrer bem o excesso de gordura e colocar os pedacinhos de bacon fritos sobre um papel absorvente.

Preparo do vinagrete:

1 Bater o vinagre, a mostarda, a cebola, o alho, o sal e a pimenta no liquidificador, adicionando, aos poucos, o azeite. Conferir os temperos.
2 Misturar a lentilha fria com as lascas de coxa de pato confit frias e o damasco picado.
3 Envolver tudo com o vinagrete e, por último, adicionar o bacon crocante e os pistaches quebrados.

Utensílios necessários: • bowls • filme plástico • papel absorvente • faca • panelas • liquidificador • frigideira

Saiba mais: O principal mineral da lentilha é o ferro. Ela possui quase o dobro da quantidade encontrada no feijão.

Salada de Lula com Perfumes da Tailândia

Rendimento: 4 porções

Para a lula:

30ml de azeite de oliva

3g de alho picadinho

3g de gengibre picadinho

2g de pimenta dedo-de-moça (sem semente) picadinha

600g de anéis de lula

sal a gosto

Para o vinagrete:

3g de alho (dente sem semente)

2g de pimenta dedo-de-moça (sem semente) picadinha

1 raiz de coentro

30ml de limão Thaiti

30g de açúcar mascavo

15ml de fish sauce*

60ml de azeite de oliva

sal a gosto

Para a guarnição:

160g de *mix* de folhas verdes e roxas (alface crespa, lolo etc.)

60g de cebola roxa em tiras (deixar de molho em água fria por 15 minutos e escorrer)

120g de manga em bastõezinhos

6g de manjericão

4g de hortelã à juliana*

2g de coentro

60g de castanha-de-caju picada grosseiramente

Preparo da lula:

1. Aquecer uma frigideira com azeite de oliva para "suar"* o alho, o gengibre e a pimenta dedo-de-moça.
2. Temperar os anéis de lula com sal e adicioná-los na frigideira bem quente.
3. Cozinhar rapidamente por, aproximadamente, 3 minutos.

Preparo do vinagrete:

1. Bater no liquidificador o alho com a pimenta e a raiz de coentro.
2. Acrescentar o suco de limão, o açúcar mascavo e o fish sauce.
3. Por último, adicionar o azeite de oliva e o sal.

Montagem:

1. Em um bowl, envolver as folhas de alface verde e roxa com o vinagrete e misturar com a manga, as cebolas, as ervas e as castanhas.
2. Por fim, acrescentar as lulas salteadas.

Utensílios necessários: • frigideira • liquidificador • bowl

Saiba mais: **A manga é rica em fibras e faz o intestino funcionar muito bem.**

Salada de Polvo Provençal com Batata, Feijão-Branco e Molho Pistou

Rendimento: 4 porções

Para o polvo:

1 polvo médio
sal grosso
água suficiente
sal a gosto

Para a batata:

- 2 batatas-inglesas
- azeite de oliva a gosto

Para o feijão-branco:

- 100g de feijão-branco
- 30g de cebola (com 1 cravo espetado)
- 1/2 folha de louro
- 30g de bacon
- 1 galho de tomilho
- água suficiente
- sal a gosto

Para o molho pistou:

- água suficiente
- 60g de manjericão (somente as folhas)
- 3g de alho (dente sem o miolo)
- 120ml de azeite de oliva extravirgem

Para as guarnições:

- 4 tomates
- 1 cebola roxa
- 1/2 limão-siciliano (suco)
- 5g de salsa lisa picadinha
- cebolinha para decorar (cortada em bastõezinhos)
- sal e pimenta-do-reino branca, moída, a gosto

Preparo do polvo:

1 Limpar muito bem a parte interior da cabeça do polvo, cuidando para não estourar a bolsa de tinta.
2 Dentro de uma pia limpa, esfregar o polvo com sal grosso até sair bastante sujeira.
3 Limpar todas as extremidades debaixo de uma torneira, com água corrente.
4 Em uma panela grande, colocar água para ferver com sal.
5 Encaixar a cabeça do polvo no dorso da concha.

6　Quando a água estiver fervendo, colocar o polvo dentro da panela para dar um choque térmico, rapidamente.

7　Repetir essa operação mais duas vezes, sempre depois que a água ferver.

8　Por último, deixar o polvo na panela cozinhando por mais ou menos 40 minutos ou até que esteja macio.

9　Cuidar para que não fique borrachudo. Depois de cozido, limpar os tentáculos, retirando sua pele.

10 Cortar o polvo em rodelas e reservar na geladeira.

Preparo das batatas:

1　Cortar as extremidades das batatas e fazer finas rodelas na "mandoline".

2　Untar uma assadeira com pouco azeite e distribuir as fatias, sem deixar sobrepor.

3　Cobrir a assadeira com papel-alumínio e levar ao forno por 15 minutos ou assar em forno a vapor preaquecido a 100°C, sem papel-alumínio, por aproximadamente 12 minutos.

4　Reservar.

Preparo do feijão:

1　Separar o feijão e colocar em uma panela com a cebola espetada com o cravo, a folha de louro, o bacon e o tomilho.

2　Cozinhar em água abundante com sal, até que esteja al dente.*

3　Coar e resfriar.

Preparo do molho pistou:

1　Colocar uma panela com água para ferver.

2　Separar um bowl com água e gelo.

3　Assim que a água estiver fervendo, jogar as folhas de manjericão e deixar apenas 30 segundos.

4　Retirar e colocar no bowl com água gelada para dar o choque térmico.

5　Espremer as folhas, retirando o excesso de água, e bater no liquidificador com o alho e o azeite.

Montagem:

1. Cortar o tomate em cubos pequenos. Reservar.
2. Cortar a cebola em brunoise.* Reservar.
3. Em um bowl, misturar o polvo em rodelas com o feijão-branco, o tomate, a cebola, o suco de limão, a salsa e um pouquinho do pistou.
4. Dispor as rodelas de batata aquecidas no centro do prato e cobrir com a mistura de polvo.
5. Decorar com bastõezinhos de cebolinha.

Utensílios necessários: • panela grande • concha • 3 panelas • mandoline • assadeira • papel-alumínio • 2 bowls • liquidificador • prato

Saiba mais: A faseolamina extraída do feijão-branco mostrou, em estudos recentes, controlar os níveis de glicose e triglicerídeos no sangue.

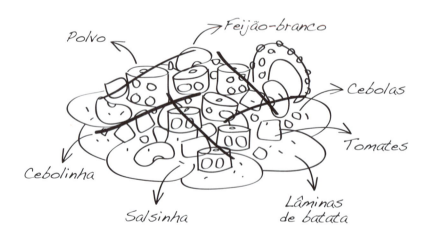

Salada de Salmão Curado com Queijo de Cabra, Cítricos e Funcho

Rendimento: 6 porções

Para o salmão:
- 500g de salmão
- 200g de sal grosso
- 200g de açúcar refinado

Para a laranja confit:*
- 2 laranjas (cascas e 90ml de suco)
- 90ml de água
- 80g de açúcar

Para o molho:
- 60g de queijo de cabra
- 120ml de creme de leite
- 20ml de suco de limão-siciliano
- 10ml de pastis
- sal e pimenta-do-reino branca

Para o funcho:
- 350g de funcho à juliana*
- 175g de cebola roxa à juliana
- 25ml de vinagre de framboesa
- 70ml de azeite de oliva extravirgem
- sal e pimenta-do-reino branca a gosto
- 3g de mostarda em grãos
- 1g de alcaravia (kümmel)
- 3g de aneto
- 2g de cebolinha (reservar algumas para a decoração)

Para as guarnições:

2 pomelos (grapefruit) em gomos (30 gomos)
2 buquês de agrião
100ml de vinagrete clássico (ver receita na p. 439)

Preparo do salmão curado:

1 Colocar o filé de salmão sobre o filme plástico, adicionar sal e açúcar misturados, cobrir com filme plástico bem firme e fazer furos de leve, para que a cura possa pingar.
2 Deixar descansar por 12 horas sobre uma peneira com um tabuleiro por baixo, para coletar a água.
3 Retirar o excesso da cura, lavar bem, secar e reservar na geladeira, envolto em filme plástico.

Preparo da laranja confit:

1 Retirar as cascas das laranjas, sem a parte branca.
2 Cortar à juliana.
3 "Branquear"* as cascas em água fervente e escorrer. Repetir essa operação três vezes.
4 Espremer 90ml de suco de laranja.
5 Em uma panela, colocar o suco de laranja, a água, as cascas à juliana e o açúcar.
6 Levar ao fogo baixo e deixar cozinhar até que as casquinhas fiquem transparentes.

Preparo do molho:

1 Em um liquidificador ou processador, bater o queijo de cabra com o creme de leite, o suco de limão e pastis.
2 Temperar com sal e pimenta-do-reino branca.

Preparo do funcho:

1 Cortar o funcho e a cebola roxa à juliana.
2 Em um bowl pequeno ou no liquidificador, misturar o vinagre de framboesa com o azeite de oliva e temperar com sal e pimenta-do-reino branca.
3 Reservar.
4 Em um bowl grande, misturar o funcho com as cebolas, os grãos de mostarda e a alcaravia. Envolver tudo, acrescentando, aos poucos, uma parte do vinagrete tradicional.

5   Finalizar adicionando a laranja confit, o aneto e a cebolinha.

Montagem:
1   Cortar o salmão curado em lâminas.
2   Preparar os gomos de pomelo.
3   Envolver os buquês de agrião com um pouco de vinagrete.
4   Em um prato, dispor a mistura de funcho com os buquês de agrião, os gomos de pomelo e as lâminas de salmão.
5   Dispor uma boa colherada do molho de queijo de cabra e dar uma puxada com a colher.
6   Decorar com bastõezinhos de cebolinha.

Utensílios necessários: • filme plástico • peneira • tabuleiro • panela • liquidificador ou processador • prato • colher • bowls

Dica: O pomelo pode ser substituído por laranja-pera ou seleta.

Saiba mais: Os compostos sulfurosos do agrião protegem contra os efeitos do tabaco e ajudam a tratar a bronquite.

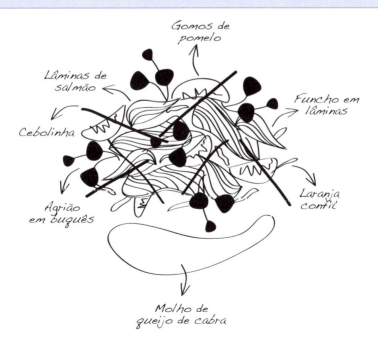

Salada Verde com Queijo de Coalho Grelhado e Vinagrete de Caqui

Rendimento: 4 porções

120g de polpa de caqui
20ml de vinagre de maçã
140ml de suco de laranja-pera
80ml de azeite de oliva extravirgem
sal e pimenta-do-reino a gosto
320g de queijo de coalho
270g de mistura de folhas verdes e roxas
10g de mistura de ervas (salsa, cebolinha, manjericão)

Preparo:

1. Em um liquidificador, bater a polpa de caqui com o vinagre e o suco de laranja.
2. Acrescentar o azeite de oliva e temperar com sal e pimenta-do-reino.
3. Cortar o queijo de coalho em fatias (aproximadamente 7 quadrados por pessoa).
4. Em uma frigideira antiaderente bem quente, grelhar as fatias de coalho até ficarem bem douradas.
5. Em um bowl, colocar um pouquinho do vinagrete de caqui e envolver com a mistura de folhas e ervas.
6. Arrumar a mistura de folhas e ervas temperadas no centro do prato, dispor os quadrados de coalho grelhados em torno da salada e, por último, colocar um pouco do vinagrete de caqui ao redor da salada.

Utensílios necessários: • liquidificador • faca • tábua para corte • frigideira antiaderente • bowls • prato

Saiba mais: O caqui é considerado um tônico para o estômago pelos naturalistas. É usado para curar a acidez gástrica.

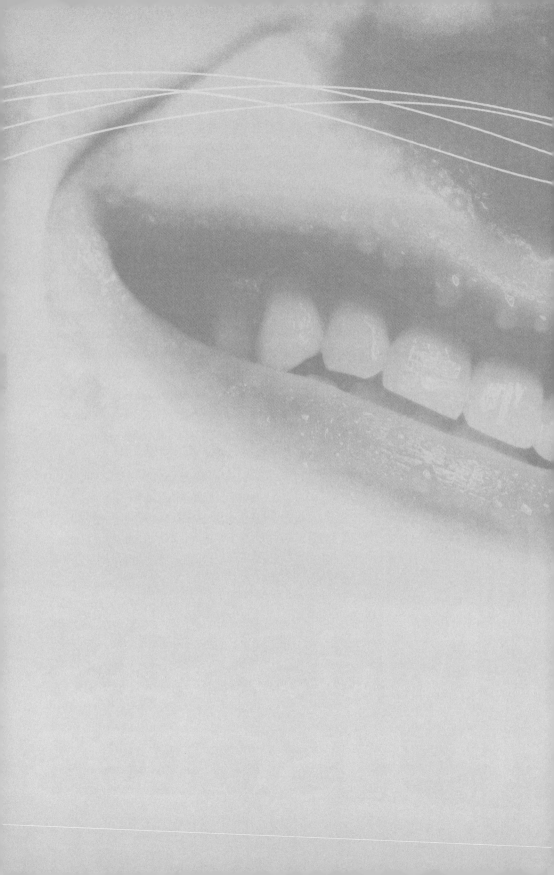

Massas e risotos

Bavette com Pesto Thai, Camarões e Pimentões

Rendimento: 4 porções

Para o bavette:

- 400g de bavette
- água e sal a gosto
- 550g de pesto Thai (ver receita na p. 435)

Para os pimentões:

- 100g de pimentão amarelo
- 100g de pimentão vermelho
- 20ml de azeite de oliva
- sal e pimenta-do-reino moída
- 6 galhos de tomilho fresco
- 1 dente de alho (sem semente)

Para os camarões:

- 70ml de azeite de oliva
- 300g de camarão médio limpo
- sal e pimenta-do-reino branca, moída na hora

Para a montagem:

- cebolinha cortada em rodelinhas para decorar

Preparo do bavette:

1 Colocar o bavette para cozinhar em bastante água fervente com sal.
2 Preparar o pesto Thai e reservar.

Preparo dos pimentões:

1 Limpar os pimentões, retirando as sementes e as peles brancas.
2 Cortar em quadradinhos de 1cm.
3 Colocar os pimentões em uma assadeira untada com azeite de oliva e temperar com sal e pimenta-do-reino moída.

4 Salpicar com mais azeite de oliva.

5 Espalhar os galhos de tomilho e o dente de alho sem semente e cortado.

6 Levar ao forno a 150°C por 40 minutos.

7 Retirar do forno e reservar.

Preparo dos camarões:

1 Aquecer uma frigideira com azeite de oliva.

2 Temperar os camarões com sal e pimenta e salteá-los.

3 Colocar o pesto Thai em um bowl.

4 Quando o bavette estiver al dente,* escorrer e colocar no bowl com o pesto.

5 Misturar bem e acrescentar os pimentões e os camarões aquecidos.

6 Passar a massa para um prato fundo e finalizar com a cebolinha cortada em rodelinhas por cima.

Utensílios necessários: • panela • assadeira • frigideira • bowl • prato fundo

Saiba mais: **O pimentão contém capsaicina, um composto que dá ardor à pimenta e protege os órgãos sexuais.**

• •

Espaguete com Vôngoles, Avelãs e Ervas

Rendimento: 4 porções

400g de espaguete

3,5 litros de água

sal

60ml de azeite de oliva

80g de cebola roxa picadinha

6g de alho picadinho (sem sementes)

4g de pimenta dedo-de-moça picadinha (sem sementes nem pele interna)

3 galhos de tomilho

1/4 de folha de louro

1kg de vôngoles

500ml de vinho branco

250g de manteiga sem sal

40g de limão-siciliano confit* à juliana* fina

80g de avelã tostada e quebrada

15g de salsinha picadinha

sal e pimenta-do-reino branca moída a gosto

Preparo:

1. Colocar o espaguete para cozinhar em bastante água fervente com sal.
2. Em uma panela grande, esquentar o azeite de oliva para "suar"* a cebola roxa, o alho e a pimenta dedo-de-moça.
3. Acrescentar o tomilho e o louro.
4. Quando as cebolas e o alho estiverem macios, adicionar os vôngoles.
5. Misturar bem com uma colher e derramar o vinho branco.
6. Tampar a panela e deixar cozinhar até todos os vôngoles abrirem. Se algum não abrir, deve ser dispensado.
7. Retirar a panela do fogo e reservar.
8. Quando a massa estiver al dente,* retirar do fogo e escorrer.
9. Voltar a panela dos vôngoles para o fogo, aquecer bem e adicionar a manteiga, o limão-siciliano confit à juliana (nesse caso do limão, suas tiras finas são branqueadas três vezes, depois cozidas em uma calda de açúcar e conservadas nessa própria calda.), as avelãs e a salsinha picadinha.
10. Mexer bem, retirar a panela do fogo e envolver o espaguete com o molho de vôngoles.
11. Servir imediatamente.

Utensílios necessários: • panela • panela grande

Saiba mais: A gordura da avelã é a mesma encontrada no azeite de oliva, portanto, aumenta o bom colesterol no sangue.

Farfalle com Lulas, Molho de Tomate com Gengibre e Frutos do Mar

Rendimento: 4 porções

Para o molho:

40ml de azeite de oliva virgem

240g de cebola picada

140g de alho-poró picado

100g de cenoura picada

140g de gengibre picado

1 folha de louro

12g de salsa (cabos)

12g de galhos de tomilho

50g de casca de laranja

2kg de cascas e cabeças de lagostins ou camarão

70g de extrato de tomate natural

600g de tomate sem pele ou semente, cortado em cubinhos
   (500g de tomate inteiro)

400ml de whisky

400ml de caldo de peixe

sal e pimenta-do-reino branca moída na hora a gosto

pimenta-de-caiena ou páprica picante a gosto

Para o farfalle:

400g de farfalle

água e sal

Para a lula:

30ml de azeite de oliva

3g de alho picadinho

600g de anéis de lula

sal a gosto

Para a montagem:

5g de salsa picadinha

5g de manjericão picadinho

Preparo do molho:

1. Em uma panela, aquecer o azeite e "suar"* a cebola com o alho-poró, a cenoura e o gengibre.
2. Em seguida, acrescentar a folha de louro, os cabos de salsa, os galhos de tomilho e a casca de laranja.
3. Mexer bem e adicionar as cascas de lagostins ou camarões.
4. Quando as cascas pegarem bastante cor, colocar o concentrado de tomate.
5. Deixar ferver bem para retirar o excesso de acidez e acrescentar os tomates em cubos.
6. Deixar refogar bastante, mexendo e esmagando bem as cascas e cabeças de lagostins com uma colher.
7. Regar com o whisky, deixar ferver e cobrir com o caldo de peixe.
8. Baixar o fogo e deixar reduzir* à metade.
9. Passar tudo em um processador ou liquidificador.
10. Coar em uma peneira bem fina para obter um *coulis* bem lisinho.
11. Temperar com sal, pimenta-branca e páprica picante ou pimenta-de-caiena.

Preparo do farfalle:

1. Colocar a massa para cozinhar em uma panela com bastante água fervente e salgada.

Preparo da lula:

1. Aquecer uma frigideira com azeite de oliva para "suar" o alho.
2. Temperar os anéis de lula com sal e adicioná-los na frigideira bem quente.
3. Cozinhar rapidamente, por aproximadamente 3 minutos.

Montagem:

1. Quando a massa estiver al dente,* retirá-la da água fervente.
2. Aquecer bem o molho e as lulas.
3. Envolver o farfalle no molho e misturar com as lulas.
4. Passar a massa para um prato fundo. Colocar as lulas por cima e terminar salpicando as ervas frescas picadas.

Utensílios necessários: • panelas • colheres • processador ou liquidificador • peneira • frigideira • prato fundo

Saiba mais: A quantidade de licopeno no tomate varia de acordo com o grau de maturação. Quanto mais maduro, mais licopeno ele tem.

Orzotto* Mediterrâneo

Rendimento: 4 porções

Para a primeira etapa do orzotto:

30ml de azeite de oliva

90g de cebola picadinha

150g de cevadinha

1,4 litro de caldo de legumes

sal e pimenta-do-reino moída, a gosto

Para o alho assado:

5g ou 1 dente de alho – sem semente

5ml de azeite de oliva virgem

Para o pimentão assado:

200g de pimentão amarelo

20ml de azeite de oliva

sal e pimenta-do-reino moída, a gosto

6 ramos de tomilho fresco

5g ou 1 dente de alho – sem semente

Para o tomatinho assado:

150g de tomatinho cereja

15ml de azeite de oliva virgem

sal e pimenta-do-reino moída, a gosto

4 ramos de tomilho fresco

5g ou 1 dente de alho – sem semente

Para a berinjela:

40ml de azeite de oliva virgem

500g de berinjela com casca cortada em cubinhos de 0,5cm

sal e pimenta-do-reino moída, a gosto

Para a abobrinha:

30ml de azeite de oliva virgem

400g de abobrinha com casca cortada em cubinhos de 0,5cm

sal e pimenta-do-reino moída, a gosto

Para a segunda etapa do orzotto:

400ml de caldo de legumes

6g de tomilho (só as folhinhas)

3g de alecrim picadinho

75g de queijo grana padano ralado

20g de alho assado (purê)

sal e pimenta-do-reino moída, a gosto

270g de berinjela sauté*

225g de abobrinha sauté

90g de pimentão amarelo assado

60g de manteiga sem sal, em cubos

150g de tomatinho assado

Preparo da primeira etapa do orzotto:

1 Em uma panela, aquecer o azeite e "suar"* a cebola.

2 Acrescentar a cevadinha, refogar bem e colocar 150ml de caldo de legumes, mexendo com uma colher.

3 Adicionar o caldo restante aos poucos, mexendo de vez em quando.

4 Temperar com um pouco de sal e pimenta-do-reino moída.

5 Cozinhar por aproximadamente 50 minutos, até a cevadinha ficar al dente.*

6 Retirar do fogo, espalhar em um bowl para esfriar e parar o cozimento.

7 Reservar.

Preparo do alho assado:

1 Colocar a cabeça de alho inteira sobre uma assadeira com um fio de azeite embaixo.

2 Regar a cabeça de alho com mais um pouco de azeite.

3 Levar ao forno a 150°C por 30 a 40 minutos.

4 Retirar do forno, esperar esfriar, retirar o purê de alho e reservar.

Preparo do pimentão assado:

1 Retirar as sementes e as peles brancas do pimentão.

2 Cortar em quadradinhos de 1cm.

3 Colocar os pimentões em uma assadeira untada com azeite de oliva e temperar com sal e pimenta-do-reino moída.

4 Salpicar mais azeite de oliva.

5 Por cima, espalhar os ramos de tomilho e os dentes de alho sem sementes e cortados.

6 Levar ao forno a 150°C por 40 minutos.

7 Retirar do forno e reservar.

Preparo dos tomatinhos assados:

1 Colocar os tomatinhos em uma assadeira untada com azeite de oliva e temperar com sal e pimenta-do-reino moída.

2 Adicionar um pouco mais de azeite de oliva.

3 Por cima, espalhar os ramos de tomilho e os dentes de alho sem sementes e cortados.

4 Levar ao forno a 150°C por 10 minutos.

5 Retirar do forno e reservar.

Preparo da abobrinha e da berinjela:

1 Em uma frigideira antiaderente, esquentar o azeite de oliva.

2 Saltear os cubos de abobrinha, temperando com sal e pimenta-do-reino.

3 Repetir o procedimento com os cubinhos de berinjela.

4 Reservar.

Preparo da segunda etapa do orzotto:

1 Esquentar bem o caldo de legumes.

2 Colocar um pouco de caldo no fundo de uma panela, acrescentar a cevadinha cozida e mexer bem.

3 Adicionar o tomilho e o alecrim e seguir colocando, pouco a pouco, o caldo restante, mexendo muito bem.

4 Acrescentar o queijo grana padano ralado, temperar com mais sal e pimenta-do-reino moída na hora. Aproximadamente uns 20 minutos de cozimento.

5 Adicionar o purê de alho e, em seguida, as berinjelas e abobrinhas em cubinhos e os pimentões.

6 Mexer bem, retirar do fogo, acrescentar a manteiga fria e em cubos, mexer mais e terminar colocando os tomatinhos assados previamente aquecidos no forno.

7 Conferir o sal e a pimenta. Servir imediatamente, em um prato fundo.

Utensílios necessários: • panela • bowl • assadeira • frigideira antiaderente • prato fundo

Saiba mais: A cevadinha contém vitaminas do complexo B e vitamina E, que melhora a transmissão nervosa e, consequentemente, a memória. Por ser um grão rico em enxofre, a cevadinha não deve ser consumida em excesso por pessoas propensas a ter gases.

Penne com Molho de Castanhas Portuguesas e Cogumelos

Rendimento: 8 porções

120g de shitake seco

15ml de azeite de oliva

500g de castanha portuguesa com casca (aproximadamente 210g, limpa)

600ml de creme de leite fresco

5g de alho

30g de cebola

3 galhos de tomilho

10 grãos de pimenta-preta

100ml de caldo de frango

sal e pimenta-do-reino moída na hora, a gosto

750g de penne rigate

50ml de manteiga sem sal

30g de cebola picadinha

3g de alho picadinho

6g de tomilho picadinho

4g de sálvia picadinha

sal e pimenta-do-reino moída na hora

100ml de caldo de frango

150ml de creme de leite

100g de grana padano ralado

50ml de azeite de oliva

250g de shitake fresco à juliana*

250g de shimeji

sal e pimenta-do-reino moída na hora

8g de salsa picadinha

60g de parma crocante

Preparo:

1. Colocar o shitake seco em um bowl e cobrir com água para hidratar.*
2. Esquentar uma frigideira com azeite e grelhar rapidamente as castanhas para poder retirar as cascas.
3. Colocar as castanhas sem casca em uma panela com água fervente salgada e deixar cozinhar por 15 minutos.
4. Escorrer.
5. Em uma panela, colocar o creme de leite e todos os temperos (alho, cebola, tomilho e pimenta-preta).
6. Deixar ferver, acrescentar as castanhas, baixar o fogo e deixar cozinhar lentamente, até que as castanhas fiquem bem macias.
7. Escorrer as castanhas, retirar os temperos e reservar o creme de leite temperado.
8. Reservar algumas castanhas inteiras para a finalização do prato.
9. Bater as demais castanhas no processador com o caldo de frango.
10. Em seguida, misturar com o creme de leite do cozimento e finalizar, temperando com sal e pimenta-do-reino moída.
11. Cozinhar o penne al dente* em uma panela com bastante água salgada.
12. Escorrer o shitake hidratado e reservar o caldo.
13. Cortar o shitake à juliana.
14. Em uma frigideira, aquecer a manteiga e "suar"* a cebola e o alho.
15. Adicionar o shitake, o tomilho e a sálvia, picadinhos.
16. Temperar com sal e pimenta.
17. Depois de dar uma boa refogada, adicionar o caldo de frango, o creme de leite e o grana padano ralado.
18. Misturar esse creme de shitake com o de castanha e a água do cogumelo.
19. Levar essa mistura ao fogo para acertar o ponto do creme.
20. Ele deve ficar cremoso o suficiente para cobrir a massa. Reservar.
21. Aquecer uma frigideira com o azeite e refogar os shitakes frescos e shimejis.
22. Temperar com sal e pimenta-do-reino.
23. Esquentar o creme de castanhas com cogumelo seco, adicionar os cogumelos frescos refogados e, por último, acrescentar a salsa picadinha.
24. Misturar a massa al dente com o molho de castanhas e cogumelos e, no momento de servir, salpicar parma crocante quebrado.

Utensílios necessários: • bowl • 2 frigideiras • 2 panelas • escorredor • processador

Saiba mais: As castanhas portuguesas são ricas em vitamina A e carotenoides que protegem e melhoram a elasticidade da pele.

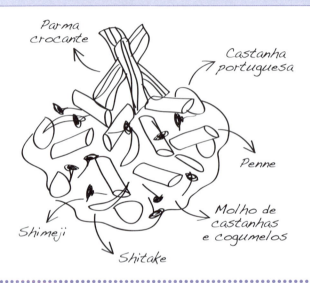

Penne com Molho de Salmão Defumado, Funcho e Cítricos

Rendimento: 4 porções

Para a massa:
- 400g de penne rigate
- água e sal

Para o molho de salmão:
- 50ml de azeite de oliva virgem
- 140g de cebola picada

200g de funcho picado

15g de alho picado

300g de salmão defumado

1,2 litro de vinho branco

2 litros de caldo de peixe

1,5 litro de creme de leite

sal e pimenta-do-reino branca, moída na hora

Para o salmão:

200g de filé de salmão fresco (limpo)

20ml de azeite de oliva

sal e pimenta-branca moída na hora

Para o funcho:

30ml de azeite de oliva

300ml de funcho à juliana*

sal e pimenta-branca moída na hora

Para a montagem:

2 gomos de laranja

1 limão-siciliano confit*

20 raminhos de aneto

20 folhinhas de manjericão

Preparo da massa:

1 Colocar a massa para cozinhar em uma panela com bastante água fervente e salgada.

Preparo do molho de salmão:

1 Esquentar o azeite em uma panela para "suar"* a cebola, o funcho e o alho.

2 Quando estiverem transparentes, acrescentar o salmão defumado em pedacinhos e refogar um pouco.

3 Adicionar o vinho branco e deixar ferver por 1 minuto.

4 Baixar o fogo e deixar reduzir* à metade.

5 Colocar o caldo de peixe e o creme de leite, deixar ferver novamente e baixar o fogo para reduzir ainda mais.

6 Bater tudo no liquidificador e passar por uma peneira fina.

7 Passar o creme peneirado para outra panela e voltar ao fogo para reduzir um pouco mais e acertar o sal e a pimenta.

Preparo do salmão:

1 Cortar o salmão fresco em cubinhos.

2 Aquecer uma frigideira com azeite de oliva, temperar com sal e pimenta--branca e selar* os cubos de salmão. Reservar.

Preparo do funcho:

1 Aquecer uma frigideira com azeite e saltear o funcho à juliana.

2 Temperar com sal e pimenta-branca moída. Reservar.

Montagem:

1 Quando a massa estiver al dente,* retirá-la da água fervente.

2 Aquecer bem o molho, mergulhar a massa nesse molho, acrescentar os cubinhos de salmão, o funcho salteado, os gomos de laranja, o limão confit e as folhas de aneto e manjericão no último momento.

3 Servir imediatamente.

Utensílios necessários: • 2 panelas • liquidificador • peneira fina • frigideira • tábua de corte • faca • bowl

Saiba mais: Os ácidos graxos poli-insaturados do salmão, ômega-3, previnem o derrame, o infarto e melhoram a circulação.

Ravióli de Queijo de Cabra com Emulsão de Rúcula, Tomatinho Assado e Pignoli*

Rendimento: 4 porções

Para o recheio de queijo de cabra:

250g de cabra (boursin)
raspas de 1/3 de limão-siciliano
3g de tomilho picadinho
10g de salsa picadinha
sal e pimenta-branca, moída na hora

Para a massa:

350g de farinha de semolina
150g de farinha de trigo
5g de sal
20g de manteiga clarificada* fria
3ml de saquê mirim
9 gemas
2 ovos inteiros

Para o tomatinho assado:

15ml de azeite de oliva extravirgem
150g tomatinho cereja
1 dente de alho (sem semente)
4 galhos de tomilho fresco
sal e pimenta-do-reino moída

Para a emulsão do rúcula:

120g de rúcula
110ml de caldo de legumes
70ml de azeite de oliva extravirgem
sal e pimenta-do-reino branca moída na hora

Para a montagem:

20g de pignolis tostados
folhas de manjericão para decorar

Preparo do recheio de queijo de cabra:

1. Misturar o queijo boursin com as raspas de limão-siciliano e o tomilho e a salsa picadinhos.
2. Temperar com sal e pimenta-branca moída. Conservar na geladeira.

Preparo da massa:

1. No bowl da batedeira, colocar as farinhas e o sal.
2. Adicionar, aos poucos, a manteiga clarificada, o saquê e os ovos.
3. Bater até a massa ficar lisa.
4. Conservar em filme plástico na geladeira até 3 dias.
5. Deixar descansar pelo menos 1 hora.
6. Abrir retângulos de massa com espessura de 2mm.
7. Sobre um retângulo, colocar os recheios de queijo de cabra (8g por cada).
8. Pincelar as extremidades em volta do recheio com água e cobrir com o outro retângulo de massa.
9. Cortar em quadrados com o cortador de massa. Guardar os raviólis em um recipiente com tampa, polvilhando com semolina e intercalando com plástico na geladeira.

Preparo do tomatinho assado:

1. Em uma assadeira untada com azeite de oliva, colocar os tomatinhos, os dentes de alho cortados e os galhos de tomilho.
2. Temperar com sal e pimenta-do-reino.
3. Levar ao forno a 150°C por 8 minutos.
4. Retirar do fogo e reservar.

Preparo da emulsão de rúcula:

1. "Branquear"* a rúcula em uma panela com bastante água fervente.
2. Escorrer e colocar imediatamente a rúcula em uma bacia com bastante água bem gelada.
3. Escorrer e bater, no liquidificador, a rúcula com o caldo de legumes quente.

4 Emulsionar com o azeite de oliva e temperar com sal e pimenta-do-reino branca moída.

Montagem:
1 Cozinhar os raviólis em uma panela com água fervente até subirem à superfície.
2 Escorrer.
3 Aquecer a emulsão e os tomatinhos. Dispor os raviólis em um prato e cobrir com a emulsão.
4 Espalhar os tomatinhos e salpicar os pignolis tostados. Decorar com folhinhas de manjericão.

Utensílios necessários: • bowls • filme plástico • pincel • cortador de massa • recipiente com tampa • panela • liquidificador

Dica: Tanto no frio quanto no calor, as folhas de rúcula murcham rapidamente. Basta colocá-las na água que elas se hidratam novamente.

Saiba mais: Como todo vegetal verde-escuro, a rúcula é uma boa fonte de ferro e cálcio.

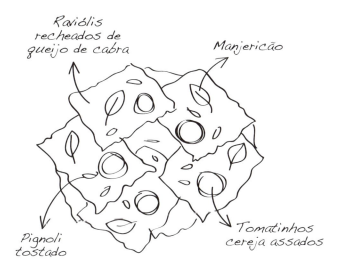

Risoto de Açafrão com Stracotto* de Cordeiro

Rendimento: 4 porções

Para o extrato de tomate:

- 400g de tomate pelatti

Para o stracotto de cordeiro:

Primeira etapa:

- 1 paleta de cordeiro de aproximadamente 1,2kg
- 20g de alho (dentes cortados ao meio)
- 2g de alecrim (galhos pequenos)
- sal e pimenta-do-reino branca
- 30ml de azeite para untar
- 250g de cebolas médias em cubos
- 80g de alho-poró em cubos
- 150g de funcho em cubos
- 2g de salsa lisa (cabos)
- 10 galhos de tomilho
- 1g de folha de louro
- 750ml de vinho tinto seco

Segunda etapa:

- 220ml de água quente
- 30ml de azeite
- 5g de alho picadinho
- 50g de cebola picadinha
- sal e pimenta-do-reino branca a gosto

Para o risoto de açafrão:

- 1 litro de caldo de legumes
- 120g de cebola picadinha
- 40g de manteiga sem sal
- 280g de arroz arborio

200ml de vinho branco

1g de açafrão em pistilos

120g de grana padano ralado

sal e pimenta-do-reino branca

80g de manteiga sem sal em cubos

Preparo:

1 Preaquecer o forno a 200°C (forno alto) por 15 minutos.

Preparo do extrato de tomate:

1 Levar o tomate pelatti para cozinhar em uma panela por 5 minutos.

2 Passar por uma peneira, desprezando as sementes.

3 Voltar esse extrato para a panela para encorpar em fogo baixo, por mais 10 minutos.

4 Reservar.

Primeira etapa do preparo do stracotto de cordeiro:

1 Fazer furos na paleta de cordeiro com o auxílio de uma faca pequena e, então, inserir os dentes de alho e os ramos de alecrim nos furos.

2 Temperar a peça com sal e pimenta e levar ao forno, em um tabuleiro untado com azeite, por 10 minutos para selar.*

3 Retirar cuidadosamente o tabuleiro do forno e, então, cobrir com os legumes e as ervas (cebola, alho, alho-poró, funcho, cabos de salsa, tomilho e louro), e regar a peça com 1/3 do extrato de tomate.

4 Cobrir com papel-alumínio. Levar ao forno a 150°C por aproximadamente 4 horas, regando constantemente com o extrato de tomate, alternando com o vinho tinto.

5 Assim que a carne estiver bem macia, desfiá-la e reservar.

Segunda etapa do preparo do stracotto:

1 No tabuleiro em que foi assada a peça de carne, retirar o excesso de gordura e adicionar a água quente para retirar o suco que se formou durante o cozimento.

2 Passar essa mistura pela peneira e reservar o caldo para a finalização do prato.

3 Em uma panela, aquecer o azeite e refogar o alho e a cebola até soltarem seu aroma, acrescentar a carne desfiada e o caldo do cozimento que ficou reservado.

4 Acertar o sal e a pimenta e reservar.

Preparo do risoto:

1 Aquecer o caldo de legumes.

2 Em uma panela, refogar a cebola na manteiga, acrescentar o arroz arborio, mexer bem por 2 minutos e adicionar o vinho branco.

3 Deixar o vinho branco evaporar totalmente e, em seguida, acrescentar o açafrão em pistilos e, aos poucos, o caldo de legumes quente, mexendo sempre muito bem.

4 Repetir esse processo seguidas vezes até que o grão de arroz esteja cozido, porém al dente.*

5 Juntar o queijo grana padano, mexer vigorosamente, temperar com pimenta-do-reino e acertar o sal.

6 Quando o arroz estiver praticamente no ponto, retirar o risoto do fogo e terminar colocando a manteiga fria.

7 Colocar o risoto em um prato e, no centro, colocar uma colherada do stracotto de cordeiro quente.

8 Servir imediatamente.

Utensílios necessários: • panelas • peneira • faca pequena • tabuleiro • papel-alumínio • colher

Saiba mais: O açafrão é rico em carotenoides e vitamina A, protetores da pele e da visão.

Risoto de Amêndoas com Azeite de Trufas

Rendimento: 4 porções

Para a primeira etapa:

- 200ml de caldo de legumes
- 60g de cebola picadinha
- 40g de manteiga sem sal
- 250g de arroz arborio
- 250ml de vinho branco

Para a segunda etapa:

- 180g de amêndoas laminadas
- 1,2 litro de caldo de legumes
- 120g de grana padano ralado
- sal e pimenta-do-reino branca a gosto
- 80g de manteiga sem sal
- 15ml de azeite aromatizado com trufas brancas

Preparo da primeira etapa do risoto:

1. Em uma panela, aquecer o caldo de legumes.
2. Em outra panela, "suar"* a cebola na manteiga.
3. Acrescentar o arroz arborio, refogar bem e adicionar o vinho branco, mexendo muito bem.
4. Em seguida, acrescentar, aos poucos, o caldo de legumes quente, mexendo sempre muito bem.
5. Trocar de recipiente e reservar.

Preparo da segunda etapa do risoto:

1. Colocar as amêndoas laminadas em uma assadeira e levar ao forno para tostar. Reservar.
2. Colocar a primeira parte do risoto em uma panela e levar ao fogo com um pouquinho de caldo de legumes quente.

3 Mexer bem o risoto e, aos poucos, ir adicionando o caldo de legumes quente restante.

4 Acrescentar o grana padano, temperar com pimenta-do-reino e acertar o sal.

5 Quando o arroz estiver praticamente no ponto, adicionar as amêndoas tostadas.

6 Retirar o risoto do fogo e terminar colocando a manteiga e o azeite aromatizado com trufas.

7 Colocar o risoto em um prato fundo, derramar algumas gotinhas de azeite de trufas e servir imediatamente.

Utensílios necessários: • 2 panelas • recipiente • assadeira

Dica: As frutas oleaginosas, como as amêndoas, devem ser guardadas com casca, uma vez que o contato com o ar oxida sua gordura e torna o sabor rançoso.

Saiba mais: Para preparar leite de amêndoas, basta bater 4 amêndoas no liquidificador com 1 copo de água. O leite de amêndoas batido com banana é uma ótima vitamina para ser consumida antes da prática de esportes.

Risoto de Beterraba com Queijo de Cabra

Rendimento: 4 porções

Para o caldo de beterraba:

125g de beterraba

sal e pimenta-do-reino a gosto

6g de alho picadinho

5g de orégano fresco

40ml de vinagre balsâmico

30ml de azeite de oliva

175ml de caldo de legumes

Para o risoto:

50g de cebola picadinha

12g de alho picadinho

40ml de azeite de oliva

250g de arroz arborio

1,2 litro de caldo de legumes

350ml de sopa de beterraba

70g de queijo grana padano ralado

sal e pimenta-do-reino a gosto

250g de queijo de cabra (boursin)

250g de beterraba em cubinhos cozidos al dente*

2,5g de orégano fresco picadinho

Para a montagem:

4 raminhos de orégano fresco

Preparo da sopa:

1 Em um tabuleiro, abrir uma folha de papel-alumínio.

2 Cortar as beterrabas em cubos e colocá-las sobre o papel-alumínio.

3 Temperar com sal e pimenta e acrescentar o alho.

4 Adicionar o orégano fresco, o vinagre balsâmico e o azeite.

5 Fechar o pacote de papel-alumínio e levar ao forno a 180°C, por aproximadamente 1 hora.

6 Retirar o pacote do forno, abrir e colocar as beterrabas, a metade do alho e das ervas e o líquido de cozimento em um liquidificador.

7 Acrescentar o caldo de legumes e bater bem.

8 Caso a sopa ainda esteja grossa, acrescentar mais caldo de legumes.

9 Conferir o tempero.

Preparo do risoto:

1 Em uma panela, "suar"* a cebola e o alho no azeite.

2 Acrescentar o arroz e deixar refogar.

3 Adicionar, pouco a pouco, o caldo de legumes quente.

4 Quando o arroz estiver quase al dente, acrescentar a sopa de beterraba e, em seguida, o queijo grana padano ralado.

5 Temperar com pimenta e sal.

6 Retirar o risoto do fogo e acrescentar 200g de queijo de cabra (reservar 50g para a finalização do prato).

7 Por último, adicionar os cubinhos de beterraba já aquecidos e o orégano fresco picadinho.

Montagem:

1 Colocar o risoto no prato fundo e salpicar queijo de cabra.

2 Decorar com um raminho de orégano e servir imediatamente.

Utensílios necessários: • tabuleiro • papel-alumínio • liquidificador • panela

Dica: O cozimento da beterraba no forno ou vapor ajuda a reter as vitaminas que ela contém.

> Saiba mais: Existem crenças de que a beterraba é rica em ferro, mas o que ela tem de sobra é vitamina C.

Risoto de Cogumelos com Pimenta-
-Verde, Marsala e Bacon

Rendimento: 4 porções

Para os cogumelos:

100ml de azeite de oliva

150g de shitake em tiras ou cubinhos

sal e pimenta-do-reino branca, moída, a gosto

150g de shimeji

Para o bacon:

- 100g de bacon em tirinhas
- 4g de açúcar

Para o risoto:

- 600ml de caldo de frango
- 60g de cebola picadinha
- 20ml de azeite de oliva
- 20g de manteiga sem sal
- 250g de arroz arborio
- 5g de pimenta-verde em conserva, escorrida
- 100ml de vinho Marsala
- 70g de grana padano
- 40g de manteiga sem sal
- 3g (1 colher de sobremesa) de tomilho picadinho
- sal e pimenta-do-reino branca, moída, a gosto

Preparo dos cogumelos:

1 Aquecer uma frigideira com azeite.
2 Saltear os shitakes e temperar com sal e pimenta.
3 Fazer a mesma operação com o shimeji.
4 Reservar os dois.

Preparo do bacon:

1 Aquecer uma frigideira com as tiras de bacon.
2 Retirar o excesso de gordura, salpicar o açúcar e deixar o bacon colorir.
3 Escorrer e colocar sobre um papel absorvente.

Preparo do risoto:

1 Aquecer o caldo de frango.
2 "Suar"* a cebola no azeite e na manteiga, sem colorir.
3 Acrescentar o arroz arborio, aumentar o fogo e refogar bem o arroz.
4 Adicionar a pimenta-verde escorrida.
5 Quando o arroz estiver translúcido, adicionar o Marsala.
6 Deixar o excesso de álcool evaporar.

7 Baixar o fogo um pouco e começar a adicionar o caldo de frango, mexendo muito bem.

8 Quando o arroz estiver quase no ponto, aquecer os cogumelos.

9 Acrescentar o grana padano.

10 Dar uma boa mexida e retirar a panela do fogo para finalizar, colocando a manteiga, o bacon e o tomilho.

11 Testar o tempero.

Utensílios necessários: • 2 frigideiras • escorredor • papel absorvente • panela

Dica: A pimenta é o segundo tempero mais usado em todo o mundo.

Saiba mais: Dizem que quem consome pimenta regularmente é mais bem--humorado, provavelmente pela liberação de endorfinas que ela promove.

Risoto de Gorgonzola com Vinho do Porto

Rendimento: 4 porções

Para a primeira etapa do risoto:

100ml de caldo de legumes
50ml de vinho do Porto
60g de cebola picadinha
40g de manteiga sem sal
250g de arroz arborio
100ml de vinho tinto

Para a redução de vinho do Porto:

250ml de vinho do Porto
75ml de vinho tinto
100g de açúcar
0,25g de zimbro
0,5g de pimenta-preta em grão

Para a segunda etapa do risoto:

180ml de caldo de legumes
70ml de vinho tinto
80g de grana padano ralado
sal e pimenta-do-reino a gosto
40g de manteiga sem sal

Para a montagem:

120g de gorgonzola ou roquefort, quebrado ou
cortado em cubos

Preparo da primeira etapa do risoto:

1. Misturar o caldo de legumes com o vinho do Porto e aquecer bem.
2. Em uma panela, "suar"* a cebola na manteiga, acrescentar o arroz arborio, refogar bem e adicionar o vinho tinto.
3. Mexer bem em fogo alto para que o vinho tinto evapore bastante.
4. Aos poucos, acrescentar o caldo de legumes com o vinho do Porto, mexendo muito bem.
5. Trocar de recipiente e reservar.

Preparo da redução de vinho do Porto:

1. Colocar todos os ingredientes na panela, levar ao fogo alto e deixar ferver por alguns minutos.
2. Abaixar o fogo e deixar cozinhar lentamente, até reduzir* o volume à metade. Deverá ficar com a consistência de xarope.
3. Peneirar e reservar.

Preparo da segunda etapa do risoto:

1 Aquecer o caldo de legumes misturado com o vinho tinto.
2 Colocar a primeira parte do risoto em uma panela e levar ao fogo com um pouquinho de caldo de legumes com vinho tinto quente.
3 Mexer bem e, aos poucos, ir adicionando mais caldo quente.
4 Acrescentar o grana padano, temperar com pimenta-do-reino e acertar o sal.
5 Quando o arroz estiver no ponto, apagar o fogo e adicionar a manteiga.

Montagem:

1 Colocar o risoto no meio do prato e acrescentar os pedaços de gorgonzola ou roquefort por cima.
2 Finalizar com alguns traços de redução de Porto.
3 Servir imediatamente.

Utensílios necessários: • panela • peneira • prato

> Saiba mais: O queijo gorgonzola é um dos queijos mais ricos em cálcio.

Risoto de Melão com Porto Branco e Parma Crocante

Rendimento: 4 porções

Para o Parma:

250g de presunto de Parma em fatias finas

Para o risoto:

400ml de caldo de legumes
300ml de suco de melão cantalupo
60g de cebola picadinha
20g de manteiga sem sal
20ml de azeite de oliva
250g de arroz arborio
150ml de Porto branco
70g de grana padano
pimenta-do-reino branca moída e sal
40g de manteiga sem sal
200g de melão cantalupo em bolinhas ou cubinhos
5g de hortelã à juliana*
50ml de suco de melão

Preparo do Parma crocante:

1 Espalhar as fatias de Parma sobre um tabuleiro e levar ao forno a 120°C por aproximadamente 15 minutos ou até ficarem crocantes.

Preparo do risoto:

1 Aquecer o caldo de legumes e o suco de melão cantalupo.

2 "Suar"* a cebola na manteiga e no azeite, sem colorir.

3 Acrescentar o arborio, aumentar o fogo e refogar bem o arroz. Quando ele estiver translúcido, adicionar o Porto branco.

4 Deixar o excesso de álcool evaporar, baixar o fogo um pouco e começar a adicionar o caldo de legumes e o suco de melão, mexendo muito bem.

5 Acrescentar o grana padano, temperar com pimenta-do-reino e acertar o sal.

6 Quando o arroz estiver no ponto, retirar o risoto do fogo e terminar colocando a manteiga, o melão em bolinhas, um pouco de Parma crocante, a hortelã e o suco do melão.

7 Testar o sal e a pimenta. Colocar o risoto em um prato e quebrar o Parma crocante por cima.

8 Servir imediatamente.

Utensílios necessários: • tabuleiro • panelas • colher para mexer risoto • concha para retirar o caldo

Dica: O melão tem uma grande fonte de hormônio vegetal: o etileno. Se estiver verde, basta embrulhá-lo no jornal. Em três dias, o melão estará maduro.

Saiba mais: **O suco de melão é excelente para curar ressaca.**

Risoto de moqueca com Camarões e Palmito Pupunha Fresco

Rendimento: 4 porções

Para o caldo de moqueca:

- 70ml de azeite de oliva
- 150g de cebola picada
- 15g de alho picado
- 60g de pimentão vermelho
- 60g de pimentão amarelo
- 10g de pimenta dedo-de-moça
- 250g de tomate, sem pele e sem semente, picado em cubinhos
- 70g de extrato de tomate natural (ver receita básica na p. 421)
- 3g de cúrcuma
- cabos de coentro, cebolinha e salsa
- 1 litro de caldo de camarão
- 100ml de leite de coco

Para os camarões:

- 40ml de azeite de oliva
- 20 camarões médios
- sal e pimenta-do-reino branca moída

Para o palmito:

50ml de azeite de oliva

120g de palmito da pupunha fresco, em cubinhos

sal e pimenta-do-reino branca moída

Para o risoto:

250ml de caldo de camarão

60g de cebola picadinha

40ml de azeite de oliva

250g de arroz arborio

100ml de vinho branco

70ml de azeite de oliva

2,5g de coentro picadinho

2,5g de cebolinha francesa

Preparo do caldo de moqueca:

1 Refogar, no azeite, a cebola, o alho, os pimentões, a pimenta dedo-de-moça e os tomates em cubinhos.

2 Em seguida, acrescentar o extrato de tomate natural, a cúrcuma e os cabos de coentro, cebolinha e salsa.

3 Quando os tomates estiverem cozidos, adicionar o caldo de camarões.

4 Deixar dar uma boa reduzida.

5 No final, acrescentar o leite de coco.

6 Retirar os cabos de coentro, salsa e cebolinha e bater o caldo no liquidificador. Reservar.

Preparo dos camarões:

1 Aquecer uma frigideira com azeite.

2 Temperar os camarões com sal e pimenta.

3 Saltear os camarões e reservar.

Preparo do palmito:

1 Saltear, em uma frigideira com azeite, o palmito em cubinhos e temperar com sal e pimenta.

2 Reservar.

Preparo do risoto:

1. Aquecer os caldos de camarão e de moqueca.
2. "Suar"* a cebola no azeite, sem colorir.
3. Acrescentar o arroz arborio, aumentar o fogo e refogar bem o arroz.
4. Quando ele estiver translúcido, adicionar o vinho branco.
5. Deixar o excesso de álcool evaporar.
6. Baixar um pouco o fogo e começar a adicionar, aos poucos, o caldo de camarão, mexendo muito bem.
7. Continuar o cozimento do arroz com o caldo de moqueca quente.
8. Quando o arroz estiver quase no ponto, aquecer os camarões.
9. Acrescentar, no risoto, o palmito pupunha picado.
10. Dar uma boa mexida e retirar a panela do fogo para finalizar, colocando o azeite, mexendo energicamente.
11. Adicionar alguns camarões, o coentro e a cebolinha. Colocar o risoto no prato e dispor os camarões no centro.

Utensílios necessários: • frigideira • panela • prato fundo • colher para risoto

Saiba mais: A cúrcuma tem curcuminoides, responsáveis por sua coloração amarela intensa. Estudos recentes comprovaram que esses compostos têm efeito anticancerígeno.

Risoto de Petit-Pois com Hortelã e Salmão

Rendimento: 4 porções

Para a primeira etapa do risoto:

350ml de caldo de legumes

60g de cebola picadinha

40g de manteiga sem sal

250g de arroz arborio

Para o salmão:

200g de filé de salmão fresco

60ml de azeite de oliva

sal e pimenta-do-reino branca moída na hora a gosto

Para o caldo de petit-pois para o risoto:

200ml de caldo de legumes

400g de petit-pois congelado

Para a segunda etapa do risoto:

100ml de caldo de legumes

600g de caldo de petit-pois

80g de grana padano ralado

sal e pimenta-do-reino branca moída na hora, a gosto

60g de petit-pois congelado

12 folhas médias de hortelã à juliana*

60g de manteiga sem sal

Preparo da primeira etapa do risoto:

1 Aquecer o caldo de legumes.
2 Numa panela, "suar"* a cebola na manteiga, acrescentar o arborio e refogar bem.
3 Aos poucos, adicionar o caldo de legumes quente, mexendo muito bem.
4 Trocar de recipiente e reservar.

Preparo do salmão:

1 Cortar o filé de salmão em tiras de 3cm x 1cm.
2 Aquecer bem uma frigideira antiaderente com o azeite de oliva e dourar as tiras de salmão, temperando com sal e pimenta-do-reino branca.

Preparo do caldo de petits-pois:

1 Aquecer bem o caldo de legumes e bater no liquidificador com o petit--pois ainda congelado.
2 Reservar.

Preparo da segunda etapa do risoto:

1. Colocar a primeira parte do risoto em uma panela e levar ao fogo com um pouquinho de caldo de legumes quente.
2. Mexer bem o risoto e aos poucos ir adicionando o caldo de petit-pois quente.
3. Acrescentar o grana padano, temperar com pimenta-do-reino e acertar o sal.
4. Adicionar o petit-pois ainda congelado.
5. Quando o arroz estiver praticamente no ponto, esquentar o salmão.
6. Retirar o risoto do fogo, acrescentar a juliana de hortelã, a manteiga e, por último, o salmão quente.
7. Colocar o risoto num prato fundo e servir imediatamente.

Utensílios necessários: • panela • frigideira antiaderente • liquidificador

Saiba mais: O chá de folha de hortelã é um remédio natural para cólicas intestinais e gastrite.

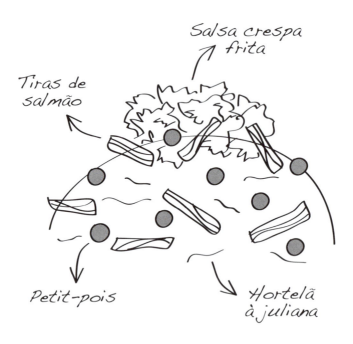

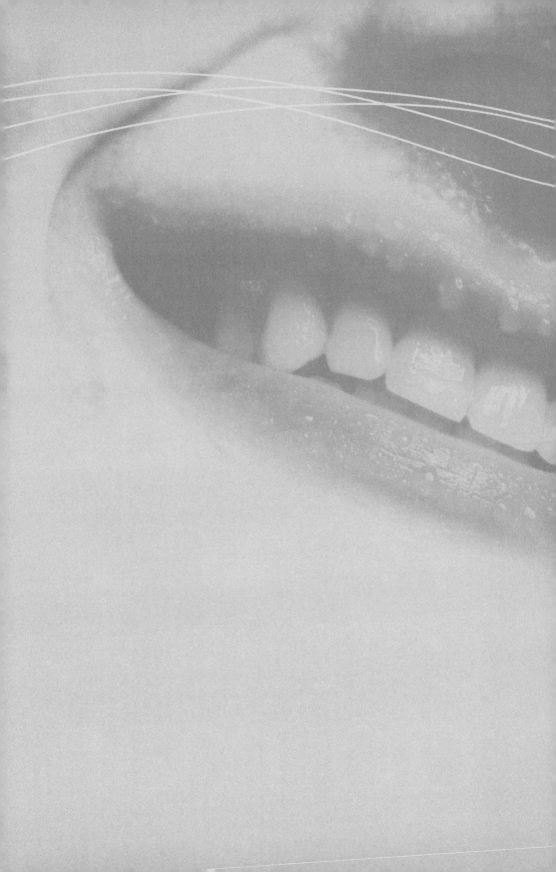

Peixes e frutos do mar

Filé de Tilápia em Papillote Mediterrâneo

Rendimento: 4 porções

1kg de filé de tilápia, sem pele
sal e pimenta-do-reino a gosto
100g de pimentão amarelo cortado em tiras finas
100g de pimentão vermelho cortado em tiras finas
16 tomates cerejas
120g de brócolis americano cortado em buquê
80g de favas verdes sem pele
50g de azeitona chilena cortada em tiras finas
8 galhos de tomilho
4 alhos inteiros
80ml de azeite extravirgem

Preparo:

1. Arrumar, sobre o papel-alumínio, os filés de tilápia temperados com sal e pimenta.
2. Acrescentar o restante dos ingredientes, regar com o azeite e acertar os temperos.
3. Fechar o papillote, vedando bem qualquer entrada de ar.
4. Colocar sobre um tabuleiro e levar ao forno preaquecido a 180°C por 25 minutos.
5. Retirar do forno e servir imediatamente.

Utensílios necessários: • 40cm de papel-alumínio • tabuleiro

Saiba mais: Os pimentões amarelos e vermelhos têm sabor adocicado e se constituem em uma das maiores fontes de vitamina A e C.

Pargo no Sal Grosso com Batatas ao Alho e Alecrim

Rendimento: 4 porções

Para as batatas:

80ml de azeite virgem

10g de alho picadinho

6g de alecrim picadinho

sal e pimenta-do-reino branca moída a gosto

5 batatas-inglesas cortadas em canoa, com casca

Para o peixe:

2kg de sal grosso

4 claras

1 pargo inteiro fresco, limpo e com escamas (aproximadamente 1,5kg)

sal e pimenta-do-reino branca moída a gosto

2 dentes de alho inteiros, sem casca

6 talos de tomilho fresco

Preparo das batatas:

1 Juntar o azeite, o alho picado e o alecrim.
2 Temperar com sal e pimenta.
3 Em um tabuleiro untado, dispor as batatas lado a lado, deixando uma distância de 0,5cm entre elas.
4 Regar com a mistura de azeite e levar ao forno alto por aproximadamente 30 minutos.
5 Virar as batatas na metade do tempo para que cozinhem por igual.
6 Reservar.

Preparo do peixe:

1 Em uma tigela, misturar bem o sal grosso com as claras. Reservar.
2 Temperar a carne do pargo com sal e pimenta.

3. Colocar, dentro do peixe, os dentes de alho e os talos de tomilho.
4. Sobre um tabuleiro untado, dispor o peixe e cobri-lo com a mistura de sal e clara.
5. Levar ao forno preaquecido a 200°C por exatamente 25 minutos.
6. Retirar o pargo do forno e deixar repousar por 10 minutos antes de servir.

Utensílios necessários: • 2 tabuleiros • tigela

Saiba mais: **O tomilho é uma erva estimulante do apetite e bactericida.**

Robalo sobre Mousseline de Espinafre, Tartare* de Frutas Frescas, Azeite de Hortelã e Emulsão de Pimentão Amarelo com Pimenta-de-Cheiro

Rendimento: 4 porções

Para o tartare de frutas:

- 2 carambolas maduras em cubinhos
- 2 ameixas maduras em cubinhos
- 20 amoras em cubinhos
- 20ml de azeite extravirgem
- 15g de mel de flor de laranjeira

Para a mousseline de espinafre:

- 400g de batata descascada e cortada em cubos
- 1,5 litro de água
- 100g de espinafre
- 100ml de creme de leite fresco
- sal e pimenta-do-reino branca a gosto

Para o azeite de hortelã:

- 100g folhas de hortelã
- 500ml de água
- 200ml de azeite extravirgem

Para a emulsão de pimenta-de-cheiro:

- 100ml de azeite extravirgem
- 2 pimentas-de-cheiro assadas sem semente
- 100g de pimentão amarelo assado sem pele
- 20ml de caldo de legumes
- sal e pimenta-branca a gosto

Para o peixe:

- azeite a gosto para grelhar
- 720g de filé de robalo (4 porções de 180g cada uma)
- sal e pimenta-do-reino branca a gosto
- cebolinha para decorar

Preparo do tartare de frutas:

1. Misturar delicadamente as frutas em cubos e acrescentar o azeite e o mel. Reservar.

Preparo da mousseline de espinafre:

1. Em uma panela, levar as batatas para cozinhar em água abundante até que estejam macias.
2. Em outra panela, colocar o espinafre em água fervente por 1 minuto.
3. Retirar o espinafre da panela, mergulhá-lo em água gelada e espremer bem, assim que esfriar.
4. Bater no liquidificador o creme de leite aquecido e o espinafre branqueado, até obter um creme bem liso.
5. Em um processador de alimentos, colocar as batatas cozidas, acrescentar o creme de espinafre e bater bem, até dar o ponto de mousseline. Se necessário, passar por uma peneira fina para ficar mais leve.
6. Temperar com sal e pimenta e reservar.

Preparo do azeite de hortelã:

1 "Branquear"* as folhas de hortelã em água fervente e colocá-las imediatamente em uma bacia com água bem gelada (o objetivo é dar um choque térmico).

2 Espremer bem as folhas de hortelã com as mãos para tirar o excesso de água e batê-las com o azeite no liquidificador.

3 Peneirar, colocando um papel absorvente ou um pano para que o azeite fique o mais transparente possível. Esse processo de decantação demora pelo menos 4 horas e deve ser feito na geladeira.

Preparo da emulsão de pimenta-de-cheiro:

1 Bater o azeite, a pimenta-de-cheiro, o pimentão e o caldo de legumes no liquidificador até ficar bem homogêneo e colorido.

2 Temperar com o sal e a pimenta.

3 Passar essa mistura por uma peneira fina e reservar.

Preparo do peixe:

1 Aquecer uma frigideira antiaderente com o azeite.

2 Temperar os filés de peixe com o sal e a pimenta e selar* os dois lados de cada filé.

3 Retirá-los da frigideira, colocá-los em um tabuleiro e levá-los ao forno a 180°C durante aproximadamente 8 minutos.

Montagem:

1 Retirar o peixe do forno.

2 Em um prato, colocar uma boa porção de mousseline de espinafre.

3 Dispor o filé de robalo por cima.

4 Adicionar o tartare de frutas sobre o peixe.

5 Decorar com uma cebolinha.

6 Contornar o peixe com o azeite de hortelã.

7 Dispor algumas bolinhas de emulsão de pimenta-de-cheiro.

Utensílios necessários: • panela • liquidificador • processador de alimentos • peneira fina • bacia • papel absorvente • frigideira antiaderente • tabuleiro

Dica: O cozimento do espinafre influencia o teor de suas vitaminas. O espinafre cru tem mais vitamina C do que o cozido.

Saiba mais: O espinafre é ótimo para a visão, pois contém luteína.

Salmão Semicozido com Aspargos Verdes e Molho Béarnaise

Rendimento: 4 porções

Para o molho béarnaise:

80g de cebola roxa picadinha
100ml de vinagre
15g de pimenta-preta em grão, esmagada
60ml de água
10g de estragão fresco picado
9 gemas de ovo
500g de manteiga clarificada*
sal a gosto

Para os aspargos:

12 aspargos verdes
1,5 litro de água
sal a gosto

Para o peixe:

280g de filé de salmão fresco (70g cada)
sal e pimenta-do-reino branca a gosto
500ml de azeite de oliva

Preparo do molho béarnaise:

1 Colocar a cebola com o vinagre em uma panela.
2 Adicionar a pimenta, a água e a metade do estragão.
3 Reduzir,* devagar, até praticamente secar e deixar esfriar bem.
4 Em um bowl em inox, colocar as gemas e a redução anterior e mexer bem com o fouet.
5 Levar ao banho-maria,* batendo constantemente com o fouet (60°C a 65°C).
6 Quando a preparação adquirir volume e consistência, retirar do fogo e acrescentar, pouco a pouco, a manteiga clarificada, batendo com o fouet.
7 Temperar com sal e adicionar o estragão restante.

Preparo dos aspargos verdes:

1 Cozinhar os aspargos al dente* em uma panela com bastante água salgada.
2 Assim que os aspargos estiverem cozidos, retirar da água fervente e mergulhar imediatamente em um bowl com água bem gelada.
3 Escorrer e reservar.

Preparo do peixe:

1 Temperar os filés de salmão com sal e pimenta-branca moída.
2 Colocar o azeite em uma panela e esquentar a 60°C.
3 Com uma escumadeira, mergulhar delicadamente os filés de salmão no azeite quente.
4 Deixar submerso por, no máximo, 2 minutos e retirar da panela.

Montagem:

1 Colocar os aspargos verdes quentes em três linhas no centro do prato.
2 Dispor o salmão sobre os aspargos e terminar colocando o molho béarnaise sobre uma das extremidades do salmão.

Utensílios necessários: • panelas • bowl em inox • fouet • escumadeira • prato

> **Saiba mais:** Asparago, além de ser quase isento de calorias, é ótimo para baixar a pressão arterial. É diurético e laxante suave.

Tainha Recheada com Farofa de Camarões

Rendimento: 4 porções

Para a farofa:

100g de manteiga sem sal
80g de cebola picada
9g de alho picado
1 pimenta dedo-de-moça picadinha
300g de camarão médio limpo e sem casca
300g de farinha de mandioca
30g de salsa picadinha
30g de cebolinha picada
200g de tomate em cubos
sal e pimenta-do-reino a gosto
4g de cominho em pó

Para a tainha:

1 tainha média inteira, limpa, sem escamas, com
aproximadamente 1,5kg
sal e pimenta-do-reino a gosto
80ml de azeite de oliva extravirgem

Preparo da farofa:

1 Em uma panela, aquecer a manteiga e refogar a cebola, o alho e a pimenta dedo-de-moça.
2 Acrescentar o camarão já temperado com sal, pimenta e cominho.
3 Cozinhar rapidamente por 3 minutos.
4 Juntar a farinha de mandioca, mexer bem e baixar o fogo, para que a farinha cozinhe sem queimar.
5 Adicionar a salsa picada, a cebolinha e o tomate em cubos.
6 Temperar com sal e pimenta a gosto.
7 Reservar.

Preparo da tainha:

1 Limpar bem a tainha e lavar a cavidade abdominal, para garantir que não haja sangue residual.
2 Temperar a carne da tainha, e sobre a pele, com sal e pimenta.
3 Colocar o recheio (farofa) na tainha.
4 Fechar bem com o auxílio da linha de costura para alimentos.
5 Levar a tainha a uma assadeira untada com azeite e cobrir com papel-alumínio.
6 Assar por 30 minutos no forno a 180°C.
7 Servir imediatamente, acompanhada da farofa restante.

Utensílios necessários: • panela média em inox, com fundo duplo • linha para alimentos • assadeira antiaderente tamanho grande • papel-alumínio

Dica: Uma colher de sopa de salsa fresca contém todos os óleos voláteis responsáveis por suas propriedades medicinais.

Saiba mais: Os herbalistas consideram a salsa um confortante para o estômago; mesmo em pequenas quantidades, refresca o hálito, apura o paladar e estimula a digestão.

Tucunaré com Crosta Paraense sobre Mousseline de Pupunha e Cappuccino de Feijão de Santarém com Tucupi

Rendimento: 6 porções

Para a crosta paraense:

- 125g de farinha de mandioca amarela
- 65g de castanha-do-pará picada
- sal e pimenta-do-reino branca, a gosto
- 100g de manteiga noisette* sem sal
- suco de 1/4 de limão
- 12g de chicória-do-pará picada
- 1g de salsa lisa picada
- 1g de manjericão picado
- 2,5g de alho picado, sem semente

Para a mousseline:

- 140ml de creme de leite fresco
- 400g de pupunha fresca cortada em rodelas
- sal a gosto
- pimenta-do-reino branca moída, a gosto

Para o feijão de Santarém:

- 70g de feijão de Santarém catado e lavado
- 1 folha de louro
- 1 galho de tomilho fresco
- 30g de toucinho defumado
- água
- sal e pimenta-do-reino branca a gosto

Para o cappuccino:

- 200ml de caldo de camarão bem reduzido
- 130g de feijão de Santarém cozido
- 190ml de tucupi

1 e 1/2 pimenta-de-cheiro, sem semente
60ml de creme de leite fresco
sal a gosto
60g de manteiga sem sal cortada em cubos

Para o tucunaré:

120ml de azeite de oliva
1,2kg de tucunaré (6 filés de 200g cada)
sal e pimenta-do-reino branca a gosto
crosta paraense
broto de coentro ou 6 buquês de manjericão para decorar

Preparo da crosta paraense:

1. Misturar a farinha de mandioca amarela com a castanha-do-pará.
2. Temperar com sal e pimenta branca moída.
3. Adicionar a manteiga e o suco de limão, misturar bem e acrescentar o restante dos ingredientes. Reservar.

Preparo da mousseline de pupunha:

1. Aquecer o creme de leite e acrescentar a pupunha.
2. Temperar com sal e pimenta e deixar em fogo brando até que a pupunha esteja bem cozida.
3. Processar para obter uma mistura bem lisa.
4. Conferir o tempero e reservar.

Preparo do feijão de Santarém:

1. Colocar, em uma panela, o feijão, o louro, o tomilho e o toucinho.
2. Cobrir com água, temperar com sal e pimenta e deixar por aproximadamente 25 minutos.

Preparo do cappuccino:

1. Aquecer o caldo de camarão.
2. Em um liquidificador, bater o feijão com o caldo de camarão, o tucupi, a pimenta e o creme de leite.
3. Temperar com sal, acrescentar a manteiga e bater bem, até a mistura ficar homogênea e formar uma bela espuma.
4. Reservar.

Preparo do tucunaré:

1. Aquecer uma frigideira antiaderente com azeite de oliva.
2. Temperar os filés com sal e pimenta.
3. Selar* os dois lados de cada filé, retirar do fogo e deixar esfriar em uma assadeira.
4. Cobrir a superfície de cada filé com uma camada de crosta paraense.
5. Momentos antes de servir, levar os peixes cobertos com a crosta ao forno a 180°C por 9 minutos.

Montagem:

1. Aquecer a mousseline e o cappuccino.
2. No centro de um prato fundo, colocar uma colher de mousseline de pupunha.
3. Dispor o peixe sobre a mousseline.
4. Bater bem a mistura do cappuccino no liquidificador até formar uma bela espuma na superfície.
5. Com uma concha, retirar apenas a espuma e colocá-la ao redor do peixe.
6. Decorar com os brotos de coentro ou os buquês de manjericão.

Utensílios necessários: • processador de alimentos • panela • liquidificador • frigideira antiaderente • assadeira • prato fundo • concha

> Saiba mais: Os feijões são recomendados pelo Instituto Americano de Pesquisa de Câncer para prevenir câncer de estômago, pâncreas, cólon, mama e reto.

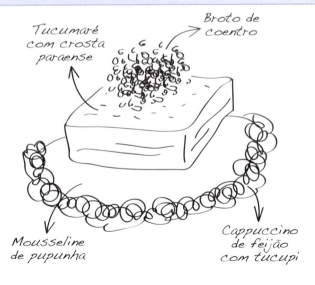

Vermelho com Crosta de Azeitonas e Funcho em Gremolata de Laranja

Rendimento: 4 porções

Para a crosta de azeitona:

- pão de miga sem casca, moído
- 125g de azeitona preta, sem caroço, picadinha
- 5g de alho (sem semente e bem picadinho)
- 35g de salsa lisa picadinha
- 2g de tomilho fresco picadinho
- 2g de manjericão picadinho
- 100g de manteiga sem sal
- 20ml de suco de limão
- sal e pimenta moída a gosto

Para a gremolata:

- 2 laranjas (raspas da casca e gomos)
- 15g de salsa picadinha
- 5g de alho em pasta (sem semente)

Para o funcho:

- 65ml de azeite de oliva virgem
- 20g de pimenta dedo-de-moça picadinha (sem semente)
- 300g de funcho em tirinhas
- 20ml de suco de limão
- sal a gosto
- 20g de nozes-pecãs picadas

Para o peixe:

- 600g de filé de vermelho sem pele (4 filés de 150g cada)
- sal e pimenta-branca moída a gosto
- 30ml de azeite de oliva virgem

Para a montagem:

20ml de azeite de oliva extra virgem

1/3 da caixa de minirrúcula ou miniagrião

Preparo da crosta de azeitona:

1. Processar o pão até ficar bem fininho.
2. Em um recipiente, misturar o pão, as azeitonas, o alho e todas as ervas. Reservar.
3. Aquecer a manteiga em uma panela até que ganhe a cor de avelã.
4. Retirar do fogo e acrescentar o suco de limão.
5. Adicionar essa mistura à do pão e temperar com sal e pimenta.
6. Deixar na geladeira por 1 hora.
7. Retirar a massa da geladeira e abri-la com um rolo entre duas folhas de papel-manteiga (ou plástico).
8. A massa deve ficar com 5mm de espessura.
9. Cortá-la do tamanho do topo do peixe e mantê-la no refrigerador até o momento de usar.

Preparo da gremolata:

1. Reservar os gomos de laranja na geladeira.
2. Em um recipiente, misturar a salsa, o alho e as raspas de laranja.
3. Reservar.

Preparo do funcho:

1. Aquecer o azeite em uma frigideira para "suar"* a pimenta e refogar o funcho.
2. Acrescentar o suco de limão e temperar com sal.
3. Momentos antes de servir, acrescentar a gremolata e as nozes-pecãs.

Preparo do peixe:

1. Temperar os filés de peixe com sal e pimenta.
2. Aquecer uma frigideira antiaderente com o azeite e selar* os dois lados dos filés.
3. Colocar os filés em uma assadeira e deixar esfriar.
4. Quando estiverem frios, cobri-los com uma camada da crosta de azeitona.
5. Levar os filés para a salamandra para aquecer e dourar a crosta.

Montagem:

1 Colocar o funcho com a gremolata no centro do prato e dispor o peixe por cima.
2 Ao lado, pôr a minirrúcula misturada com os gomos de laranja e finalizar contornando a porção com um fio de azeite.

Utensílios necessários: • processador • recipientes • panelas • rolo pra abrir massa • papel-manteiga • 2 frigideiras antiaderentes • assadeira • salamandra

Saiba mais: O manjericão é uma erva venerada na Índia e nos países mediterrâneos por suas propriedades digestivas e fortificantes.

Vermelho Grelhado com Tomatinhos Assados, Brócolis, Amêndoas, Queijo Feta e Emulsão de Rúcula

Rendimento: 4 porções

Para o tomatinho assado:

15ml de azeite de oliva extravirgem
20 tomates cerejas
6g de alho (dente, sem semente)
4 galhos de tomilho
sal e pimenta-do-reino branca moída, a gosto

Para a emulsão de rúcula:

120g de rúcula
1 litro de água
110g de caldo de legumes

70g de azeite de oliva extravirgem

sal e pimenta-do-reino branca moída na hora, a gosto

Para o peixe:

40ml de azeite de oliva virgem

720g de vermelho (4 unidades com 180g cada)

sal e pimenta-do-reino branca moída, a gosto

Para a guarnição:

200g de brócolis (pequenos buquês cozidos al dente)*

25g de azeite de oliva

40g de amêndoa tostada, cortada em lâminas

100g de queijo feta em cubos

1g de hortelã à juliana*

1g de manjericão à juliana

Minirrúcula para decorar

Preparo do tomatinho assado:

1 Em uma assadeira untada com azeite de oliva, colocar os tomatinhos, os dentes de alho cortados e os galhos de tomilho.

2 Temperar com sal e pimenta-do-reino.

3 Levar ao forno a 150°C por 8 minutos.

4 Retirar do fogo e reservar.

Preparo da emulsão de rúcula:

1 "Branquear"* a rúcula em uma panela com bastante água fervente.

2 Escorrer e colocar imediatamente a rúcula em uma bacia com bastante água bem gelada.

3 Escorrer novamente a rúcula e bater no liquidificador com o caldo de legumes quente.

4 Emulsionar com o azeite de oliva e temperar com sal e pimenta-do-reino.

5 Reservar.

Preparo do peixe:

1 Em uma frigideira antiaderente, esquentar bem o azeite para selar* as porções do peixe temperadas com sal e pimenta-do-reino branca moída.
2 Momentos antes de servir, levá-lo ao forno a 180°C por 7 minutos.

Montagem:

1 Em uma travessa de alumínio, colocar os tomatinhos assados e o brócolis cozido.
2 Regar com um pouco de azeite e, no momento de servir, levar ao forno para aquecer.
3 Acrescentar as amêndoas, o queijo feta e as ervas à juliana.
4 Colocar essa mistura no centro do prato.
5 Dispor o peixe por cima e a emulsão de rúcula em torno.
6 Terminar colocando a minirrúcula sobre e o peixe.

Utensílios necessários: • assadeira • panela • bacia • liquidificador • frigideira antiaderente • travessa de alumínio • prato

Dica: Os peixes têm menos gordura que outras carnes comestíveis.

Saiba mais: Os queijos de ovelha são os mais fáceis de ser digeridos.

Carnes

Costeleta de Cordeiro com Molho de Cenoura, Cominho e Anis, e Arroz Indiano

Rendimento: 4 porções

Para o molho:

- 10ml de azeite de oliva virgem
- 40g de cebola
- 1 folha de louro
- 750ml de suco de cenoura
- 9g de cominho
- 4g de anis-estrelado
- 180ml de caldo de vitela bem reduzido
- sal e pimenta-do-reino branca a gosto
- 80g de manteiga sem sal gelada

Para o arroz:

- 250g de arroz basmati
- 1 litro de água
- sal a gosto
- 30ml de azeite de oliva
- 50g de cebola
- 25g de gengibre
- 4g de pimenta dedo-de-moça picadinha
- 3g de cardamomo moído
- 3g de cúrcuma em pó
- 1 folha de louro
- 1/2 canela em pau
- 375ml de caldo de legumes ou de frango
- 70g de passa branca hidratada
- 70g de amêndoa em lâmina tostada
- 5g de coentro fresco picado
- 5g de hortelã à juliana*

Para a vagem:

- 100g de vagem francesa
- 1 litro de água
- sal a gosto

Para a costeleta:

- 40ml de azeite de oliva virgem
- 1,2kg de costeleta de cordeiro (4 peças com aproximadamente 280g cada)
- sal e pimenta-do-reino preta moída na hora a gosto
- alecrim para decorar

Preparo do molho:

1. Em uma panela, esquentar o azeite de oliva e "suar"* a cebola.
2. Acrescentar a folha de louro, o suco de cenoura e as especiarias.
3. Deixar reduzir* lentamente à metade.
4. Acrescentar o caldo de vitela e deixar reduzir um pouco mais.
5. Temperar com sal e pimenta e passar o molho em uma peneira fina.
6. Adicionar a manteiga fria, conferir o sal e a pimenta. Reservar.

Preparo do arroz:

1. Lavar bem o arroz basmati e colocá-lo de molho em água fria, salgada, durante 30 minutos.
2. "Suar", no azeite de oliva, a cebola, o gengibre, a pimenta fresca e as especiarias.
3. Escorrer o arroz e levar à panela para refogar.
4. Em seguida, adicionar o caldo de legumes quente e deixar cozinhar por 15 minutos.
5. Retirar do fogo e deixar repousar por 10 minutos sem mexer.
6. Misturar o arroz com as passas hidratadas e escorridas, as amêndoas tostadas, o coentro e a hortelã picados. Reservar.

Preparo da vagem:

1. Cozinhar as vagens em bastante água fervente com sal.
2. Assim que estiverem al dente,* retirar da panela e mergulhar imediatamente em um bowl com água gelada para interromper o cozimento.
3. Escorrer e reservar.

Preparo do cordeiro:

1. Esquentar muito bem uma frigideira com o azeite de oliva.
2. Temperar as costeletas com sal e pimenta.
3. Selar* todos os lados de cada peça de costeleta no azeite bem quente.
4. Retirar do fogo e colocar em uma assadeira para repousar por 15 minutos.
5. No momento de servir, aquecer as peças de costeleta no forno a 180°C, por aproximadamente 8 minutos.
6. Cortar as costeletas seguindo os ossos e montar rapidamente o prato.

Montagem:

1. Aquecer o molho em fogo baixo.
2. Esquentar o arroz em uma frigideira com um pouquinho de azeite.
3. Aquecer as vagens em uma frigideira com azeite quente, temperando com sal e pimenta-do-reino branca.
4. Colocar as vagens na parte esquerda de um prato oval.
5. Dispor as costeletas sobre as vagens e colocar o molho ao redor. Decorar com o alecrim.
6. Servir o arroz em uma panelinha à parte.

Utensílios necessários: • panela • peneira fina • bowl • frigideira • assadeira • panelinha

Saiba mais: A cenoura está no topo da relação de alimentos mais ricos em vitamina A, uma vitamina lipossolúvel que é melhor absorvida na presença de gordura, como o azeite de oliva na salada. Os óleos essenciais do cominho estimulam a digestão.

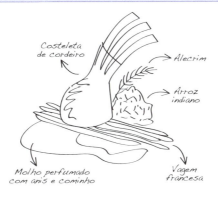

Costeleta de Porco Charcutière e Purê de Batata

Rendimento: 4 porções

Para as costeletas:

30ml de óleo de girassol

20g de manteiga sem sal

4 costeletas de porco com 180g cada e espessura de 2,5cm

sal e pimenta-do-reino a gosto

Para o molho:

80g de cebola picadinha

300ml de vinho branco

500ml de caldo de vitela

20g de mostarda de Dijon

40g de manteiga sem sal, gelada e cortada em cubinhos

50g de pepino em conserva à juliana*

8g de salsa picadinha

Para o purê:

750g de batata inglesa com casca

água

10g de sal grosso para cada litro de água

190g de manteiga sem sal, gelada e cortada em cubinhos

150ml a 225ml de leite integral

sal a gosto

alecrim para decorar

Preparo das costeletas:

1   Em uma frigideira, esquentar bem o óleo de girassol e a manteiga.

2   Temperar as costeletas com sal e pimenta.

3   Selar* as costeletas dos dois lados, mexendo bem a frigideira para não deixar grudar no fundo. Os dois lados devem ficar bem dourados.

4   Retirar as costeletas da frigideira.

5   Manter a gordura na frigideira e reservar as costeletas em uma assadeira.

Preparo do molho:

1   Descartar um pouco da gordura da frigideira em que estavam as costeletas.

2   Adicionar a cebola e refogar bem.

3   Acrescentar o vinho e deixar ferver para tirar o excesso de acidez.

4   Completar com o caldo de vitela, baixar o fogo e deixar reduzir.*

5   Quando atingir consistência (se mergulhar o dorso de uma colher no molho, fizer um traço com o dedo e o traço não desaparecer, é porque o molho está na consistência correta), colocar a mostarda, mexendo bem com um fouet.

6   Adicionar, aos poucos, a manteiga, mexendo muito bem com o fouet até que fique totalmente incorporada. Não deixe ferver!

7   Por último, acrescentar o pepino e a salsa.

Preparo do purê de batata:

1   Lavar muito bem as batatas com casca.

2   Colocá-las em uma panela com água (a água deve ultrapassá-las em 2cm de altura).

3   Adicionar o sal grosso (10g de sal por litro de água).

4   Cozinhar por aproximadamente 20 a 30 minutos, até que uma faca penetre facilmente a batata.

5   Escorrer as batatas e tirar as cascas enquanto elas ainda estiverem quentes.

6   Passá-las no espremedor de legumes ou em uma peneira fina.

7   Colocar as batatas espremidas em uma panela e levar ao fogo para secar, mexendo bem por aproximadamente 4 minutos.

8   Em seguida, incorporar a manteiga.

9   Mexer vigorosamente para obter uma mistura lisa e untuosa.

10 Ferver o leite e acrescentá-lo, ainda bem quente e aos poucos, às batatas.

11 Mais uma vez mexer energicamente. Conferir o sal.

Finalização:

1   Levar a assadeira com as costeletas ao forno a 180°C. (O cordeiro deve ser servido ao ponto para malpassado (rosado). Ao tocar a carne já assada com o dedo, deve-se sentir pouca resistência.)

2   Aquecer o molho sem deixar ferver.

3   Esquentar o purê de batata.

4 Dispor o purê no centro do prato ao lado da costeleta e colocar o molho ao redor.

5 Decorar com um galho de alecrim.

Utensílios necessários: • frigideira • assadeira • fouet • panela • escorredor • espremedor ou peneira fina

Saiba mais: Os alcaloides tóxicos da batata se acumulam nos "olhos" ou brotos, e devem, portanto, ser retirados quando ela for consumida com casca.

Entrecôte com Mix de Legumes Verdes e Molho Béarnaise

Rendimento: 4 porções

Para os legumes verdes:

8 aspargos verdes

100g de ervilha-torta

100g de brócolis americano

30ml de azeite de oliva

sal e pimenta a gosto

Para o molho béarnaise:

40g de cebola roxa picadinha

50ml de vinagre

3g de pimenta-preta em grão esmagada

30ml de água

5g de estragão fresco picado

5 gemas

250g de manteiga clarificada*

sal a gosto

Para o contrafilé:

- 20ml de óleo de girassol
- 20ml de manteiga sem sal
- 4 contrafilés com 180g e 2,5cm de altura
- sal e pimenta-do-reino preta, a gosto

Preparo dos legumes verdes:

1. Cozinhar separadamente os aspargos, as ervilhas e os brócolis em uma panela com bastante água salgada.
2. Assim que estiverem al dente,* retirar da água fervente e mergulhá-los imediatamente em um bowl com água bem gelada.
3. Escorrer e reservar.
4. No momento de servir, aquecer uma frigideira com azeite e saltear os legumes, temperando com sal e pimenta.

Preparo do molho béarnaise:

1. Colocar a cebola com o vinagre em uma panela.
2. Adicionar a pimenta quebrada, a água e a metade do estragão.
3. Reduzir* lentamente, praticamente a seco.
4. Deixar esfriar bem.
5. Em um bowl de inox, colocar as gemas com a redução anterior. Mexer bem com o fouet.
6. Levar ao banho-maria,* batendo constantemente com o fouet (60°C a 65°C).
7. Quando a preparação adquirir volume e consistência, retirar do fogo e acrescentar, pouco a pouco, a manteiga clarificada, batendo com o fouet.
8. Temperar com sal e adicionar o estragão restante.

Preparo do contrafilé:

1. Esquentar muito bem uma frigideira com o óleo e a manteiga.
2. Temperar as peças de contrafilé com sal e pimenta.
3. Selar* todos os lados de cada peça do contrafilé.
4. Retirar do fogo e colocar em uma assadeira para repousar por 15 minutos.
5. No momento de servir, aquecer as peças de contrafilé no forno a 180°C por aproximadamente 8 minutos.

Montagem:

1. Colocar o mix de legumes verdes quentes no centro do prato.
2. Dispor o contrafilé sobre os legumes.
3. Colocar o molho béarnaise sobre uma das extremidades do contrafilé.

Utensílios necessários: • 2 panelas • frigideira • 2 bowls de inox • batedor fouet • assadeira

Dica: Outro acompanhamento clássico para o entrecôte sauce béarnaise é a batata frita.

Saiba mais: Gregos e romanos consumiam grande quantidade de cebola porque a ela era atribuída a propriedade de fortalecer os músculos.

Filé Mignon com Batatinhas Douradas, Cogumelos e Bacon, e Molho de Vinho Tinto

Rendimento: 4 porções

Para o bacon:

120g de tiras de bacon

8g de açúcar

Para os cogumelos:

40ml de azeite de oliva virgem

3g de alho picadinho

100g de cogumelo-de-paris fresco cortado ao meio

sal e pimenta-do-reino branca a gosto

Para o molho:

- 10ml de azeite de oliva virgem
- 40g de cebola
- 1 folha de louro
- 1 galho de tomilho fresco
- pimenta-preta em grãos a gosto
- 350ml de vinho tinto seco
- 500ml de caldo de vitela bem reduzido
- 60g de manteiga sem sal gelada
- sal a gosto

Para as batatinhas:

- 40ml de azeite de oliva virgem
- 150g de batata aperitivo pré-cozida
- sal e pimenta-do-reino preta a gosto

Para a cebola:

- 1 cebola roxa fatiada fina
- 500ml de óleo de girassol para fritar
- sal a gosto

Para o filé:

- 40ml de azeite de oliva virgem
- 800g de filé mignon bovino (4 peças de aproximadamente 200g cada um)
- sal e pimenta-do-reino preta moída na hora, a gosto

Preparo do bacon:

1. Acomodar as tiras de bacon em uma frigideira antiaderente e levar ao fogo médio até que soltem o excesso de gordura e fiquem levemente douradas.
2. Escorrer bem a gordura, acrescentar o açúcar e voltar para o fogo para terminar de dourar e ganhar brilho.
3. Escorrer mais uma vez e colocar sobre papel absorvente.
4. Reservar.

Preparo dos cogumelos:

1. Aquecer, em uma panela, o azeite e acrescentar o alho picadinho.
2. Assim que estiver soltando o aroma, acrescentar os cogumelos e saltear rapidamente.
3. Temperar com sal e pimenta e reservar.

Preparo do molho:

1. Em uma panela, esquentar o azeite de oliva e "suar"* a cebola.
2. Acrescentar a folha de louro, o tomilho, a pimenta-preta em grãos e o vinho tinto.
3. Deixar reduzir* lentamente à metade.
4. Acrescentar o caldo de vitela e deixar reduzir um pouco mais.
5. Passar o molho em uma peneira fina.
6. Adicionar a manteiga fria e conferir o sal e a pimenta.
7. Reservar.

Preparo das batatinhas:

1. Aquecer uma frigideira antiaderente com o azeite de oliva.
2. Assim que estiver bem quente, colocar as batatinhas pré-cozidas e cortadas transversalmente, com o corte para baixo.
3. Deixar fritar até dourar.
4. Temperar com sal e pimenta e reservar.

Preparo da cebola crocante:

1. Secar as tiras de cebola em papel absorvente.
2. Aquecer o óleo em uma panela e fritar as tiras de cebola.
3. Quando estiverem douradas, retirar, colocá-las sobre papel absorvente e salpicar sal.
4. Deixar esfriar e conservar em recipiente hermeticamente fechado.

Preparo do filé:

1. Esquentar muito bem uma frigideira com o azeite de oliva.
2. Temperar o filé mignon com sal e pimenta.
3. Selar* todos os lados de cada peça de filé no azeite bem quente.
4. Retirar do fogo e colocar em uma assadeira, para repousar, por 15 minutos.

5 No momento de servir, aquecer as peças de filé mignon no forno a 180°C, por aproximadamente 5 minutos.
6 Cortar o filé transversalmente e montar rapidamente o prato.

Montagem:
1 Colocar as batatinhas douradas, juntamente com o bacon e os cogumelos, no centro do prato.
2 Acomodar o filé mignon ao lado e dispor o molho ao redor.
3 Colocar a cebola crocante sobre o filé.

Utensílios necessários: • frigideira antiaderente • papel absorvente • panela • peneira fina • assadeira • recipiente hermeticamente fechado

Saiba mais: **O cogumelo estimula o sistema imunológico.**

Filé Mignon de Porco em Crosta de Especiarias, Molho de Romã e Lentilhas com Batatinhas e Uvas

Rendimento: 4 porções

Para as batatas:
40ml de azeite de oliva virgem
150g de batata aperitivo pré-cozida
sal e pimenta-do-reino branca a gosto

Para a lentilha:
80g de cebola picada
3g de alho picado

30g de bacon

40ml de azeite

100g de lentilha verde *du puy*

1/2 folha de louro

320ml de água

sal e pimenta-preta, a gosto

Para o bacon:

120g de tiras de bacon

8g de açúcar

Para o molho:

10ml de azeite de oliva virgem

40g de cebola

1 folha de louro

sal e pimenta-do-reino branca moída na hora a gosto

500ml de caldo de vitela bem reduzido

40ml de molho de romã (azedo)

20ml de xarope de romã (doce)

60g de manteiga sem sal gelada

Para a crosta de especiarias:

5g de canela em pau

2g de cravo em flor

5g de pimenta-preta em grão

5g de cominho em grão

5g de erva-doce

5g de cardamomo (apenas a parte interna)

5g de zimbro em grão

Para o filé:

40ml de azeite de oliva virgem

720g de filé mignon de porco (4 peças com aproximadamente 180g cada)

sal e pimenta-do-reino preta, moída na hora, a gosto

Para a montagem:

10g de manteiga
24 unidades de uva verde sem semente
sal e pimenta-do-reino branca a gosto
4 ramos de tomilho para decorar

Preparo das batatas:

1. Aquecer uma frigideira antiaderente com o azeite de oliva.
2. Assim que estiver bem quente, colocar as batatas pré-cozidas e cortadas transversalmente, com o corte para baixo.
3. Deixar fritar até dourar.
4. Temperar com sal e pimenta, e reservar.

Preparo da lentilha:

1. "Suar"* a cebola, o alho e o bacon em uma panela com o azeite.
2. Acrescentar a lentilha, refogar um pouco e adicionar os demais ingredientes.
3. Cozinhar por aproximadamente 20 minutos, escorrer e reservar.

Preparo do bacon:

1. Acomodar as tiras de bacon em uma frigideira antiaderente.
2. Levar ao fogo médio até que soltem o excesso de gordura e fiquem levemente douradas.
3. Escorrer bem a gordura, acrescentar o açúcar e voltar ao fogo para terminar de dourar e ganhar brilho.
4. Escorrer, colocar sobre papel absorvente e reservar.

Preparo do molho:

1. Em uma panela, esquentar o azeite de oliva e "suar" a cebola.
2. Acrescentar a folha de louro, a pimenta em grãos, o sal e a glace de vitela, e deixar reduzir* até ficar com a consistência de xarope.
3. Acrescentar o molho e o xarope de romã.
4. Passar o molho por uma peneira fina.
5. Adicionar a manteiga gelada e conferir o sal e pimenta.
6. Reservar.

Preparo da crosta de especiarias:

1 Em uma frigideira, tostar todas as especiarias em fogo baixo até que comecem a soltar os aromas.
2 Bater no liquidificador até se transformar em um pó.
3 Reservar.

Preparo do filé:

1 Esquentar muito bem uma frigideira com o azeite de oliva.
2 Temperar o filé mignon com sal e pimenta e salpicar as especiarias em volta da carne até cobrir bem, fazendo uma crosta de especiarias.
3 Selar* todos os lados de cada peça de filé no azeite bem quente.
4 Retirar do fogo e colocar em uma assadeira para repousar por 15 minutos.
5 No momento de servir, aquecer as peças de filé mignon de porco no forno a 180°C, por aproximadamente 5 minutos.
6 Cortar o filé transversalmente e montar rapidamente o prato.

Montagem:

1 Na hora de servir, aquecer a manteiga em uma panela e acrescentar a lentilha, as tiras de bacon e as uvas verdes cortadas ao meio.
2 Temperar com sal e pimenta.
3 Em um prato, colocar as batatinhas junto à mistura de lentilha, acomodar o filé mignon ao lado e dispor o molho ao redor.
4 Enfeitar cada um dos pratos com um ramo de tomilho.

Utensílios necessários: • frigideira antiaderente • panela • peneira fina • liquidificador • assadeira

Saiba mais: **A romã é um alimento usado para aumentar o vigor (ou potência) sexual.**

Lombo de Avestruz, Agnolotti* de Gorgonzola e Ameixa-Preta, e Molho ao Porto com Especiarias

Rendimento: 8 porções

Para o molho:

50g de cebola picadinha

20g de manteiga sem sal

1 folha de louro

4 ramos de tomilho

5 grãos de pimenta-preta

1 anis-estrelado

1 canela em pau pequena

10 grãos de zimbro

750ml de vinho tinto seco

750ml de vinho do Porto

1,4 litro de caldo de vitela

Para o recheio:

600g de queijo gorgonzola

200g de ameixa-preta seca, sem caroço

sal e pimenta a gosto

Para o lombo:

1,4kg de lombo de avestruz (8 peças com aproximadamente
180g cada)

80ml de óleo de girassol

sal e pimenta a gosto

Para a massa:

350g de farinha de semolina

150g de farinha de trigo

10g de sal fino

9 gemas

2 ovos inteiros

15g de manteiga clarificada*

15ml de saquê seco

Para a montagem:

8 galhos de alecrim

Preparo do molho:

1. "Suar"* a cebola na manteiga e acrescentar as especiarias.
2. Refogar por 1 minuto e adicionar o vinho tinto e o do Porto.
3. Cozinhar em fogo alto até ferver, para que o álcool evapore totalmente e, então, abaixar o fogo.
4. Assim que reduzir* um pouco, acrescentar o caldo de vitela.
5. Manter no fogo baixo, até atingir consistência mais espessa.
6. Reservar.

Preparo do recheio:

1. Bater no processador o queijo gorgonzola e a ameixa-preta sem caroço, até obter uma pasta.
2. Temperar com sal e pimenta e colocar em um saco de confeitar.
3. Reservar na geladeira.

Preparo do lombo:

1. Cortar o lombo de avestruz em porções de aproximadamente 180g.
2. Aquecer uma frigideira com o óleo.
3. Temperar as porções de avestruz com sal e pimenta.
4. Selar* todos os lados do lombo na frigideira bem quente.
5. Retirar as porções de lombo da frigideira, colocá-las em um tabuleiro e deixar descansar por aproximadamente 15 minutos.
6. No momento de servir, levar as porções para o forno a 180°C, por aproximadamente 5 minutos.

Preparo da massa:

1. Levar à batedeira todos os ingredientes.
2. Bater até obter uma massa homogênea.

3 Deixar a massa descansar por 1 hora e abrir no cilindro até a espessura de 7mm.

4 Cobrir com o recheio e modelar os agnolottis.

5 Cozinhar os agnolottis em água abundante, até ficar al dente.*

6 No momento de servir, aquecer uma porção de molho ao Porto e acrescentar a massa pré-cozida, de forma que o molho envolva completamente a massa.

Montagem:

1 De um lado do prato, dispor os agnolottis e, do outro, o lombo de avestruz fatiado.

2 Colocar o molho ao redor da carne e decorar com um ramo de alecrim.

Utensílios necessários: • processador • saco de confeitar • frigideira • tabuleiro • batedeira • cilindro para abrir massa

Dica: O lombo de avestruz com molho de Porto pode ser servido com uma boa salada verde com lascas de gorgonzola e de pera.

Saiba mais: O avestruz é a carne vermelha que tem menos colesterol.

Navarin de Cordeiro e Tagliatelle com Ervas

Rendimento: 4 porções

Para o cordeiro:

60ml de óleo de girassol

40g de manteiga sem sal

1kg de paleta de cordeiro em cubos de 3,5cm

sal e pimenta-do-reino moída, a gosto

150g de cebola picada

3 dentes de alho (sem semente)

15g de farinha de trigo

100g de extrato de tomate natural

1 bouquet garni (galhos de tomilho, alecrim, cabos de salsa e uma folha de louro amarrados)

1 litro de caldo de cordeiro ou de carne

200g de nabo em cubos de 1cm

200g de cenoura em cubos de 1cm

200g de batata-doce em cubos de 1cm

200g de cebolinhas aperitivo

30g de manteiga

30g de açúcar

160g de petit-pois

10g de salsa picadinha para decorar

Para o tagliatelle:

45ml de azeite virgem

8g de alecrim picado

8g de folhas de tomilho

250g de tagliatelle pré-cozido al dente*

sal e pimenta a gosto

Preparo do cordeiro:

1 Esquentar uma panela com óleo e manteiga.
2 Temperar os cubos de cordeiro com sal e pimenta.
3 Selar* os cubos de cordeiro na frigideira bem quente.
4 Retirar os cubos e reservar.
5 Na mesma panela com óleo e manteiga, refogar a cebola e o alho.
6 Voltar os pedaços de cordeiro para a panela.
7 Deixar aquecer e, então, polvilhar bem a farinha sobre os pedaços.
8 Mexer bem até que a farinha cozinhe.
9 Acrescentar o extrato de tomate natural e o bouquet garni.
10 Cobrir tudo com o caldo de cordeiro ou de carne.
11 Deixar levantar fervura e, em seguida, baixar bem o fogo para que o cozimento seja bem lento.

12 Temperar com um pouquinho de sal e pimenta-do-reino moída.

13 No meio do cozimento da carne, acrescentar os cubos de nabo, cenoura e batata-doce.

14 Quando o cordeiro estiver bem macio, retirar os cubos de carne da panela e reservar.

15 Testar o cozimento dos legumes e, se estiverem cozidos, retirar os cubos do molho. Levar esse molho para reduzir,* até tomar uma consistência mais espessa. Reservar.

16 Glaçar as cebolinhas. Colocar em uma panela as cebolinhas cobrindo todo o fundo. Cobrir as cebolinhas com meia altura de água e adicionar a manteiga, o sal e o açúcar, levar ao fogo para cozinhar e caramelizar.* Reservar.

17 Cozinhar o petit-pois em água fervente com bastante sal por 3 minutos.

18 Resfriar, em uma bacia com gelo, para que fiquem bem verdes e crocantes.

19 No momento de servir, aquecer bem o molho do cozimento do cordeiro, juntar os cubos de carne e de legumes, acrescentar o petit-pois e as cebolinhas glaceadas ao navarin. Salpicar salsa picadinha.

Preparo do tagliatelle:

1 Em uma frigideira, aquecer o azeite e adicionar as ervas para que soltem seu aroma.

2 Juntar a massa pré-cozida e mexer para que as ervas envolvam a massa.

3 Temperar com sal e pimenta e servir.

Utensílios necessários: • bowls • 2 panelas • 2 frigideiras

Dica: Se desejar quantidade maior de betacaroteno, escolha as batatas-doces mais escuras, porém, se precisar de mais açúcar, opte pelas amarelas.

Saiba mais: Por ser rica em amido e pró-vitamina A, betacaroteno, a batata-doce é o alimento ideal para quem precisa realizar esforço físico prolongado.

Ossobuco de Vitela com Polenta Macia e Cogumelos

Rendimento: 4 porções

Para o fricassé de cogumelos:

20ml de azeite de oliva

150g de shitake (sem cabo)

sal e pimenta-do-reino moída na hora, a gosto

150g de cogumelo-de-paris (sem cabo)

Para a vitela (primeira parte):

60ml de azeite de oliva

sal e pimenta-do-reino branca

8 ossobucos com 4cm de altura

farinha de trigo, conforme necessário

Para a vitela (segunda parte):

500ml de vinho branco

75g de cebola picada

50g de cenoura picada

40g de alho-poró picado

30g de aipo picado

5g de cabo de salsa

2g de galhos de tomilho

1 folha de louro

1/2 laranja pera (duas fatias da casca, sem a parte branca)

200ml de extrato de tomate natural

350ml de caldo de músculo (ver receitas básicas, p. 414)

150ml de caldo de vitela reduzido

4g de purê de alho assado

sal e pimenta-do-reino branca

Para a polenta:

500ml de caldo de legumes

0,2g de açafrão em estigmas

sal e pimenta-branca moída, a gosto

125g de farinha de milho

50g de queijo grana padano ralado

60g de manteiga sem sal

azeite de oliva (para untar e grelhar)

Para a montagem:

1 limão-siciliano

4 galhos de alecrim

Preparo do fricassé de cogumelos:

1 Em uma frigideira antiaderente, aquecer metade do azeite de oliva e saltear os shitakes, temperando com sal e pimenta.

2 Fazer a mesma operação com o cogumelo-de-paris.

3 Reservar.

Preparo da vitela (primeira parte):

1 Esquentar bem uma panela com azeite.

2 Temperar, com sal e pimenta, as peças de vitela no último momento.

3 Passá-las na farinha de trigo, retirando bem o excesso.

4 Selar* todos os lados de cada peça até dourar.

5 Reservar.

Preparo da vitela (segunda parte):

1 Retirar o excesso de azeite da panela, voltar para o fogo e derramar metade do vinho.

2 Peneirar esse vinho e reservar.

3 Na mesma panela, refogar todos os legumes com um pouquinho de azeite de oliva, acrescentar as ervas e a laranja.

4 Adicionar o vinho reservado, o caldo dos legumes e o extrato de tomate natural e dar uma boa fervida.

5 Em uma assadeira, colocar as peças de ossobuco seladas e cobrir com o caldo e os legumes.

6 Levar ao forno a 180°C e cozinhar por 45 minutos.

7 Virar as peças de ossobuco e deixar cozinhar por mais 35 minutos. A carne deve se soltar facilmente do osso.

8 Peneirar o caldo de cozimento.

9 Levar esse caldo peneirado para uma panela com o caldo de vitela e o purê de alho assado.

10 Verificar o sal e a pimenta.

Preparo da polenta:

1 Colocar o caldo de legumes com o açafrão em uma panela, temperar com sal e pimenta-branca moída e levar ao fogo para ferver.

2 Baixar o fogo e adicionar, pouco a pouco, a farinha de milho, mexendo energicamente com um batedor fouet.

3 Cozinhar por aproximadamente 25 minutos, mexendo constantemente.

4 Quando a polenta estiver soltando do fundo da panela, ela estará cozida.

5 Retirar a panela do fogo e adicionar o queijo e a manteiga, mexendo bem.

6 Verificar o sal e a pimenta-branca.

7 Pincelar um pouco do azeite na superfície da polenta, para que não forme casca.

Montagem:

1 Em um prato fundo, colocar a polenta e, por cima, os cogumelos.

2 Dispor as peças de ossobuco por cima.

3 Derramar um pouco de molho e raspar um pouco de limão-siciliano por cima do ossobuco.

4 Decorar com um ramo de alecrim.

Utensílios necessários: • frigideira antiaderente • 2 panelas • peneira • assadeira • batedor fouet • ralador • prato fundo

Saiba mais: Todas as vitaminas podem ser encontradas no milho, inclusive as lipossolúveis, como as vitaminas E e A.

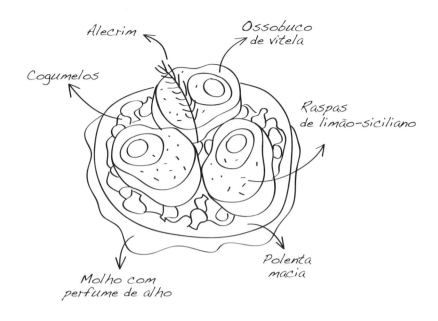

Peito de Pato com Purê de Abóbora Japonesa Perfumado com Lichia, Redução Agridoce e Pipoca Selvagem

Rendimento: 4 porções

Para o purê de abóbora:
- 300g de abóbora japonesa sem casca cortada em cubos
- sal a gosto
- 30ml a 40ml de licor de lichia
- pimenta-do-reino branca a gosto

Para a redução agridoce:
- 100g de açúcar
- 100ml de saquê seco

50ml de shoyu

2g de gengibre fresco

Para o peito de pato:

4 peitos de pato com aproximadamente 200g cada um

sal e pimenta-do-reino moída na hora a gosto

Para a pipoca selvagem:

500ml de óleo para fritar

30g de arroz selvagem

sal a gosto

Para a montagem:

flor de sal a gosto

4 galhos de alecrim

Preparo do purê de abóbora:

1 Em uma panela, colocar a abóbora, cobrir com água e temperar com sal.
2 Cozinhar até ficarem macias, escorrer bem e passar por uma peneira fina.
3 Levar ao fogo novamente por 3 minutos e acrescentar o licor de lichia.
4 Temperar com sal e pimenta e reservar.

Preparo da redução agridoce:

1 Em uma panela, levar todos os ingredientes ao fogo brando e deixar reduzir* lentamente até atingir a consistência de xarope.
2 Reservar na geladeira.

Preparo do peito de pato:

1 Aparar o excesso de gordura dos peitos.
2 Fazer cortes quadriculados na parte da gordura e temperar com sal e pimenta.
3 Esquentar bem uma frigideira antiaderente e selar* o peito de pato, começando pelo lado da pele.
4 Deixar a pele ficar bem dourada (aproximadamente 5 minutos) e virar para selar o outro lado (4 minutos).
5 Retirar do fogo e deixar descansar por aproximadamente 15 minutos.

Preparo da pipoca selvagem:

1 Aquecer o óleo em uma panela.
2 Quando estiver bem quente, adicionar o arroz.
3 Assim que estourar, retirar e colocar sobre toalha de papel para secar bem.
4 Temperar com sal.

Montagem:

1 Fazer riscos harmoniosos com a redução agridoce em todo prato.
2 De um lado do prato, dispor o purê de lichia previamente aquecido e a pipoca de arroz selvagem sobre ele.
3 Ao lado do purê, colocar o peito de pato, salpicar com flor de sal e decorar com um galho de alecrim. Servir imediatamente.

Utensílios necessários: • panelas • peneira fina • frigideira antiaderente • toalha de papel • prato

Saiba mais: A abóbora é um alimento excelente para a visão. Sua semente tostada no forno, além de ser um ótimo aperitivo, é um vermífugo natural.

Pernil de Cordeiro Assado com Alho, Limão-Siciliano e Alecrim

Rendimento: 6 porções

Para o pernil de cordeiro:

12g de alho cortado ao meio e sem sementes
sal a gosto
pimenta-preta moída a gosto
3g de raspas de limão-siciliano
1g de alecrim picadinho

1 pernil de cordeiro de aproximadamente 1,8kg a 2kg

70ml de azeite de oliva

250ml de vinho Marsala

Para o molho:

120ml de suco de limão-siciliano

80ml de mel de flor de laranjeira

250ml de vinho Marsala

500ml de caldo de cordeiro ou de vitela

caldo do cozimento do pernil

40g de manteiga sem sal

sal e pimenta-preta moída a gosto

raspas de limão-siciliano e alecrim picadinho (aproximadamente 1 colher de chá)

Preparo do pernil de cordeiro:

1 Em um socador, amassar muito bem o alho com 8g de sal e 1,5g de pimenta.

2 Acrescentar as raspas de limão e o alecrim picado.

3 Colocar essa pasta em uma seringa.

4 Retirar a gordura amarela e dura do pernil, conservando a capa de gordura branca, pois ela é muito importante para o cozimento, agregando sabor e umidade à carne.

5 Com uma faca comprida e fina, perfurar o pernil em vários pontos para inserir a mistura de temperos com a seringa.

6 Espalhar o azeite de oliva por toda a peça e temperar bem com sal e pimenta a gosto.

7 Aquecer bem uma frigideira grande com azeite de oliva.

8 Selar* todos os lados do pernil, para criar uma casquinha que não deixará que o suco da carne saia durante seu cozimento no forno.

9 Retirar a carne da frigideira e deixar descansar por 15 minutos. Reservar a frigideira com a gordura.

10 Proteger a parte do osso do pernil com papel-alumínio.

11 Colocar o pernil selado em uma assadeira untada com azeite de oliva e levar ao forno a 180°C, por aproximadamente 35 minutos.

12 Descartar parte da gordura da frigideira, esquentar bem e acrescentar o vinho.

13 Deixar ferver bem e reservar para regar o pernil.

14 Regar o pernil 3 vezes com essa mistura (a cada 10 minutos de cozimento).

Preparo do molho:

1 Colocar, em uma panela, o suco de limão com o mel, levar ao fogo e deixar ferver.

2 Adicionar o vinho e deixar ferver novamente.

3 Acrescentar o caldo de cordeiro ou vitela, voltar ao fogo e deixar reduzir* tudo à metade.

4 Juntar o caldo do cozimento do pernil peneirado e, em seguida, aveludar o molho com a manteiga.

5 Conferir o sal e a pimenta e adicionar as raspas de limão e o alecrim.

Utensílios necessários: • socador de alho • seringa • faca comprida e fina • frigideira grande • assadeira

Dica: Caso a peça de carne seja grande, coloque o forno a 220°C e abaixe a temperatura após 10 minutos. Acompanhar com gratin de abóbora com gengibre, coentro em grão e crosta de avelãs (ver receitas básicas – acompanhamento, p. 424).

Saiba mais: O alho contém um óleo essencial sulfuroso que fortalece o sistema imune e melhora a circulação.

Picanha Argentina com Crosta de Amendoim, Molho Choron, Fricassé de Cogumelos com Cubos de Polenta e Tomatinhos Assados

Rendimento: 4 porções

Para a crosta de amendoim:

150g de amendoim sem sal

5g de alho (sem semente)

sal a gosto

2g de tomilho (somente folhas)

4g de salsa lisa (somente folhas)

15g de sal grosso

20g de manteiga clarificada*

Para a picanha:

1 picanha argentina (1kg)

Para a polenta:

500ml de caldo de legumes

sal e pimenta-branca moída, a gosto

125g de farinha de milho

50g de queijo grana padano ralado

20g de manteiga sem sal

Azeite de oliva (para untar e grelhar)

Para os tomatinhos assados:

15g de azeite de oliva virgem

150g de tomate cereja

1 dente de alho (sem semente)

4 galhos de tomilho fresco

sal e pimenta-do-reino moída

Para o fricassé de cogumelos:

20ml de azeite de oliva

150g de shitake (sem cabo)

sal e pimenta-do-reino, moída na hora, a gosto

150g de cogumelo-de-paris (sem cabo)

Para o molho choron:

40g de cebola roxa picadinha

50ml de vinagre branco

5g de pimenta-preta em grãos, esmagada

30ml de água

0,5g de estragão fresco picado

5 gemas

70g de extrato de tomate natural

100g de manteiga clarificada

sal a gosto

Preparo da crosta de amendoim:

1   Em um processador ou liquidificador, bater os amendoins, transformando-
-os em farinha.

2   Em um pilão, esmagar os dentes de alho com um pouco de sal.

3   Adicionar o alho esmagado, as ervas e o sal grosso.

4   Processar muito bem e, por último, acrescentar a manteiga clarificada.

Preparo da picanha:

1   Colocar a peça da picanha em uma assadeira, com a parte da gordura virada para cima.

2   Cobrir toda a superfície da gordura da picanha com a mistura da crosta de
amendoim.

3   Levar ao forno a 200°C por 10 minutos.

4   Baixar o forno a 180°C e deixar assar por mais 20 minutos, para ficar mal-
passada. Se quiser ao ponto, deixar assar por mais 10 minutos.

Preparo da polenta:

1   Colocar o caldo de legumes em uma panela, temperar com sal e pimenta-
-branca moída e levar ao fogo para ferver.

2 Baixar o fogo e adicionar, pouco a pouco, a farinha de milho, mexendo energicamente com um batedor fouet.

3 Cozinhar por aproximadamente 25 minutos, mexendo constantemente.

4 Quando a polenta estiver soltando do fundo da panela, ela estará cozida.

5 Retirar a panela do fogo e adicionar o queijo e a manteiga, mexendo bem.

6 Verificar o sal e a pimenta-branca.

7 Colocar essa mistura em uma assadeira de inox untada com azeite de oliva.

8 Espalhar bem, deixando a espessura de 1,5cm.

9 Cobrir com filme plástico.

10 Deixar esfriar e levar à geladeira para firmar.

11 Quando estiver firme, cortar em cubinhos de 1,5cm e grelhar em uma frigideira antiaderente, com azeite de oliva.

Preparo dos tomatinhos assados:

1 Em uma assadeira untada com azeite de oliva, colocar os tomatinhos, os dentes de alho cortados e os galhos de tomilho.

2 Temperar com sal e pimenta-do-reino.

3 Levar ao forno a 150°C por 8 minutos.

4 Retirar do fogo e reservar.

Preparo do fricassé de cogumelos:

1 Em uma frigideira antiaderente, aquecer metade do azeite de oliva e saltear os shitakes, temperando com sal e pimenta.

2 Fazer a mesma operação com o cogumelo-de-paris.

3 Reservar.

Preparo do molho choron:

1 Colocar a cebola com o vinagre em uma panela.

2 Adicionar a pimenta quebrada, a água e a metade do estragão.

3 Reduzir* lentamente, praticamente a seco. Deixar esfriar bem.

4 Em um bowl de inox, colocar as gemas com a redução anterior.

5 Mexer bem com o fouet. Levar ao banho-maria,* batendo constantemente com o fouet (60°C a 65°C).

6 Quando a preparação adquirir volume e consistência, retirar do fogo.

7 Acrescentar o extrato de tomate natural e, pouco a pouco, a manteiga clarificada,* batendo com o fouet.

8 Temperar com sal e adicionar o estragão restante.

Montagem:

1 Misturar os cogumelos com os tomatinhos e os cubinhos de polenta.

2 Fatiar a picanha e servir com a mistura de cogumelos ao lado e o molho por baixo.

Utensílios necessários: • processador ou liquidificador • pilão • panelas • fouet • assadeiras de inox • filme plástico • frigideira antiaderente • bowl de inox

Dica: Não se deve aquecer o molho choron. Ele é servido frio!

> Saiba mais: O amendoim é rico em arginina, um aminoácido que melhora o fluxo de sangue para todos os órgãos, inclusive os sexuais.

Picanha no Sal Grosso com Azeite de Ervas e Pimenta Calabresa

Rendimento: 6 porções

Para a picanha:

1kg de picanha
700g de sal grosso

Para o molho:

40g de salsa lisa
3g de tomilho (somente folhinhas)
6g de alho (sem sementes)

15ml de vinagre de vinho tinto

5ml de suco de limão-siciliano

2g de pimenta calabresa

1 pitada de cominho em pó

100ml de azeite de oliva

Para o fricassé de cogumelos:

20ml de azeite de oliva

150g de shitake, sem talos

150g de cogumelo-de-paris, sem talos

sal e pimenta-do-reino moída na hora, a gosto

Para os tomatinhos assados:

150g de tomatinho cereja

15g de azeite de oliva virgem

sal e pimenta-do-reino moída

4 galhos de tomilho fresco

1 dente de alho (sem semente)

Preparo da picanha:

1 Colocar a peça de picanha em uma assadeira, com a parte da gordura virada para cima.

2 Cobrir toda a superfície da picanha com sal grosso, inclusive as laterais.

3 Levar ao forno preaquecido a 200°C por 15 minutos.

4 Baixar a temperatura do forno para 180°C e deixar assar por mais 20 minutos.

5 Retirar todo o excesso de sal grosso da picanha.

Preparo do molho:

1 Em um liquidificador ou processador, misturar a salsa, o tomilho, o alho, o vinagre, o suco de limão, a pimenta calabresa, o cominho e o azeite.

2 Reservar na geladeira.

Preparo do fricassé de cogumelos:

1 Aquecer uma frigideira antiaderente com azeite e refogar os cogumelos separadamente, temperando com sal e pimenta.

2 Reservar.

Preparo dos tomatinhos assados:

1. Colocar os tomates em uma assadeira untada com azeite de oliva e temperar com sal e pimenta-do-reino moída.
2. Colocar um pouco mais de azeite de oliva sobre os tomatinhos.
3. Espalhar os galhos de tomilho e o dente de alho, sem semente, e cortado.
4. Levar ao forno a 150°C por 10 minutos.
5. Retirar do forno e reservar.

Montagem:

1. Aquecer os cogumelos com os tomatinhos.
2. Servir a picanha fatiada com o molho e os cogumelos com tomatinhos ao lado.

Utensílios necessários: • assadeiras • liquidificador ou processador • frigideira antiaderente

Dica: A fraldinha é outro ótimo corte para se fazer ao sal grosso.

Saiba mais: O licopeno do tomate é encontrado em quase todos os tecidos humanos, mas se concentra mais nas glândulas ad-renais e nos testículos.

Sauté* de Vitela com Mostarda à L'Ancienne

Rendimento: 8 porções

Para a vitela:

100ml de óleo de girassol
1,5kg de cubos de vitela
sal e pimenta-do-reino, moída na hora, a gosto
500ml de vinho Madeira

40g de farinha de trigo

1,5 litro de caldo de vitela reduzido

70g de mostarda à L'Ancienne

Para a guarnição:

400g de mini shitake

60g de azeite de oliva

sal e pimenta-do-reino moída na hora, a gosto

350g de cebola pérola (cebolinhas para conserva)

50g de açúcar

50g de manteiga sem sal

água e sal a gosto

Para a montagem:

400ml de creme de leite

Preparo da vitela:

1 Esquentar uma frigideira com óleo de girassol e selar* os cubos de carne, temperando com sal e pimenta-do-reino.

2 Retirar a carne da frigideira e o excesso de óleo.

3 Aquecê-la e acrescentar o vinho Madeira. Deixar ferver e reservar.

4 Aquecer a mesma panela com 10ml de óleo de girassol, colocar os cubos de carne e, em seguida, salpicar a farinha de trigo.

5 Mexer bem, acrescentar o vinho Madeira reservado, o caldo de vitela e a mostarda à L'Ancienne.

6 Após levantar fervura, baixar o fogo e deixar cozinhar lentamente.

Preparo da guarnição:

1 Saltear os mini shitakes em azeite de oliva, temperando com sal e pimenta--do-reino.

2 Colocar as cebolinhas sem casca em uma panela com açúcar, manteiga, água e sal.

3 Levar ao fogo até que as cebolinhas fiquem caramelizadas.

Montagem:

1 Quando a vitela estiver bem macia, acrescentar o creme de leite e, se necessário, mais mostarda à L'Ancienne.

2 Minutos antes de servir, acrescentar os cogumelos e as cebolinhas caramelizadas.

Utensílios necessários: • panela • frigideira • 8 pratos

Dica: Acompanhar com mix de arroz com nozes e tomilho (ver receitas básicas – acompanhamento, p. 429).

Saiba mais: Está cientificamente comprovado que a cebola dissolve e previne a formação de coágulos.

Tender com Caju Caramelizado e Molho com Especiarias

Rendimento: 12 a 15 porções

Para o tender:

2 canelas em pau (pequenas)

2 anises-estrelados

12g de zimbro

16g de pimenta-preta em grão

2 litros de suco de caju

350ml de cachaça

350g de mel de flor de laranjeira

120g de cebola

10g de alho

60g de aipo

6g de cabo de salsa

5g de tomilho (somente as folhas)

1 tender semidesossado de 3kg

cravo inteiro

40g de manteiga sem sal

150g de melado de cana

Para o molho:

750 litros de caldo da marinada

100ml de vinagre de maçã

300ml de caldo de aves

500ml de caldo de vitela

sal e pimenta-do-reino preta, moída na hora, a gosto

Para o gloss:

300ml do líquido da marinada

40g de mel de flor de laranjeira

30ml de vinagre balsâmico

Para o caju caramelizado:

60g de açúcar refinado

100ml de água filtrada

2 cajus *in natura* em fatias de aproximadamente 1cm

40g de mel de flor de laranjeira

Para a montagem:

50g de castanha-de-caju inteira e tostada

12 galhos de alecrim

16 galhos de tomilho

6 paus de canela

6 unidades de anis estrelado

Preparo do tender:

1 Bater no liquidificador a canela, o anis, o zimbro e a pimenta em grão até virar pó.

2 Acrescentar o suco de caju, a cachaça, o mel, a cebola, o alho, o aipo, a salsa e o tomilho.

3 Bater bem e reservar.

4 Com uma faca, fazer riscos em forma de losangos na superfície do tender.

5 Colocar o tender em um recipiente profundo e cobrir com o líquido da marinada.

6 Tampar o recipiente e levar para geladeira.

7 Deixar o tender marinando por 12 horas, virando o lado da peça a cada 3 horas.

8 Escorrê-lo bem e reservar a marinada.

9 Espetar um cravo em cada cruzamento dos riscos feitos na superfície do tender.

10 Passá-lo para uma assadeira.

11 Misturar a manteiga com o melado e espalhar por toda a superfície do tender.

12 Regar com um pouco do líquido da marinada.

13 Cobrir o tender todo com papel-alumínio e levar ao forno a 180°C.

14 Cozinhar por uma hora e meia, regando o tender com o líquido da marinada a cada 20 minutos.

15 Retirar o papel-alumínio e deixar cozinhar por mais 15 minutos.

Preparo do molho:

1 Colocar em uma panela o líquido da marinada e o vinagre de maçã.

2 Deixar ferver por cinco minutos e acrescentar os caldos.

3 Deixar reduzir* à metade e temperar com sal e pimenta moída na hora.

Preparo do gloss:

1 Colocar todos os ingredientes na panela e reduzir até ficar com a consistência de um xarope.

Preparo do caju caramelizado:

1 Fazer uma calda com o açúcar e a água.

2 Após ferver por 5 minutos e adquirir consistência, adicionar as fatias de caju e deixar cozinhar até que estejam macias.

3 Esfriar e reservar em sua própria calda para não escurecer.

4 Na hora de servir, aquecer o mel em uma frigideira antiaderente e, assim que estiver bem dourado, colocar as fatias de caju sem a calda.

5 Caramelizar* dos dois lados.

6 Servir quente.

Montagem:

1. Fatiar a metade do tender frio.
2. Em uma travessa, colocar uma boa quantidade de farofa (ver receita básica na p. 422) e apoiar a parte do tender que não foi fatiada.
3. Dispor as fatias de tender apoiadas na parte não cortada do tender.
4. Decorar com as castanhas, ervas e especiarias.
5. Finalizar colocando ao lado os cajus caramelizados.
6. O molho deve ser colocado ao lado, em uma molheira.

Utensílios necessários: • liquidificador • faca • recipiente profundo • assadeira • papel-alumínio • panela • frigideira • travessa para servir

Dica: Acompanhar com farofa de bacon, damasco e alecrim (ver receita básica – acompanhamento – p. 422). Cuidado ao manusear o caju no sal, pois provoca manchas escuras na pele.

Saiba mais: O teor de vitamina C do caju é maior que o da laranja, do limão, da goiaba e do mamão, o que o coloca em posição privilegiada para fortalecer o sistema imunológico.

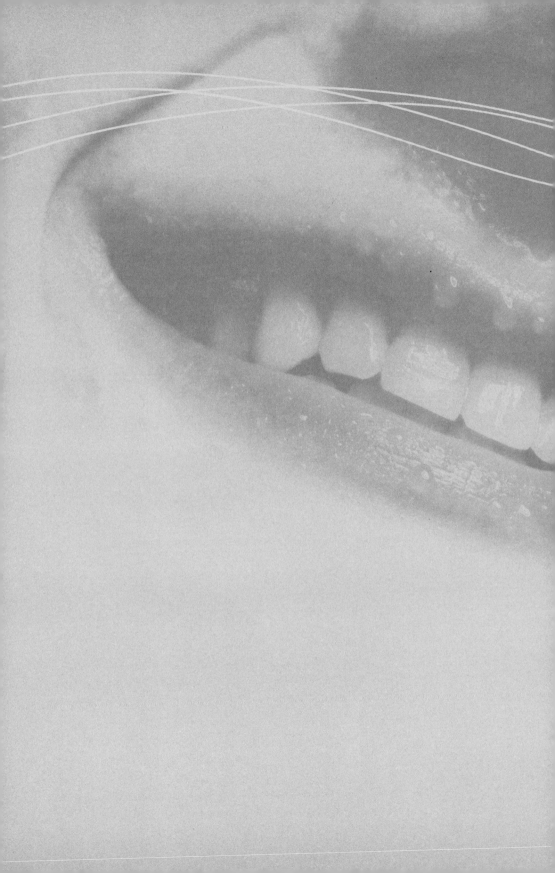

Entradas

Camarões sobre Endívias com Béarnaise de Cerveja

Rendimento: 6 porções

Para os camarões:

- 30ml de azeite de oliva extravirgem
- 18 camarões VM (conservar o final do rabinho)
- sal e pimenta-do-reino branca, moída

Para o sablé:

- 65g de farinha de trigo
- 1 pitada de canela em pó
- 1 pitada de cravo em pó
- 1 pitada de noz moscada
- 1 pitada de gengibre em pó
- 1 pitada de sal
- 50g de manteiga sem sal (pomada)*
- 25g de queijo grana padano ralado fino

Para as endívias:

- 75g de cebola picadinha
- 90g de manteiga sem sal
- 200g de endívia em tiras finas
- 20ml de limão-siciliano (suco)
- sal e pimenta-do-reino branca, moída
- 15g de açúcar
- 200ml de caldo de legumes

Para o béarnaise:

- 20g de cebola roxa
- 1,5g de pimenta-preta em grãos
- 80ml de cerveja
- 2,5g de estragão fresco picado

3 gemas
125g de manteiga clarificada*

Para a montagem:

12 gomos de laranja
15g de tirinhas de casca de laranja confit*
broto de girassol, cebolinha e folhinhas de estragão

Preparo dos camarões:

1 Aquecer uma frigideira antiaderente com azeite.
2 Temperar os camarões limpos com sal e pimenta-do-reino branca moída.
3 Saltear os camarões no azeite quente.
4 Reservar.

Preparo do sablé:

1 Em um bowl, misturar a farinha de trigo com as especiarias em pó e a pitada de sal.
2 Misturar a manteiga pomada com o queijo grana padano ralado fino e acrescentar ao preparo anterior.
3 Mexer até ficar uma massa homogênea.
4 Cobrir com filme plástico e levar à geladeira por, pelo menos, 1 hora antes de abrir a massa.
5 Em uma superfície lisa e limpa, colocar um saco plástico embaixo e outro por cima da massa, para não grudar.
6 Abrir a massa com a espessura de 1mm.
7 Cortar os retângulos de massa.
8 Levar ao forno preaquecido a 180°C por 8 minutos.
9 Retirar do forno e deixar esfriar.

Preparo das endívias:

1 Em uma panela, "suar"* a cebola na manteiga.
2 Quando a cebola estiver transparente, acrescentar as tirinhas de endívia, mexendo muito bem. Adicionar o suco de limão e, em seguida, o sal, a pimenta-do-reino e o açúcar.
3 Após uns 3 minutos de cozimento, cobrir as endívias com o caldo de legumes.
4 Quando começar a ferver, abaixar um pouco o fogo e deixar até que as endívias fiquem cozidas, mas ainda crocantes.

Preparo do béarnaise:

1. Em uma panela, colocar a cebola roxa picadinha, a pimenta-preta em grãos, quebrada, a cerveja e metade do estragão.
2. Levar ao fogo baixo para reduzir* quase a seco.
3. Levar para geladeira até esfriar completamente.
4. Colocar uma panela com água no fogo para fazer um banho-maria.*
5. Em um bowl, colocar as gemas e a mistura de cebola roxa já fria. Bater com um batedor fouet sobre a panela de banho-maria.
6. Quando a mistura estiver espessa, retirar o bowl do banho-maria e adicionar, aos poucos, a manteiga clarificada, até obter uma consistência mais firme.
7. Terminar colocando o estragão fresco que estava reservado.

Montagem:

1. No centro do prato, colocar uma pontinha de béarnaise e o sablé por cima.
2. Cobrir o sablé com as endívias.
3. Dispor os camarões sobre as endívias, alternando com gomos de laranja.
4. Finalizar posicionando as casquinhas de laranja confit, as folhinhas de estragão, a cebolinha e o broto de girassol.
5. Para finalizar, colocar na frente dessa montagem uma colherada de béarnaise de cerveja, puxando com o bico da colher para dar um formato de gota.

Utensílios necessários: • bowls • filme plástico • 2 sacos plásticos • 3 panelas • batedor fouet • frigideira antiaderente • prato

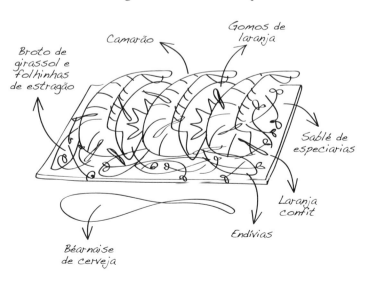

> **Saiba mais:** O lúpulo é um ingrediente essencial na cerveja e, além de propriedades antibióticas, tem mais de cem compostos em seu óleo que acredita-se serem sedativos e afrodisíacos.

Cebiche de Linguado

Rendimento: 4 porções

Para o cebiche:

- 100g de cebola roxa à juliana*
- 400g filé de linguado extremamente fresco cortado em cubos médios
- sal a gosto
- 220ml de suco de limão verde
- 10g a 15g de pimenta-dedo-de-moça picada e sem sementes
- 10g coentro fresco picado

Para a batata-doce chips:

- 80g de batata-doce média
- 350ml de óleo de girassol para fritar
- sal a gosto

Para a montagem:

- 160g de milho cozido
- batata-doce chips bem crocante

Preparo do cebiche:

1. Deixar a juliana de cebolas em água fria por 15 minutos. Escorrer.
2. Em um bowl, colocar os cubos de linguado.
3. Temperar com sal e adicionar o suco de limão.
4. Mexer bem e acrescentar a pimenta dedo-de-moça e as cebolas à juliana.
5. Verificar o sal e acrescentar mais se necessário.
6. Por último, colocar o coentro picadinho e mexer mais uma vez.

Preparo da batata-doce chips:

1 Descascar e cortar as batatas em lâminas finas.
2 Aquecer uma panela com óleo.
3 Fritá-las em óleo quente.
4 Retirá-las e colocá-las sobre papel absorvente.
5 Temperar com sal.

Montagem:

1 Colocar o milho cozido no fundo de taças de vidro (Martini).
2 Cobrir com o cebiche e decorar com as lâminas de batata-doce crocante.

Utensílios necessários: • bowl • filme plástico • taças • panela • papel absorvente

Dica: O cebiche deve ser feito quase no momento de servir.

Saiba mais: A cebola contém flavonoides que melhoram a circulação e a microcirculação. Durante muitos anos, ela foi prescrita para homens com problemas de ereção.

Crème Brûlée de Abóbora com Gorgonzola

Rendimento: 4 porções

Para a abóbora:

130g de polpa de abóbora-moranga (240g de abóbora)

Para o crème brûlée:

60ml de leite integral
130ml de creme de leite fresco

6 gemas de ovo

sal e pimenta-do-reino branca, a gosto

Para a montagem:

50g de açúcar (para queimar)

20g de minirrúcula

100g de gorgonzola em lascas

15g de cascas de laranja confit (ver receita na p. 426)

10g de sementes de abóbora tostadas

Preparo da abóbora:

1 Cozinhar a abóbora em pedaços, embrulhada com papel-alumínio, em forno a 150°C, por aproximadamente 30 minutos.

2 Escorrer bem, processar a abóbora e passar em uma peneira fina.

Preparo do crème brûlée:

1 Em uma panela, ferver o leite com o creme de leite.

2 Bater no liquidificador a polpa de abóbora com as gemas e a mistura de leite e creme fervente.

3 Bater bem e temperar com sal e pimenta-do-reino branca.

4 Espalhar essa mistura nas fôrmas para crème brûlée e levar ao forno a 90°C por 25 minutos.

5 Deixar esfriar, cobrir cada fôrma com filme plástico e levar à geladeira.

Montagem:

1 Espalhar uma camada de açúcar sobre o creme de abóbora bem frio e queimar com o maçarico, formando uma casquinha crocante.

2 Arrumar, sobre o creme queimado, a rúcula, as lascas de gorgonzola, as cascas de laranja e as sementes de abóbora tostadas.

Utensílios necessários: • papel-alumínio • panela • liquidificador • peneira fina • maçarico • forminhas refratárias para crème brûlée

Saiba mais: **As fibras da abóbora ajudam o intestino a funcionar melhor.**

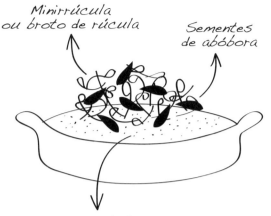

Minirrúcula ou broto de rúcula

Sementes de abóbora

Brûlée de abóbora com camada de açúcar queimado

Creme de Fígado com Caramelo de Porto

Rendimento: 8 porções

Para o caramelo:

250ml de vinho do Porto
160g de açúcar

Para o creme de fígado:

400g de fígado de pato
4 gemas batidas
600ml de creme de leite
sal a gosto
pimenta-do-reino branca a gosto

Preparo do caramelo:

1. Colocar o vinho do Porto em uma panela com o açúcar e deixar reduzir* até dar a consistência de um caramelo.
2. Distribuir em forminhas de vidro ou porcelana.

Preparo do creme de fígado:

1. Em uma tigela, misturar o fígado de pato e as gemas. Reservar.
2. Pôr o creme de leite em uma panela e levar ao fogo até ferver.
3. Despejar o creme de leite quente sobre a mistura do fígado com as gemas, batendo constatemente com um fouet.
4. Levar a mistura ao liquidificador, bater até formar um creme liso e temperar com sal e pimenta.
5. Coar e dividir a mistura pelas forminhas com o caramelo de Porto.
6. Tampar uma a uma com papel-alumínio e levar ao forno a 100°C por 2 horas.

Utensílios necessários: • forminhas de vidro ou porcelana • tigela • fouet • liquidificador • papel-alumínio

> Saiba mais: Entre os vinhos, o vinho do Porto é o que tem o maior percentual de açúcar: 12%; entretanto, é o mais digestivo.

Creme de Pupunha Tartufado com Ovinho de Codorna Estrelado

Rendimento: 20 porções

3 gemas
110ml de creme de leite
90ml de leite
20g de grana padano ralado

110g de pupunha cozido no vapor
sal e pimenta-do-reino branca moída
5ml de azeite de trufas
10ml de óleo de girassol
20 ovos de codorna
flor de sal

Preparo:

1. Colocar as gemas em um bowl.
2. Aquecer o creme de leite com o leite e o grana padano ralado até iniciar a fervura.
3. Bater no liquidificador a mistura anterior com a pupunha cozida no vapor.
4. Coar, voltar para a panela para aquecer e despejar a mistura sobre as gemas.
5. Misturar, temperar com sal e pimenta, e perfumar com o azeite de trufas.
6. Colocar em potinhos individuais para crème brûlée.
7. Assar a 90°C sem vapor por aproximadamente 20 minutos. A mistura deve estar firme ao mexer o potinho.
8. Untar com óleo uma fôrma de silicone (Flexipan®) para mini tartelette.
9. Abrir cada ovinho de codorna e colocar delicadamente sobre cada espaço de tartelette.
10. Levar ao forno a 180°C por 3 minutos. Verificar se as claras estão firmes. A gema deve ficar mole.
11. Dispor os ovos de codorna estrelados sobre os cremes de pupunha e salpicar um pouquinho de flor de sal.

Utensílios necessários: • bowl • liquidificador • panela • potinhos para *crème brûlée* • fôrma de silicone (Flexipan®) para mini tartelette

Dica: Caso não tenha fôrma Flexipan®, prepare os ovos de codorna em forminhas de empada pequenas, muito bem untadas com manteiga.

Saiba mais: O palmito fresco, por ser um caule, é rico em quase todos os minerais que fortalecem os músculos e ossos.

Foie Gras Grelhado sobre Mousseline de Cará, Caju Caramelizado e Redução de Caju com Pimenta-de-Cheiro

Rendimento: 4 porções

Para a redução de caju:

- 80ml de vinagre de vinho tinto
- 100ml de vinagre de framboesa
- 160g de açúcar mascavo
- 100g de açúcar refinado
- 1 litro de suco concentrado de caju
- 1 pimenta-de-cheiro amarela

Para o caju caramelizado:

- 60g de açúcar refinado
- 100ml de água filtrada
- 1 caju *in natura* em fatias de aproximadamente 1cm
- 2 colheres de sopa de mel de flor de laranjeira

Para a mousseline de cará:

- 180g de purê de cará (cozido e processado)
- 60g de creme de leite fresco
- sal e pimenta-do-reino branca moída na hora, a gosto

Para o foie gras:

- 4 escalopes de foie gras de 60g cada
- sal e pimenta-do-reino branca moída a gosto

Para a montagem:

- 4 galhos de tomilho para decorar
- flor de sal a gosto

Preparo da redução de caju:

1 Em uma panela, colocar todos os ingredientes, levar à fervura e, logo, diminuir o fogo.
2 Deixar a mistura reduzir* lentamente até obter a consistência de um xarope.
3 Resfriar e reservar.

Preparo do caju caramelizado:

1 Fazer uma calda com o açúcar e a água.
2 Assim que tomar consistência, adicionar as fatias de caju e deixar cozinhar até que estejam macios.
3 Resfriar e reservar em sua própria calda para não escurecer.
4 Na hora de servir, aquecer o mel em uma frigideira antiaderente.
5 Assim que estiver bem dourado, colocar as lâminas de caju e caramelizar* dos dois lados.
6 Servir quente.

Preparo da mousseline de cará:

1 Colocar, em um processador de alimentos, o purê de cará e o creme de leite.
2 Processar até obter uma mousseline bem lisa e branca.
3 Temperar com sal e pimenta.
4 Reservar aquecida.

Preparar o foie gras:

1 Aquecer muito bem uma frigideira antiaderente.
2 Temperar o foie gras com sal e pimenta.
3 Selar* até dourar do lado mais bonito, virar e retirar da frigideira.
4 No momento de servir, levar o foie gras por 2 minutos ao forno a 180°C.
5 Retirá-lo do forno e colocá-lo sobre papel absorvente para retirar o excesso de gordura.

Montagem:

1 No centro do prato dispor a mousseline de cará.
2 Colocar o foie gras por cima e salpicar a flor de sal.
3 Colocar o caju caramelizado sobre o foie gras, espetar um galho de tomilho e espalhar a redução de caju ao redor.

Utensílios necessários: • panela • frigideira antiaderente • processador de alimentos

> Saiba mais: Um copo de suco de caju repõe as necessidades diárias de vitamina C. Mesmo aquecido, o suco de fruta não perde a preciosa vitamina.

Mexilhões Marinière* ao Pesto Tailandês

Rendimento: 4 porções

Para o pesto tailandês:

30g de alfavaca ou manjericão doce (só as folhas)

20g de coentro fresco (folhas e talos)

3g de alho sem semente e picado

15g de gengibre fresco picado

3g de pimenta dedo-de-moça sem semente

100ml de azeite de oliva extravirgem

20ml de suco de limão verde

25g de farinha de castanha-de-caju ou macadâmia

25ml de fish sauce*

80ml de leite de coco

Para os mexilhões:

10ml de azeite de oliva

50g de cebola picada

40g de alho-poró picado

30g de aipo picado

6g de dente de alho sem semente, cortado em lâminas

40g de cenoura picada

1kg de mexilhões frescos (com casca e lavados)
1 folha de louro fresco
3 ramos de tomilho fresco
5g de salsa (só o talo)
375ml de vinho branco seco

Preparo do pesto tailandês:

1. Em um liquidificador ou processador de alimentos, bater a alfavaca com o coentro fresco, o alho, o gengibre, a pimenta dedo-de-moça e o azeite de oliva.
2. Em seguida, acrescentar o suco de limão e a farinha de castanha-de-caju e continuar batendo.
3. Por último, adicionar o fish sauce e o leite de coco.

Preparo dos mexilhões:

1. Em uma panela, aquecer o azeite de oliva e "suar"* a cebola, o alho-poró, o aipo, o alho e a cenoura.
2. Acrescentar os mexilhões com casca, o louro, o tomilho e os talos de salsa.
3. Refogar bem e, então, adicionar o vinho branco.
4. Quando os mexilhões abrirem, tirar a panela do fogo.
5. Retirar os mexilhões e reservar.
6. Peneirar o caldo, colocá-lo em uma panela e acrescentar o pesto tailandês.

Montagem:

1. Mergulhar os mexilhões neste caldo e esquentar.
2. Colocar a mistura em uma travessa e salpicar com salsa picadinha.
3. Servir com pão rústico ou baguete.

Utensílios necessários: • liquidificador ou processador de alimentos • panela • peneira • travessa

Saiba mais: O manjericão é rico em substâncias que ajudam na digestao.

Omelete de Queijo Gruyère

Rendimento: 1 porção

1 ovo
30g de creme de leite fresco
sal e pimenta-do-reino moída na hora a gosto
1 clara de ovo
2g de manteiga sem sal
15g de queijo gruyère ralado

Preparo:

1 Em uma tigela, misturar o ovo inteiro com o creme de leite.
2 Temperar a mistura com sal e pimenta.
3 Em uma outra tigela, bater a clara não muito firme (um ponto antes da clara em neve) e acrescentar um pouquinho de sal.
4 Delicadamente, incorporar a clara batida à mistura de ovo.
5 Aquecer uma frigideira com a manteiga, colocar a mistura e abaixar o fogo.
6 Quando a omelete adquirir consistência, salpicar o queijo gruyère ralado por toda a superfície e temperar com um pouco mais de pimenta-do-reino.
7 Quando a parte de baixo da omelete ficar dourada, dobrá-la e servir imediatamente.

Utensílios necessários: • 2 tigelas • frigideira antiaderente de 16cm

Dica: Acompanhar com uma boa salada verde com vinagrete.

Saiba mais: **A pimenta-do-reino moída na hora aumenta a queima de calorias.**

Ostras Frescas em Caldo de Espumante, com Gelatina de Aipo, Maçã Verde e Rúcula

Rendimento: 4 porções

Para as ostras frescas:

- 20 ostras baby frescas

Para a gelatina:

- 5g de ágar-ágar em pó
- 50ml de água
- 250ml de suco de aipo bem verde
- sal e pimenta-do-reino branca a gosto

Para o caldo de espumante:

- 50ml de caldo da ostra
- 50g de espumante brut
- 50g de azeite extravirgem

Para o crocante de crepe:

- 2 ovos inteiros
- 50ml de leite integral
- 50g de farinha de trigo
- 100ml de cerveja branca sem gelo
- 100g de trigo-sarraceno
- 20g de manteiga derretida
- sal e pimenta-do-reino moída a gosto

Para a montagem:

- 120g de maçã verde
- 20g de minirrúcula

Preparo da gelatina:

1 Dissolver o ágar-ágar na água fria e, em uma panela, levá-lo ao fogo brando até ferver.
2 Deixar cozinhar por 5 minutos.
3 Misturar imediatamente o suco de aipo ao ágar-ágar cozido. Mexer bem para que a mistura fique totalmente homogênea.
4 Temperar com o sal e a pimenta.
5 Colocar em um recipiente e resfriar. Manter na geladeira.

Preparo do caldo de espumante:

1 Em um bowl, misturar todos os ingredientes, batendo bem com o fouet.
2 Reservar refrigerado.

Preparo do crocante de crepe:

1 Bater levemente os ovos.
2 Acrescentar o leite e a farinha de trigo, sempre misturando para que a farinha não forme bolinhas.
3 Adicionar a cerveja e o trigo-sarraceno, mexendo bem.
4 Para finalizar, colocar a manteiga derretida e temperar com sal e pimenta.
5 Deixar a massa descansar por 30 minutos.
6 Depois desse tempo, preparar os crepes em uma chapa bem quente para que formem bolhas.
7 Secar bem a massa e cortar em tiras finas.
8 Levar ao forno a 100°C para que sequem por completo e fiquem crocantes. Reservar.

Montagem:

1 Quando a gelatina de aipo adquirir consistência, fazer bolinhas de gelatina com o auxílio de uma colher parisiense bem pequena.
2 Descascar a maçã e, com a mesma colher parisiense, fazer bolinhas de maçã verde.
3 Colocar 5 ostras em um prato e espalhar as bolinhas de gelatina de aipo e de maçã.
4 Cobrir tudo com o caldo de espumante.
5 Centralizar um belo buquê de rúcula e apoiar uma tira de crepe de sarraceno.

Utensílios necessários: • centrífuga • panela • bowl • fouet • chapa

> **Saiba mais:** As ostras são ricas em zinco, um dos minerais mais importantes para os órgãos sexuais.

Pastilla de Galinha d'angola

Rendimento: 8 porções

1 galinha d'angola

60ml de azeite de oliva

sal e pimenta-do-reino branca moída

90g de cebola roxa picadinha

15g de alho picadinho

10g de gengibre picadinho

1 folha de louro

3 galhos de tomilho

1 pitada de noz-moscada ralada

3g de canela em pó

0,75g de cravo em pó

0,75g de coentro em grão em pó

0,75g de páprica picante em pó

pimenta-do-reino preta

375ml de vinho branco

500ml de caldo de frango

30ml de mel de flor de laranjeira

60g de farinha de amêndoa grossa ou amêndoas bem picadinhas

70g de damasco seco em cubinhos

2,5g de coentro fresco picadinho

5g de salsa picadinha

2,5g de hortelã picadinha

100g de manteiga clarificada*

Para a montagem:

- massa phyllo
- açúcar de confeiteiro
- canela em pó

Para a guarnição:

- salada verde com vinagrete clássico (ver receita na p. 439)

Preparo:

1. Cortar a galinha d'angola em 10 pedaços.
2. Em uma panela, aquecer o azeite de oliva.
3. Temperar os pedaços de galinha com sal e pimenta-do-reino branca.
4. Selar* os pedaços de galinha e retirá-los da panela.
5. Na mesma panela, aquecer o azeite e "suar"* a cebola com o alho e o gengibre.
6. Após aproximadamente 8 minutos de cozimento em fogo baixo, adicionar o louro, o tomilho, a noz-moscada, a canela, o cravo, o coentro em grão em pó, a páprica e a pimenta.
7. Acrescentar os pedaços de galinha selados à panela com a cebola.
8. Deixar a galinha refogar.
9. Em seguida, acrescentar o vinho branco e deixar levantar fervura.
10. Mexer bem e cobrir tudo com caldo de frango para cozinhar a galinha d'angola.
11. Quando os pedaços da galinha estiverem bem macios, retirá-los da panela e deixar esfriar.
12. Acrescentar o mel e deixar reduzir* bem o líquido do cozimento da galinha. Esfriar e reservar.
13. Desfiar bem toda a galinha e picar toda carne com uma faca.
14. Colocar a galinha picadinha em um bowl.
15. Misturar a redução do líquido do cozimento já fria.
16. Envolver bem a galinha picada com essa mistura.
17. Acrescentar a farinha de amêndoa, o damasco seco e as ervas picadas.
18. Untar fôrmas de torta individual com manteiga clarificada.
19. Pegar duas folhas de massa phyllo e passar levemente manteiga clarificada entre elas.
20. Colocar as massas sobre a fôrma de torta. Ficará uma parte para fora da fôrma.
21. Colocar o recheio e fechar bem a torta, cobrindo totalmente com a massa phyllo.
22. Colocar as pastillas em uma assadeira e levar ao forno a 180°C para cozinhar por aproximadamente 15 minutos.
23. Retirá-las do forno e virá-las direto no prato de servir.

24 Com o auxílio de uma peneira, polvilhar uma mistura de açúcar de confeiteiro e canela sobre a pastilla de galinha d'angola.

Utensílios necessários: • panela • faca • bowl • 8 fôrmas individuais • assadeira • prato de mesa

> Saiba mais: Os compostos naturais da canela melhoram a circulação para os órgãos sexuais, daí ela ser considerada um alimento afrodisíaco.

Pataniscas Gordas

Rendimento: 50 porções

1kg de bacalhau dessalgado e desfiado
200g de cebola picada
20g de alho picado
40ml de azeite de oliva virgem
12 ovos
150ml de cerveja
225g de farinha de trigo
salsa picada a gosto
flor de sal e pimenta-do-reino moída na hora, a gosto
900ml de azeite virgem para fritar

Preparo:

1 Dessalgar e desfiar o bacalhau. Reservar.
2 "Suar"* a cebola e o alho no azeite. Deixar esfriar.
3 Assim que estiverem frios, acrescentar ao bacalhau.
4 Juntar os ovos, a cerveja, a farinha de trigo e a salsa, mexendo bem até obter uma mistura homogênea.
5 Testar o sal e temperar, se necessário.
6 Aquecer o azeite em uma panela rasa.

7 Fazer colheradas de mistura de bacalhau e fritar no azeite quente até ficarem douradas.

8 Colocar as pataniscas sobre papel absorvente para retirar o excesso de gordura e servir imediatamente.

Utensílios necessários: • bowl • frigideira • panela • colheres

Saiba mais: O azeite de oliva não deve ser aquecido acima de 220°C porque, nessa temperatura, os óleos monoinsaturados se tornam saturados (se oxidam).

Pincho de Camarão com Manga e Manjericão

Rendimento: 20 porções

400g de camarão médio e limpo
9g de tandoori* (ou curry)
4,5g de páprica picante
6g de alho picadinho (opcional)
6g de gengibre picadinho (opcional)
1 manga Tommy ou Haden
20 folhas pequenas de manjericão
sal a gosto
20ml de azeite de oliva virgem
20 palitos de bambu

Preparo:

1 Colocar os camarões limpos em um bowl e temperar com o tandoori, a páprica, o alho e o gengibre.

2 Cobrir com um filme plástico e deixar na geladeira por 30 minutos.

3 Cortar a manga em retângulos de 2cm x 0,5cm.

4 Separar as folhas de manjericão e colocá-las em uma vasilha com água gelada.

5 Retirar o camarão da geladeira e temperar com sal.

6 Aquecer bem uma frigideira antiaderente com o azeite e saltear os camarões.

7 Retirar do fogo e deixar esfriar.

Montagem:

1 Montar os pinchos de camarão, colocando o retângulo de manga sobre a área central do camarão.

2 Espetar a folhinha de manjericão no palito e, em seguida, espetar a manga e o camarão.

Utensílios necessários: • bowl • filme plástico • vasilha • frigideira antiaderente

Saiba mais: A manga é a fruta que tem maior concentração de vitamina A e é ótima para a pele e para os cabelos.

Rillette* de Pato com Crostini e Geleia de Cebola com Especiarias

Rendimento: 12 porções

Para o rillette:

8 dentes de alho (sem semente)

6 coxas de pato

120g de sal grosso

120g de cebola picada grosseiramente

6 cravos

60g de alho-poró picado grosseiramente

60g de aipo picado grosseiramente

5g de pimenta-preta em grãos, quebrada

2,5g de zimbro

1/4 da casca de uma laranja

2kg de gordura de pato

10g de tomilho (somente as folhinhas)

20g de salsa picadinha

gordura de pato do cozimento

Para a geleia de cebola com laranja e especiarias:

1 litro de suco de laranja

500g de cebola em tiras finas

200g de açúcar

150g de vinho branco

1/3 da casca de uma laranja

1 canela em pau pequena

2,5g de coentro em grão

6 cravos da Índia

2,5g de pimenta-da-jamaica

1g de cardamomo

Para o crostini:

12 fatias de pão rústico (Pão da Vó, do Talho Capixaba)

Preparo do rillette:

1. Esfregar os dentes de alho nas coxas de pato.
2. Temperar as coxas por dentro e por fora com o sal grosso.
3. Colocá-las em um recipiente grande e cobrir com os dentes de alho, os pedaços de cebola espetados com cravo, o alho-poró picado, o aipo picado, a pimenta e o zimbro quebrados e a casca de laranja.
4. Cobrir com filme plástico e deixar marinando na geladeira por 24 horas.
5. No dia seguinte, colocar a gordura de pato em uma panela grande e levar ao fogo baixo para derreter.
6. Limpar muito bem cada coxa de pato, retirando todo o excesso de temperos e lavando com água.
7. Secar bem com papel absorvente.
8. Mergulhar as coxas temperadas na gordura de pato a 70°C e deixar cozinhar lentamente, por aproximadamente 2 horas.

9 Retirar as coxas da gordura quente para finalizar o cozimento.

10 Deixar esfriar um pouco e desfiar bem cada coxa.

11 Acrescentar as ervas e a gordura de pato aos poucos.

12 Guardar em um recipiente e manter na geladeira.

Preparo da geleia de cebola:

1 Fazer uma trouxinha com o coentro, os cravos, a pimenta, o cardamomo, exceto a canela em pau.

2 Colocar o suco de laranja em uma panela e reduzir* à metade.

3 Adicionar as cebolas em tiras, o açúcar, o vinho branco, as cascas de laranja, a canela em pau e a trouxinha de especiarias.

4 Levar ao fogo médio e deixar cozinhar até ficar pouquíssimo líquido.

5 Retirar a trouxinha de temperos, as cascas e a canela em pau.

6 Esfriar e reservar na geladeira.

Preparo do crostini:

1 Esquentar bem uma frigideira antiaderente.

2 Grelhar os dois lados de cada fatia de pão, deixando queimar levemente.

3 Esfriar e guardar em um recipiente bem fechado.

Utensílios necessários: • recipiente grande • filme plástico • panela grande • papel absorvente • frigideira • faca • bowls

Dica: Para certificar-se de que o cozimento está correto, espete uma agulha na coxa de pato e verifique se o caldo que sai está bem líquido. Outra dica é introduzir uma faca na coxa de pato. A faca deve penetrar a carne da coxa facilmente.

Saiba mais: Um copo de suco de laranja repõe vários nutrientes, entre eles, o potássio, as vitaminas A e C, além de água, para o organismo.

Salada de Flageolets* com Atum Confit*

Rendimento: 4 porções

Para o flageolet:

250g de flageolet

3 galhos de tomilho

3 talos de salsa

1 folha de louro

5g ou 1 dente de alho, cortado ao meio e sem semente

60g de cebola pequena com um cravo espetado

sal e pimenta-branca moída na hora, a gosto

Para o atum confit:

400g de gordura de pato

400g de atum (4 filés de 100g cada)

sal e pimenta-branca moída na hora a gosto

Para o tomate cereja:

200g de tomate cereja

15ml de azeite de oliva virgem

sal e pimenta-branca moída na hora, a gosto

1 galho de tomilho

5g ou 1 dente de alho, cortado ao meio e sem semente

Para o vinagrete:

40ml de suco de limão-siciliano

10g de mostarda de Dijon

sal e pimenta-branca moída na hora, a gosto

120ml de azeite de oliva extravirgem

Para a montagem:

50g de cebola roxa à juliana* e mergulhada em água por 30 minutos

12 azeitonas pretas à juliana

2,5g de salsa lisa picadinha

2,5g de cebolinha picadinha

6 ovos de codorna cozidos e cortados ao meio

Preparo do flageolet:

1. Deixar o flageolet de molho durante uma noite ou demolhá-lo em água morna durante 1 hora e, então, escorrer.
2. Em uma panela, colocar o flageolet, o tomilho, a salsa, o louro, o alho e a cebola. Temperar com o sal e a pimenta.
3. Cobrir com água e levar ao fogo para cozinhar por 15 minutos.
4. Depois de cozidos, escorrer novamente, esfriar e manter na geladeira.

Preparo do atum confit:

1. Em uma panela, esquentar a gordura de pato a 65°C.
2. Temperar os filés de atum com sal e pimenta, mergulhá-los na gordura de pato e deixar cozinhar por 5 a 6 minutos.
3. Retirá-los da gordura e colocá-los sobre toalha de papel.
4. Deixar esfriar, desfiar os filés em lascas e reservar.
5. Deixar esfriar, também, a gordura e conservá-la na geladeira.

Preparo do tomate cereja:

1. Colocar os tomates em uma assadeira untada com azeite.
2. Temperar com sal e pimenta, acrescentar o tomilho, o alho e levar ao forno a 150°C por 10 minutos.

Preparo do vinagrete:

1. Bater o suco de limão com a mostarda, o sal e a pimenta no liquidificador.
2. Acrescentar o azeite de oliva aos poucos.

Montagem:

1. Em uma tigela, misturar o flageolet com a cebola, as azeitonas, os tomates cerejas e o vinagrete.
2. Adicionar a salsa e a cebolinha.
3. Acrescentar delicadamente os ovos de codorna e as lascas de atum confit.

Utensílios necessários: • escorredor • toalha de papel • assadeira • liquidificador

Dica: O flageolet pode ser substituído por feijão-branco.

Saiba mais: O louro contém óleos aromáticos que estimulam a digestão e diminuem a absorção da glicose.

Suflê de Gorgonzola com Salada de Rúcula e Peras ao Vinho Tinto

Rendimento: 4 porções

Para o suflê:

50g de manteiga sem sal

40g de farinha de nozes (processada)

60g de brioches em migalhas

50g de farinha de trigo

150ml de leite integral

100g de queijo gorgonzola em pedaços

2 gemas

sal e pimenta-do-reino branca moída

5 claras

gotas de suco de limão

manteiga sem sal para untar os potes de suflê

Para as peras:

2 peras

300ml de vinho tinto

1/2 canela em pau

8 grãos de zimbro

1/2 anis estrelado

10 pimentas-pretas em grão

1 cravo

1/2 folha de louro

50g de açúcar

Para o vinagrete:

20ml de suco de limão

sal e pimenta-branca moída na hora

40ml de azeite de oliva extravirgem

20ml de óleo de girassol

Para a montagem:

Manteiga sem sal

4 ramequins individuais

120g de rúcula

Preparo do suflê:

1 Untar 4 ramequins com manteiga sem sal e colocá-los no freezer.

2 Repetir essa operação três vezes para obter uma boa camada.

3 Processar as nozes. Acrescentar o brioche e processar tudo junto.

4 Reservar.

5 Derreter 50g de manteiga.

6 Adicionar, pouco a pouco, a farinha, mexendo constantemente até que a mistura adquira um pouco de cor.

7 Acrescentar gradativamente o leite e, em seguida, o queijo gorgonzola em pedacinhos.

8 Passar essa mistura para um bowl de inox, adicionar as gemas e temperar com sal e pimenta.

9 Bater as claras em neve. Um pouco antes de chegar ao ponto (um pouquinho menos firme que o ponto em neve), acrescentar algumas gotinhas de limão.

10 Incorporar, delicadamente, as claras batidas à mistura de gorgonzola.

11 Cobrir o fundo e as laterais dos ramequins untados com a mistura de nozes e brioche.

12 Colocar a mistura do suflê nos ramequins, bater um pouquinho o fundo dos ramequins para evitar a formação de bolhas e, com uma espátula, remover o excesso no topo.

13 Levar os suflês em banho-maria* ao forno a 180°C por aproximadamente 15 minutos.

Preparo das peras:

1. Descascar as peras, deixando os cabinhos.
2. Cortá-las em dois, colocá-las em uma panela e cobrir com o vinho tinto.
3. Colocar as especiarias e o louro em uma gaze e fechar.
4. Levar as peras com o vinho e as especiarias ao fogo médio para cozinhar.
5. Testar o cozimento, introduzindo delicadamente uma faca na pera. (A faca deve entrar facilmente, mas a pera ainda deve estar firme, sem se desmanchar.) Deixar as peras no vinho até esfriar.
6. Preparar a redução de vinho: retirar as peras da panela e acrescentar o açúcar.
7. Voltar a panela para o fogo médio e deixar reduzir* lentamente, até adquirir a consistência de xarope.
8. Reservar.

Preparo do vinagrete:

1. Em um bowl, misturar o suco de limão com o sal e a pimenta.
2. Aos poucos, adicionar o azeite e o óleo, batendo bem com um batedor fouet.
3. Reservar.

Montagem:

1. Cortar as peras em tiras.
2. Retirar os suflês do forno.
3. Em um bowl, envolver as folhas de rúcula com o vinagrete.
4. Colocar as folhas de rúcula temperadas no centro do prato.
5. Dispor as fatias de pera sobre as folhas.
6. Desenformar os suflês e colocá-los bem no centro da salada de rúcula.
7. Finalizar, colocando a redução de vinho tinto ao redor da salada.

Utensílios necessários: • bowls em inox • espátula • panela • gaze • faca • batedor fouet

Saiba mais: A rúcula é rica em queratina e kaempferol, dois flavonoides com propriedade anticancerígena.

Tartare* de Salmão com Limão-
-Siciliano Confit*

Rendimento: 4 porções

Para o limão confit:

2 limões-sicilianos (cascas e 60ml de suco)

60ml de água

50g de açúcar

Para o crocante:

15ml de manteiga clarificada*

1ml de shoyu

2 folhas de massa phyllo

2g de gergelim dourado

Para o tartare:

600g de salmão fresco em cubinhos e bem gelado

120ml de suco de limão bem gelado

150g de limão-siciliano confit picadinho

4g de salsa fresca picadinha

4g de cebolinha fresca picadinha

2g de tomilho fresco picadinho

200ml de azeite de oliva

60ml de óleo de gergelim

sal e pimenta-do-reino branca, moída na hora

Para a montagem:

4 tiras de cebolinha

Preparo do limão-siciliano confit:

1 Retirar a casca dos limões sem a parte branca.
2 Corta-las à juliana.*
3 Branqueá-las em água fervente e escorrer.
4 Preparar 60ml de suco de limão.
5 Em uma panela, colocar o suco de limão, a água, as cascas à juliana e o açúcar.
6 Levar ao fogo baixo e deixar cozinhar até que as casquinhas fiquem transparentes.

Preparo do crocante:

1 Derreter a manteiga clarificada e misturar com o shoyu.
2 Colocar em uma assadeira a folha de phyllo, pincelar com manteiga clarificada e polvilhar com gergelim.
3 Levar ao forno a 180°C até dourar.

Preparo do tartare:

1 Misturar todos os ingredientes do tartare.
2 Manter em geladeira.

Montagem:

1 Colocar o tartare em taças de vidro.
2 Decorar com um pedaço de crocante de phyllo e uma cebolinha.

Utensílios necessários: • assadeira • panela • taças

Saiba mais: Os peixes de água fria, entre eles o salmão, são os maiores responsáveis pelo fornecimento de ômega-3, que é fundamental para a memória.

Terrina de Cogumelos com Ameixas ao Porto e Emulsão de Avelãs

Rendimento: 8 porções

Para a terrina de cogumelos:

- 100g de pernil de vitela
- 3 ovos
- 100ml de creme de leite fresco
- 50g de manteiga sem sal
- 1kg de shitake
- 1kg de cogumelos-de-paris
- sal e pimenta-do-reino moída na hora
- 5g de folhas de tomilho

Para a redução de Porto com ameixas:

- 250ml de vinho do Porto
- 75ml de vinho tinto
- 100g de açúcar
- 4g de pimenta-do-reino preta em grão
- 2g de canela em pau
- 2g de zimbro
- 2g de raspas de laranja
- 24 ameixas-pretas secas

Para a emulsão de avelãs:

- 50g de avelã
- 100ml de água morna
- 40ml de óleo de girassol

Para o vinagrete:

- 100g de mix de folhas (frisée, lolo rosso, agrião)
- 30ml de vinagre de maçã
- 2g de sal

0,5g de pimenta

45ml de óleo de canola

45ml de azeite extravirgem

Preparo da terrina de cogumelos:

1. Moer ou picar muito bem a carne de vitela.
2. Incorporar os ovos e o creme de leite.
3. Reservar essa musse na geladeira.
4. Em uma frigideira, derreter 50g de manteiga para saltear os cogumelos.
5. Temperar com sal e pimenta e acrescentar o tomilho.
6. Quando os cogumelos estiverem cozidos, escorrer bem e reservar a água do cozimento.
7. Picar grosseiramente os cogumelos, misturá-los à musse de vitela e temperar com sal e pimenta.
8. Colocar essa mistura em uma tigela forrada com filme plástico e levá-la ao forno a 150°C, em banho-maria,* por aproximadamente 1 hora.
9. Retirar do forno, colocar um peso sobre a parte superior e levar à geladeira por 2 horas.

Preparo da redução de Porto com ameixas:

1. Em uma panela, colocar os vinhos do Porto e o tinto com o açúcar, a pimenta, a canela, o zimbro e as raspas de laranja.
2. Levar ao fogo, deixar levantar fervura, adicionar o caldo do cozimento dos cogumelos e abaixar bem o fogo.
3. Deixar reduzir* lentamente até atingir consistência de xarope. Quase no final da redução, acrescentar as ameixas e cozinhar por mais 10 minutos.

Preparo da emulsão de avelãs:

1. Processar as avelãs até se transformarem em farinha.
2. Acrescentar a água morna e, aos poucos, o óleo de girassol até obter uma emulsão bem homogênea.
3. Reservar.

Preparo do vinagrete:

1. Bater no liquidificador todos os ingredientes do vinagrete.

Montagem:

1. Colocar uma fatia da terrina no centro do prato.
2. Temperar o mix de folhas com o vinagrete e dispor na parte superior e à direita da terrina.
3. Arrumar as ameixas perto da salada e finalizar colocando a emulsão de avelãs ao redor.

Utensílios necessários: • frigideira • escorredor • filme plástico • processador de alimentos • liquidificador

Saiba mais: O shitake, um cogumelo comestível, é rico em proteínas e fortalece o sistema imunológico.

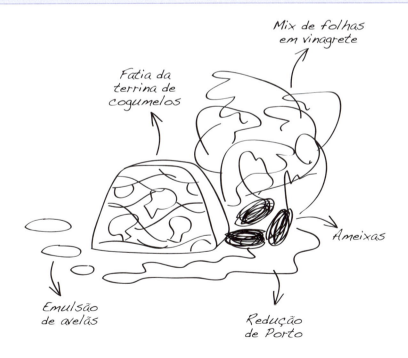

Terrina de Queijo de Cabra com Beterraba e Redução de Balsâmico

Rendimento: 16 porções

Para o queijo de cabra:

- 500g de queijo de cabra fresco
- 500g de creme de leite
- sal e pimenta-do-reino branca, moída na hora
- 10g de gelatina neutra em pó
- 50ml de água

Para a beterraba:

- 1kg de beterraba
- 50ml de azeite de oliva extravirgem
- 2 galhos de tomilho
- 1g de raspas de laranja
- sal e pimenta-do-reino moída na hora
- 10g de gelatina em pó
- 50ml de água

Para a redução balsâmica:

- 375ml de vinagre balsâmico
- 60g de açúcar

Para a montagem:

- 50g de pistache sem casca nem pele

Preparo do queijo de cabra:

1. Bater, em um processador, o queijo de cabra com o creme de leite.
2. Temperar com sal e pimenta e adicionar a gelatina hidratada.

Preparo da beterraba:

1. Cortar a beterraba em cubos.

2 Colocar em um tabuleiro com o azeite, o tomilho, as raspas de laranja, o sal e a pimenta.

3 Cobrir com papel-alumínio e levar ao forno a 180°C por 2 horas.

4 Quando estiverem bem assadas, processar bem as beterrabas.

5 Paralelamente a isso, hidratar* a gelatina, levando ao micro-ondas por 20 segundos para dissolver.

6 Acrescentar a gelatina à mistura anterior e bater bem.

7 Reservar.

Preparo da redução balsâmica:

1 Em uma panela, misturar o vinagre balsâmico com o açúcar.

2 Levar ao fogo, deixar levantar fervura, baixar bem o fogo e deixar reduzir* lentamente, até adquirir consistência de xarope.

3 Reduzir mais que metade.

Montagem:

1 Em uma fôrma de semicírculo forrada com filme plástico, colocar uma camada da mistura de queijo.

2 Levar ao freezer para pegar consistência.

3 Retirar do freezer e acrescentar uma camada de musse de beterraba.

4 Voltar a fôrma para o freezer para, novamente, pegar consistência.

5 Incorporar o restante da mistura de queijo de cabra com os pistaches.

6 Retirar mais uma vez a fôrma do freezer e colocar a camada de mistura de queijo de cabra com os pistaches.

7 Deixar na geladeira até o momento de servir.

8 A terrina precisa, pelo menos, de 3 horas para ficar firme.

Utensílios necessários: • tabuleiro • papel-alumínio • panela • processador • fôrma (meia-lua) de bûche • filme plástico

Dica: Servir uma bela salada verde temperada com vinagrete.

Saiba mais: O queijo de cabra é uma opção para as pessoas que têm alergia às proteínas de leite de vaca.

Vieiras Grelhadas com Especiarias e Coco

Rendimento: 4 porções

Para o creme:

500ml de suco de laranja

40g de cebola picadinha

2g de alho (dente, sem a semente)

1 folha de louro pequena

3 ramos de tomilho fresco

3g de coentro em grão

2g de cúrcuma

400ml de leite de coco

sal e pimenta-do-reino branca moída na hora, a gosto

Para a salada:

160g de manga Tommy ou Haden à juliana*

8g de gengibre picadinho

15ml de suco de limão

60ml de azeite de oliva extravirgem

sal e pimenta-do-reino branca moída na hora, a gosto

Para as vieiras:

30ml de azeite de oliva extravirgem

200g de vieira fresca sem o coral

sal e pimenta-do-reino branca moída na hora, a gosto

Para a montagem:

5g de manjericão à juliana

20g de miniagrião

Preparo do creme:

1 Em uma panela, colocar o suco de laranja com a cebola, o alho, o louro, o tomilho, o coentro em grão e a cúrcuma.

2 Ferver, abaixar o fogo e deixar reduzir* lentamente à metade.
3 Em outra panela, reduzir lentamente o leite de coco à metade e acrescentá-
-lo à redução da laranja.
4 Temperar com sal e pimenta-do-reino branca moída na hora.
5 Peneirar e reservar.

Preparo da salada:
1 Em um bowl, misturar a manga à juliana com o gengibre picado.
2 Acrescentar o suco de limão e o azeite.
3 Temperar com sal e pimenta-do-reino branca moída na hora.
4 Reservar na geladeira.

Preparo das vieiras:
1 Aquecer bem uma frigideira com azeite.
2 Temperar as vieiras com sal e pimenta-do-reino branca moída na hora.
3 Grelhar as vieiras.

Montagem:
1 Juntar o manjericão à salada de manga.
2 Colocar a salada na parte superior esquerda do prato.
3 Dispor as vieiras em semicírculo ao lado da salada.
4 Finalizar colocando o creme cítrico com especiarias e coco ao redor.
5 Decorar com miniagrião.

Utensílios necessários: • 2 panelas • peneira • bowl • frigideira

Saiba mais: O gengibre, na França, é tratado como fitomedicamento para melhorar a circulação e combater as náuseas.

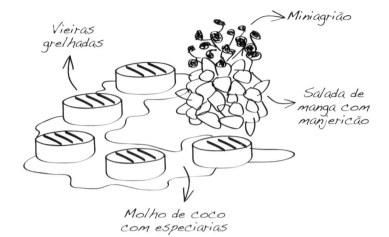

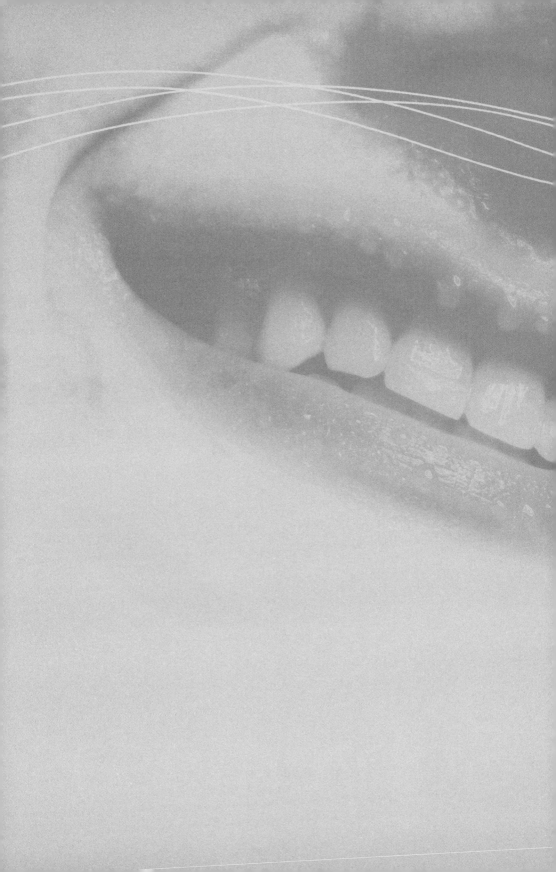

Sobremesas

Bavaroise de Amêndoas, Compota de Figo, Figo Grelhado com Mel e Redução de Vinho do Porto

Rendimento: 8 porções

Para o leite de amêndoas:

- 500ml de leite
- 150g de amêndoa

Para a bavaroise de amêndoas:

- 120g de gemas
- 100g de açúcar
- 250ml de leite de amêndoa
- 15g de folha de gelatina
- 600g de creme de leite batido levemente

Para a compota de figo:

- 350g de figo seco picado em cubinhos
- 70g de açúcar
- gotas de limão
- água (o suficiente para cobrir)

Para o figo grelhado:

- 40g de mel de flor de laranjeira
- 4 figos frescos cortados ao meio

Para a redução de vinho do Porto:

- 500ml de vinho do Porto
- 150ml de vinho tinto
- 200g de açúcar
- 0,5g de pimenta em grãos
- 0,5g de pimenta-da-jamaica
- 0,5g de zimbro

Preparo do leite de amêndoas:

1 Levar os ingredientes ao fogo até levantar fervura.
2 Retirar do fogo, bater tudo no liquidificador e passar pela peneira. Reservar.

Preparo da bavaroise de amêndoas:

1 Em um bowl, misturar as gemas com o açúcar.
2 Ferver o leite de amêndoa e despejá-lo sobre as gemas com o açúcar.
3 Voltar ao fogo e cozinhar, mexendo constantemente até chegar a 85°C (como um creme inglês).
4 Hidratar* a gelatina em água fria e misturar no leite.
5 Deixar esfriar e incorporar o creme de leite batido. Forrar o fundo do aro de inox com filme plástico e preenchê-lo com as bavaroises.

Preparo da compota de figo:

1 Colocar os cubinhos de figo em uma panela com o açúcar e as gotas de limão e cobrir com água.
2 Levar ao fogo brando, mexendo de vez em quando, até que evapore toda a água.
3 Reservar.

Preparo do figo grelhado:

1 Esquentar bem uma frigideira antiaderente com o mel e colocar os figos com a casca para cima.
2 Deixar dourar.

Preparo da redução de vinho do Porto:

1 Colocar todos os ingredientes em uma panela.
2 Levar ao fogo e deixar ferver.
3 Abaixar o fogo e reduzir* por aproximadamente 30 minutos, até ficar com a consistência de um xarope.
4 Reservar.

Montagem:

1 Colocar a bavaroise no centro do prato.
2 Colocar uma boa colherada de compota de figo por cima.
3 Dispor os figos ao lado e a redução ao redor.

Utensílios necessários: • liquidificador • peneira • frigideira antiaderente • aro de inox • filme plástico

> Saiba mais: As amêndoas são ricas em fibras e óleos essenciais que ajudam a manter o colesterol sob controle.
> O conteúdo de polifenóis do figo é maior que o do vinho tinto. Eles protegem o coração e previnem várias doenças.

Cheesecake com Frutas Vermelhas

Rendimento: 8 a 10 porções

Para a massa:

- 140g de biscoito maisena
- 70g de farinha de amêndoa grossa
- 100g de manteiga sem sal, na temperatura ambiente

Para o recheio:

- 900g de cream cheese
- 190g de açúcar
- 115g de ovos
- 15ml de extrato de baunilha
- 18g de Maizena
- 300ml de creme de leite

Para a montagem:

- 350g de morangos
- 100g de amoras frescas
- 100g de cerejas frescas
- 100g de mirtilo
- folhinhas de hortelã, para decorar
- 200ml de coulis de framboesa

Preparo da massa:

1 Processar o biscoito maisena.
2 Misturar o biscoito processado com a farinha de amêndoa e a manteiga até obter uma mistura homogênea.
3 Espalhar essa massa no fundo da fôrma, formando uma camada de 2cm.
4 Levar ao forno a 170°C para pré-assar por 10 minutos.

Preparo do recheio:

1 Em uma batedeira, misturar o cream cheese com o açúcar.
2 Acrescentar os ovos, o extrato de baunilha e a Maizena e bater mais um pouco.
3 Em um bowl, bater o creme de leite fresco e incorporar delicadamente à mistura anterior.
4 Colocar essa mistura na fôrma com a massa pré-assada e levar ao forno a 170°C.
5 Após 45 minutos de cozimento, baixar o forno para 150°C e, caso a massa esteja ficando dourada, cobrir com papel-alumínio.
6 Deixar cozinhar por mais 35 minutos.
7 Retirar do forno e deixar esfriar totalmente antes de levar à geladeira.
8 Deixar na geladeira até o momento de servir.

Montagem:

1 Cortar os morangos em quatro e as amoras ao meio.
2 Cortar as cerejas ao meio, retirando os caroços.
3 Dispor os morangos em quartos, as cerejas em metades e as amoras e os mirtilos inteiros sobre o cheesecake, alternando-os.
4 Finalizar com folhinhas de hortelã.
5 Servir o cheesecake com o coulis de framboesa em uma molheira, ao lado.

Utensílio necessário: • fôrma de 24cm com fundo removível e abertura lateral

Dica: Se for possível, deixar o cheesecake esfriar dentro do forno desligado e só retirar quando já estiver frio. Não é necessário fazer esse mix de frutas vermelhas. Optar pelas frutas disponíveis no mercado. Atualmente encontram-se morangos praticamente o ano inteiro.

> **Saiba mais:** Os pigmentos de antocianina das frutas vermelhas têm ação antioxidante e anti-inflamatória, protegendo o sistema circulatório.

•••

Crème Brûlée de Milho com Erva-Doce

Rendimento: 4 porções

100ml de água
100g de milho fresco
100g de creme de leite
4g de erva-doce
4 gemas
40g de açúcar
açúcar refinado para queimar

Preparo:

1 Bater no liquidificador a água com o milho e passar por uma peneira fina.
2 Acrescentar o creme de leite e a erva-doce e levar para ferver.
3 Em uma tigela, misturar as gemas com o açúcar.
4 Juntar às gemas a mistura de milho e peneirar.
5 Levar ao forno a 90°C por 15 minutos, retirar ao forno e resfriar.
6 No momento de servir, despejar uma camada fina de açúcar sobre o creme e queimar com um maçarico.
7 Servir imediatamente.

Utensílios necessários: • liquidificador • peneira fina • tigela • maçarico

> **Saiba mais:** O milho é um alimento rico em fibras, carboidratos, proteínas e minerais. Contém quase todos os aminoácidos necessários para o atleta.

Crème Caramel

Rendimento: 8 porções

150g de açúcar
50ml de água
gotas de suco de limão
500ml de leite
1/2 fava de baunilha cortada no sentido do comprimento
3 ovos
2 gemas
125g de açúcar

Preparo:

1 Em uma panela, levar ao fogo o açúcar, a água e as gotas de limão.
2 Misturar até ficar homogêneo, deixar ferver e não mexer mais.
3 Quando a calda atingir a cor de caramelo claro, retirar do fogo e resfriar o fundo da panela para interromper o cozimento.
4 Dividir o caramelo entre fôrmas individuais de pudim. Reservar.
5 Em uma panela, colocar o leite e a fava de baunilha e levar ao fogo para ferver.
6 Em uma tigela, misturar os ovos, as gemas e o açúcar. Reservar.
7 Assim que o leite ferver, tirar a panela do fogo, retirar a fava de baunilha do leite e reservar.
8 Deitar o leite quente sobre a mistura de ovos, mexendo bem.
9 Dividir a mistura entre as forminhas caramelizadas.
10 Colocar as forminhas em uma assadeira com água fervente suficiente para atingir a metade da altura das forminhas.
11 Levar ao forno preaquecido a 140ºC por aproximadamente 40 minutos.
12 Retirar as forminhas do banho-maria,* deixar esfriar por 20 minutos e desenformar.
13 Conservar na geladeira.

Utensílios necessários: • fôrmas individuais refratárias ou em inox • tigela • assadeira

Dica: A fava de baunilha descartada da fervura do leite pode ser aproveitada. Deixe--a secar e coloque-a em um pote com açúcar para obter açúcar aromatizado.

Para retirar os pudins da fôrma, passe delicadamente uma faca ao redor a fim de ajudar a soltá-los.

Saiba mais: O ovo é um alimento de alto valor nutricional, que substitui a carne na dieta. A gema do ovo contém luteína, um pigmento que protege a visão.

Gâteau au Chocolat, Crème Chantilly au Chocolat e Salsa de Damasco com Amêndoas

Rendimento: 6 porções

Para o gâteau:

5 ovos

280g de açúcar

250ml de água

340g de chocolate amargo picado

225g de manteiga sem sal, amolecida

8g de farinha de trigo para polvilhar a fôrma

Para o crème chantilly:

50g de chocolate amargo picadinho

250ml de creme de leite fresco

12g de açúcar

Para a salsa:

- 100ml de suco de laranja
- 30ml de mel de flor de laranjeira
- 20 damascos secos, cortados em cubinhos
- 30g de amêndoas laminadas e tostadas

Para a montagem:

- buquês de hortelã para decorar

Preparo do gâteau:

1. Bater os ovos com 100g de açúcar, até a mistura ganhar bastante volume.
2. Colocar, em uma panela, os 180g de açúcar restantes com os 250ml de água e levar ao fogo até formar uma calda com consistência de xarope.
3. Misturar, nessa calda, o chocolate picado e a manteiga amolecida, mexendo muito bem.
4. Adicionar a mistura ainda morna aos ovos batidos com o açúcar.
5. Mexer até obter uma mistura homogênea.
6. Untar a fôrma com manteiga e cobrir o fundo e as laterais com papel-manteiga.
7. Preencher essa fôrma com a mistura anterior e cobrir com papel-alumínio.
8. Colocá-la em um banho-maria quente e levar ao forno a 180°C para assar por aproximadamente 1 hora e 30 minutos.
9. Retirar a fôrma do forno e do banho-maria.
10. Deixar esfriar na própria fôrma, antes de desenformar.

Preparo do crème chantilly:

1. Colocar o chocolate picado em um grande bowl.
2. Colocar o creme de leite e o açúcar em uma panela e levar ao fogo para ferver.
3. Derramar o creme de leite fervente sobre o chocolate picado, mexendo muito bem com um batedor fouet.
4. Deixar esfriar, cobrir com filme plástico e deixar descansando na geladeira durante 12 horas.
5. Na hora da montagem, bater o creme de chocolate a 4°C com um fouet ou na batedeira.

Preparo da salsa de damasco:

1 Colocar, em uma panela, o suco de laranja e o mel.
2 Levar ao fogo e deixar ferver por 1 minuto.
3 Adicionar o damasco em cubinhos, baixar o fogo e deixar cozinhar por mais 1 minuto.
4 Esfriar e acrescentar as amêndoas.

Montagem:

1 Cortar o gâteau em fatias.
2 Dispor uma fatia no centro do prato.
3 Fazer uma quenelle de crème chantilly e colocar sobre a fatia de gâteau.
4 Finalizar com uma boa colherada de salsa de damasco entre o gâteau e o prato.
5 Decorar com buquê de hortelã.

Utensílios necessários: • fôrma de 26cm de diâmetro e 5cm de altura
• papel-manteiga • papel-alumínio • bowl grande • filme plástico • batedor fouet • bacia, panelas • 6 pratos • bowl médio

Dica: Para bater o creme, o ideal é que ele esteja a 4°C e dentro de outra bacia com água bem gelada.

Saiba mais: O cacau contém anandamida, um composto que deixa as pessoas felizes e eufóricas.

Gelée Tropical com Espuma de Coco e Iogurte

Rendimento: 8 porções

Para a gelée:

- 150ml de suco de laranja peneirado
- 50ml de suco de maracujá
- 30ml de calda de açúcar
- 50ml de água
- 6g de ágar-ágar

Para as frutas frescas:

- 2 kiwis
- 1 manga
- 8 morangos
- 8 buquês de hortelã para decorar

Para a espuma de coco:

- 50g de iogurte natural
- 200g de leite de coco reduzido à metade
- 50g de creme de leite fresco
- 40g de açúcar

Preparo da gelée:

1. Juntar os sucos de laranja e maracujá com a calda de açúcar. Reservar.
2. Colocar, em uma panela, a água e o ágar em fogo brando para ferver, mexendo sempre, até que comece a tomar consistência.
3. Esfriar ligeiramente e juntar à mistura de sucos.
4. Reservar.

Preparo das frutas:

1. Cortar as frutas em cubos pequeninos.
2. Reservar.

Preparo da espuma de coco:

1 Misturar todos os ingredientes a frio.
2 Colocar a mistura em um sifão, levar ao congelador ou refrigerador e manter o mais gelado possível.

Montagem:

1 No fundo do copinho, colocar as frutas frescas picadas.
2 Acrescentar a gelée tropical e levar para geladeira até adquirir consistência.
3 No momento de servir, colocar a espuma de coco por cima e decorar com um buquê de hortelã.

Utensílios necessários: • 8 copinhos de cachaça • sifão

> Saiba mais: O leite de coco é extraído da polpa madura. É rico em gorduras e minerais, mas não contém colesterol.

Nougat Glacé

Rendimento: 12 porções

Para o nougatine:

100g de glucose
100g de açúcar
100g de amêndoas filetadas e levemente tostadas

Para o coulis de framboesa (ver receita básica na p. 416):

Para o nougat:

- 25g de damasco seco cortado em cubinhos
- 20g de pera seca cortada em cubinhos
- 20g de tâmara seca cortada em cubinhos
- 25g de figo seco cortado em cubinhos
- 20g de ameixa seca cortada em cubinhos
- 20g de passa branca
- 20g de passa preta
- 50ml de Cointreau
- 50g de açúcar
- 100g de mel
- 25g de glucose
- 250ml de água
- 4 claras
- 500ml de creme de leite fresco
- suco de 1/4 de limão-siciliano
- 60g de nougatine quebrada
- 50g de pistache picado grosseiramente
- 50g de avelã picada grosseiramente

Para a montagem:

- Buquê de hortelã

Preparo do nougatine:

1. Aquecer a glucose, adicionar, pouco a pouco, o açúcar e deixar cozinhar até atingir a cor de caramelo claro.
2. Retirar do fogo e acrescentar as amêndoas filetadas.
3. Espalhar a mistura sobre uma assadeira com tapete de silicone ou assadeira untada com óleo.
4. Deixar esfriar e, então, quebrar a nougatine em pedaços.
5. Reservar para a montagem.

Preparo do coulis de framboesa:

1. Levar todos os ingredientes ao fogo e deixar ferver.
2. Abaixar o fogo e deixar cozinhar lentamente por 8 minutos.
3. Bater no liquidificador e peneirar. Conservar na geladeira.

Preparo do nougat:

1. Cobrir as frutas secas e as passas com Cointreau e deixar macerar.*
2. Em uma panela de inox, colocar o açúcar, o mel, a glucose e a água e cozinhar a 120°C. Utilizar um termômetro.
3. Bater as claras.
4. Sobre as claras batidas, derramar, pouco a pouco, a mistura de açúcar a 120°C e bater até esfriar.
5. Em seguida, bater o creme de leite e incorporá-lo às claras batidas e frias.
6. Escorrer as frutas secas e acrescentá-las à mistura de creme e claras.
7. Adicionar o suco de limão, 40ml de cointreau, a nougatine, o pistache e a avelã.
8. Colocar a mistura na fôrma forrada com filme plástico ou num aro de inox.
9. Deixar no congelador até o momento de servir.

Montagem:

1. Cortar uma fatia de nougat e colocar no centro do prato. Dispor o caulis ao redor e decorar com um buquê de hortelã.

Utensílios necessários: • assadeira com tapete de silicone • liquidificador • peneira • panela de inox • fôrma de bolo inglês ou aro de inox • filme plástico

Saiba mais: Na clara do ovo, encontra-se a maioria dos aminoácidos necessários para formar os músculos.

Pain Perdu com Compota de Maçã e Creme Inglês

Rendimento: 8 porções

Para o pain perdu:

- 350ml de leite
- 1/4 de fava de baunilha aberta
- 70g de açúcar baunilhado (ver receita básica na p. 411)
- 5g de canela em pó
- 2 ovos
- 350ml de óleo de girassol
- 8 fatias de pão para rabanada dormido (fatias de 2,5cm de espessura)

Para a compota de maçã:

- 10g de gengibre picadinho
- 10g de manteiga sem sal
- 1kg de maçã Fuji ou Gala cortada em cubos
- 250g de açúcar
- raspas e suco de 1/2 limão-siciliano

Para o creme inglês (ver receita básica na p. 421)

- 300ml de creme inglês

Para a montagem:

- Buquê de hortelã

Preparo do pain perdu:

1. Colocar o leite em uma panela com a fava de baunilha.
2. Levar ao fogo e, assim que levantar fervura, retirar a panela do fogo e tampar para fazer infusão.*
3. Deixar esfriar e reservar em uma tigela.
4. Misturar o açúcar com a canela e espalhar a mistura no fundo de uma assadeira ou pirex.

5 Preparar uma assadeira com papel absorvente.

6 Quebrar os ovos em uma tigela e bater com um fouet o suficiente para misturar.

7 Em uma panela, aquecer o óleo a 120ºC.

8 Mergulhar a fatia de pão no leite até que fique bem embebida.

9 Escorrer o excesso sem pressionar e passar na mistura de ovos.

10 Escorrer o excesso e levar rapidamente para a panela com óleo quente.

11 Assim que dourar um lado, virar para dourar o outro lado.

12 Retirar as fatias de pão douradas, passá-las rapidamente pelo papel absorvente e, em seguida, para a travessa com canela e açúcar, cobrindo totalmente a fatia com essa mistura.

Preparo da compota de maçã:

1 "Suar"* o gengibre na manteiga e acrescentar a maçã, o açúcar, as raspas e o suco de limão.

2 Levar ao fogo e deixar cozinhar lentamente até que as maçãs estejam cozidas. Reservar.

Preparo do creme inglês (ver receita básica na p. 421)

Montagem:

1 Colocar a fatia de pão dourada e polvilhada no centro do prato.

2 Colocar sobre ela uma colherada de compota de maçã.

3 Decorar com um buquê de hortelã e finalizar com o creme inglês ao redor.

Utensílios necessários: • 2 tigelas • assadeira ou pirex • fouet • toalha de papel • peneira fina

Saiba mais: **A baunilha favorece a digestão, e seu óleo tem propriedades afrodisíacas.**

Panna Cotta com Framboesa

Rendimento: 6 porções

Para a panna cotta:

- 300ml de leite
- 300ml de creme de leite fresco
- 125g de açúcar
- 1/4 de fava de baunilha
- 5g de gelatina em pó neutra

Para a montagem:

- 120 ml de coulis de framboesa (ver receita na p. 416)
- Farofa de castanha-do-pará e rapadura (ver receita na p. 423)
- buquês de hortelã para decorar

Preparo da panna cotta:

1. Levar o leite, o creme de leite, o açúcar e a fava cortada ao meio ao fogo até ferver, sem borbulhar.
2. Retirar a panela do fogo e adicionar a gelatina já hidratada em água fria.
3. Dispor essa mistura em taças.
4. Levar à geladeira até adquirir consistência.

Montagem:

1. Quando ficar firme, cobrir cada panna cotta com uma boa colherada de coulis de framboesa.
2. No momento de servir, retirar da geladeira e salpicar a farofa de castanha--do-pará e rapadura, cobrindo toda a superfície.
3. Decorar com um buquê de hortelã.

Utensílios necessários: • panela • bowl pequeno • taças de Martini ou baixas, do tipo para sorvete

Dica: Uma ótima opção é dispor de copinhos tipo dose de cachaça, para serviço volante em festas.

> **Saiba mais:** O leite é basicamente composto por gorduras (3,5%), proteínas (3,5%), lactose (4,7%) e menos de 1% são os sais minerais, dentre eles o cálcio. O restante é água.

Parfait de Jasmim com Limão-Siciliano e Coulis de Morango com Manjericão

Rendimento: 4 porções

Para o parfait:

- 90ml de leite
- 3g de chá de jasmim
- 80g de açúcar
- 60ml de água
- 3 gemas
- 3g de gelatina em pó hidratada
- 15ml de suco de limão-siciliano
- raspas de limão-siciliano
- 175g de creme de leite batido

Para o coulis de morango:

- 250g de morango
- 35g de açúcar
- 10g de manjericão

Para a montagem:

- 300g de morango cortado em 4
- raminhos de manjericão

Preparo do parfait:

1 Fazer uma infusão* do leite com o chá e deixar maturar por 12 horas.
2 Fazer uma calda com o açúcar e a água até 85°C.
3 Levar as gemas à batedeira, despejar a calda por cima e bater até esfriar.
4 Juntar a gelatina já hidratada, o suco e as raspas de limão e, por fim, o creme de leite batido.
5 Pôr na fôrma e levar para gelar.

Preparo do coulis de morango:

1 Levar ao fogo o morango e o açúcar e deixar cozinhar por 10 minutos.
2 Bater a mistura no liquidificador junto com o manjericão.
3 Reservar.

Montagem:

1 Colocar o parfait no centro do prato, decorar sua superfície com os morangos.
2 Dispor o coulis de morango com manjericão ao redor e decorar com um raminho de manjericão.

Utensílios necessários: • batedeira • 4 aros de inox com 4,5cm de diâmetro • liquidificador

Saiba mais: O limão-siciliano contém o óleo aromático limoneno e ácidos orgânicos que apresentam propriedades anti-inflamatória e antioxidante. É o tipo de limão mais indicado para quem tem acidez no estômago.

Salame de Chocolate com Framboesas e Sabayon de Amaretto

Rendimento: 12 porções

Para o salame:

- 125g de ovos (2 ovos e meio)
- 50 gemas (2 gemas e meia)
- 70ml de café expresso ou café bem forte
- 300g de açúcar de confeiteiro
- 190g de manteiga (pomada)*
- 150g de cacau em pó
- 175g de avelãs tostadas e quebradas
- 150g de biscoito Maizena quebrado

Para o sabayon:

- 6 gemas
- 100g de açúcar
- 200ml de vinho branco
- 240ml de Amaretto

Para a montagem:

- 60 unidades de framboesas frescas (ou morangos)
- Buquês de hortelã

Preparo do salame:

1. Em um processador, bater os ovos, as gemas e o café com o açúcar.
2. Acrescentar a manteiga pomada e, em seguida, o cacau em pó.
3. Quando todos esses ingredientes estiverem bem incorporados, passar a mistura para um bowl e adicionar as avelãs tostadas e quebradas, bem como o biscoito quebrado.
4. Colocar essa mistura em um filme plástico e enrolar, dando o formato de um salame.
5. Levar à geladeira e deixar endurecer.

Preparo do sabayon:

1. Em um bowl, misturar as gemas com o açúcar.
2. Acrescentar o vinho branco e o Amaretto.
3. Levar esse bowl ao fogo, em banho-maria,* batendo energicamente com um fouet, até adquirir volume.

Montagem:

1. Cortar o salame em rodelas de 0,5cm.
2. Dispor, no prato, 5 fatias do salame.
3. Colocar, ao lado, as framboesas.
4. Finalizar colocando um pouco do sabayon sobre as framboesas, deixando cair levemente ao lado.
5. Decorar com buquês de hortelã.

Utensílios necessários: • processador • 2 bowls • filme plástico • batedor fouet • panela • 12 pratos de mesa

Dica: Para cortar, o salame deve estar congelado. Retirar o filme e cortar o salame com uma faca sobre uma tábua de corte. Quando não for época de framboesas, usar morangos.

> **Saiba mais:** A cafeína atua sobre o sistema nervoso central, estimulando o cérebro, o que aumenta a disposição e melhora os reflexos e o humor.

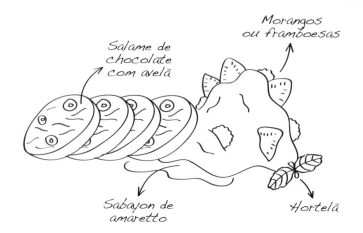

Suflê de Maracujá

Rendimento: 6 porções

Para o suflê:

50g de manteiga sem sal para untar
100g do creme de confeiteiro
35ml de suco de maracujá
150g de claras
100g de açúcar
30g de açúcar para polvilhar
Preparo do creme de confeiteiro (ver receitas básicas na p. 418)

Preparo do suflê:

1 Untar os ramequins com manteiga e levá-los ao freezer.
2 Repetir essa operação.
3 Deixar os ramequins no freezer até a hora de colocar o suflê.
4 Misturar o creme confeiteiro com o suco de maracujá.
5 Bater as claras em neve junto com o açúcar.
6 Incorporar delicadamente as claras ao creme confeiteiro de maracujá.
7 Polvilhar os ramequins com açúcar e colocar neles a massa do suflê.
8 Levar ao forno em banho-maria* a 180°C por 25 minutos, aproximadamente.

Utensílios necessários: • 2 panelas • 6 ramequins

Dica: Servir com coulis de frutas vermelhas e morangos frescos.

Saiba mais: A passiflora do maracujá é um calmante natural.

Tartellete de Chocolate com Banana

Rendimento: 8 unidades

Para a massa:

95g de manteiga (pomada)*

95g de Glaçúcar

1g de sal

1 ovo

1 gema

235g de farinha de trigo

25g de cacau em pó

Para o ganache:

250g de creme de leite

15g de glucose

250g de chocolate amargo bem picado

Para o recheio de banana:

50g de manteiga sem sal

65g de açúcar

75ml de suco de laranja

375g de banana-d'água cortada em rodelas

Preparo da massa:

1 Colocar na batedeira a manteiga pomada e bater juntamente com o Glaçúcar e o sal.

2 Adicionar o ovo e a gema aos poucos e, por último, a farinha peneirada com o cacau em pó.

3 Bater até ficar uma massa homogênea.

4 Dividir a massa em porções iguais, embalar em filme plástico e levar à geladeira por 1 hora.

5 Com um rolo, abrir a massa com 2mm de espessura.

6 Forrar as fôrmas de tartelette e levá-las ao forno a 180°C para assar por 12 minutos.

Preparo do ganache:

1. Aquecer o creme de leite fresco e a glucose.
2. Despejar a mistura sobre o chocolate e mexer bem até que a massa obtenha aparência brilhante e homogênea.
3. Deixar esfriar e reservar na geladeira.

Preparo do recheio de banana:

1. Em uma panela, derreter a manteiga e acrescentar o açúcar.
2. Quando a mistura adquirir a cor caramelo, adicionar o suco de laranja mexendo bem até dissolver completamente.
3. Acrescentar as rodelas de banana e mexer bem.
4. Cozinhar em fogo baixo até virar uma compota.
5. Deixar esfriar.

Montagem:

1. Arrumar uma camada de compota de banana no fundo da tartelette.
2. Com um saco de confeitar com bico frisado, cobrir a tartelette com a ganache.
3. Decorar as tartelettes com rodelas de banana.

Utensílios necessários: • batedeira • peneira • filme plástico • rolo de abrir massa • fôrmas de tartelette de 8cm • saco de confeitar

Dica: Envolver as rodelas de banana com o suco de limão para que não escureçam.

Saiba mais: O cacau é um estimulante natural. Contém teobromina, que melhora o estado de alerta e pode causar insônia.

Terremoto de Frutas Vermelhas

Rendimento: 4 porções

Para o merengue:

- 75g de açúcar
- 65g de açúcar de confeiteiro
- 3 claras
- 8 discos de merengue com 4,5cm de diâmetro

Para o creme de confeiteiro (ver receitas básicas na p. 418)

Para o coulis de framboesa (ver receitas básicas na p. 416)

Para o terremoto de frutas vermelhas:

- 150g de mix de frutas vermelhas (morangos, amoras, framboesas e cassis)
- 240g de creme de confeiteiro
- 8 discos de merengue com 4,5cm de diâmetro
- 300g de sorbet de frutas vermelhas (ou de alguma fruta vermelha)
- 4 buquês de hortelã
- 50ml de coulis de framboesa

Preparo do merengue:

1. Aquecer o forno a 150°C.
2. Misturar 65g de açúcar com o açúcar de confeiteiro.
3. Peneirar a mistura e reservar.
4. Bater as claras.
5. Quando as claras começarem a firmar, acrescentar os 10g de açúcar restantes e bater até as claras ficarem bem firmes.
6. Incorporar delicadamente a mistura de açúcar.
7. Com o auxílio do saco de confeitar, dispor as claras batidas sobre um tabuleiro coberto com tapete de silicone ou com papel-manteiga, fazendo 8 círculos com 4,5cm de diâmetro.
8. Levar o tabuleiro ao forno a 150°C e, após 5 minutos, abaixar a temperatura para 130°C.

9 Deixar assar por aproximadamente 1 hora.
10 Reservar.

Preparo do creme de confeiteiro (ver receitas básicas na p. 418)

Preparo do coulis de framboesa (ver receitas básicas na p. 416)

Preparo do terremoto de frutas vermelhas:

1 Cortar os morangos em 4 e as amoras em 2.
2 Colocar no centro do prato com o auxílio de uma colher de café de creme de confeiteiro, para "colar" o disco.
3 Dispor o disco de merengue sobre o creme; assim ele não irá correr no prato.
4 Arrumar sobre o merengue uma bola de sorbet de frutas vermelhas.
5 Cobrir o sorbet com outro disco de merengue, fazendo uma leve pressão sobre este para que fique bem colado no sorbet.
6 Decorar o segundo disco de merengue com o creme de confeiteiro, com o auxílio de um saco de confeitar ou de uma colher.
7 Salpicar as frutas vermelhas sobre o creme e enfeitar com um buquê de hortelã.
8 Para finalizar, coloque o coulis de framboesa ao redor do merengue.

Utensílios necessários: • peneira • saco de confeitar com bico liso e médio • tabuleiro • tapete de silicone ou papel-manteiga • tigela • filme plástico • liquidificador

Saiba mais: As frutas vermelhas contêm os pigmentos de antocianinas que protegem a visão e os vasos sanguíneos.

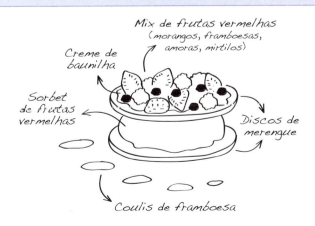

Torta de Maçã e Pera Streusel

Rendimento: 1 torta com 20cm de diâmetro

Para o streusel:

- 50g de manteiga
- 50g de açúcar
- 50g de farinha de trigo
- 50g de farinha de amêndoa

Para a massa doce:

- 125g de manteiga sem sal
- 75g de açúcar
- 1 ovo
- 1 gema
- 1 pitada de sal
- 250g de farinha de trigo
- papel-manteiga
- grãos de feijão

Para a compota de maçã e pera:

- 650g de maçã descascada e cortada em cubinhos
- 400g de pera descascada e cortada em cubinhos
- 50ml de água
- suco de 1 limão-siciliano
- 100g de açúcar cristal
- 20g de mel de flor de laranjeira

Para o creme inglês (ver receitas básicas na p. 421)

Preparo do streusel:

1. Misturar todos os ingredientes até obter uma massa homogênea.
2. Cobrir a massa com filme plástico e colocar no congelador até ficar totalmente congelada.

Preparo da massa doce:

1. Em uma batedeira, bater a manteiga em temperatura ambiente com o açúcar até a mistura ficar homogênea.
2. Adicionar o ovo, a gema e o sal e misturar um pouco.
3. Por último, acrescentar a farinha de trigo e bater o suficiente para incorporar.
4. Formar uma bola de massa, cobrir com filme plástico e deixar descansar na geladeira por, no mínimo, 1 hora.
5. Abrir a massa com 2mm de espessura, cobrir a fôrma de torta e deixar descansar por 30 minutos antes de assar.
6. Cobrir a massa com papel-manteiga e encher a fôrma com grãos de feijão para que seu peso não deixe a massa estufar.
7. Assar em forno a 180°C durante 15 minutos.
8. Reservar.

Preparo da compota de maçã e pera:

1. Colocar a maçã e a pera em uma panela com a água e o suco de limão.
2. Tampar, levar ao fogo e cozinhar por 30 minutos.
3. Retirar do fogo e adicionar o açúcar.
4. Mexer bem até o açúcar dissolver e as frutas ficarem amassadas.
5. Voltar ao fogo, adicionar o mel de laranjeira, mexendo constantemente, e deixar cozinhar por 10 minutos.
6. Reservar.

Preparo do creme inglês (ver receitas básicas na p. 421)

Montagem:

1. Espalhar a compota de maçã e pera na fôrma de torta com a massa previamente assada.
2. Com um ralador, ralar a massa streusel sobre a compota, cobrindo toda a superfície.
3. Servir acompanhada com creme inglês.

Utensílios necessários: • batedeira • filme plástico • rolo para abrir massa • fôrma de torta com 22cm de diâmetro • papel-manteiga • panela pequena • tigela • peneira fina

> **Saiba mais:** A pera é uma fruta rica em fibras e excelente para a digestão.

Verrine de Chocolate com Castanha--do-Pará

Rendimento: 4 porções

Para a musse de chocolate:

- 20ml de água
- 70g de açúcar
- 3 gemas
- 1 ovo
- 2g de gelatina em pó hidratada
- 175g de chocolate amargo
- 250g de creme de leite fresco batido como chantili

Para a bavaroise de castanha-do-pará:

- 150g de castanha-do-pará picadinha
- 500ml de leite
- 150g de açúcar
- 5 gemas
- 20g de gelatina em pó hidratada
- 500g de creme de leite batido como chantili

Para a montagem:

- 120g de ganache (ver receitas básicas na p. 424)
- 80g de castanha-do-pará picadinha

Preparo da musse de chocolate:

1 Em uma panela de inox, levar ao fogo a água e o açúcar e deixar cozinhar até obter ponto de fio fraco.
2 Em uma batedeira, bater as gemas com o ovo.
3 Derramar a calda de açúcar sobre a mistura de gemas e bater até esfriar totalmente.
4 Derreter a gelatina no micro-ondas e acrescentá-la à mistura de gemas.
5 Derreter o chocolate amargo.
6 Misturar 1/3 do creme batido com o chocolate derretido e, em seguida, incorporá-lo à mistura de ovos e gelatina.
7 Incorporar, delicadamente, o restante do creme batido.

Preparo da bavaroise de castanha-do-pará:

1 Levar ao fogo a castanha e o leite até ferver.
2 Bater a mistura no liquidificador, peneirar bem e reservar.
3 Misturar o açúcar com as gemas e, sobre essa mistura, despejar o leite de castanha.
4 Levar ao fogo brando para fazer um creme inglês ralo.
5 Passar o creme para uma tigela e adicionar a gelatina derretida.
6 Deixar esfriar e, então, incorporar, delicadamente, à mistura anterior, o creme de leite batido.

Montagem:

1 Em uma taça ou copo, colocar primeiro o creme de chocolate.
2 Levar ao feeezer para adquirir consistência.
3 Cobrir com a bavaroise de castanha e voltar ao freezer até adquirir consistência.
4 Cobrir com uma fina camada de ganache e levar à geladeira.
5 No momento de servir, salpicar as castanhas picadinhas.

Utensílios necessários: • panela de inox • batedeira • micro-ondas • liquidificador • peneira • tigela • taça ou copo

Saiba mais: O chocolate contém substâncias que aceleram os batimentos cardíacos e estimulam a circulação.

Receitas básicas

Açúcar Baunilhado

Rendimento: 350g

- 350g de açúcar refinado
- 2 unidades de baunilha (fava já utilizada, aberta, lavada e seca)

Preparo:

1 Colocar o açúcar em um pote com as favas de baunilha no meio.
2 Fechar o pote muito bem.
3 Deixar assim para intensificar o aroma por pelo menos um mês antes de utilizar.

Utensílio necessário: • pote

Arroz Perfumado com Tomilho

Rendimento: 4 a 6 porções

- 250g de arroz branco
- 30g de manteiga sem sal
- 15g de cebola bem picadinha
- 1,5g de alho picadinho
- 1 folha de louro
- 3g de tomilho
- 600ml de água
- sal e pimenta-do-reino branca moída na hora, a gosto

Preparo:

1 Lavar o arroz e deixar escorrer muito bem.
2 Em uma panela, derreter a manteiga e "suar"* a cebola até ficar transparente.
3 Acrescentar o alho e o louro.
4 Refogar um pouco sem colorir e, em seguida, adicionar o arroz e o tomilho.

5 Refogar até sentir que os grãos estão bem misturados com a manteiga e os temperos.

6 Acrescentar, então, água fervente o suficiente para cobrir um pouco acima a quantidade do arroz.

7 Deixar ferver, temperar com sal e pimenta.

8 Abaixar o fogo, tampar a panela e cozinhar por aproximadamente 15 minutos.

Utensílios necessários: • panela • tábua de corte • faca

Azeite Cítrico

Rendimento: 300ml

Raspas da casca de 3 laranjas
Raspas da casca de 2 limões-sicilianos
300ml de azeite extravirgem

Preparo:
1 Misturar todos os ingredientes em uma panela e aquecê-la a 60°C.
2 Retirar do fogo e deixar resfriar.
3 Deixar em infusão* de um dia para o outro.
4 Passar por uma peneira fina e reservar.

Utensílios necessários: • panela • termômetro de cozinha • peneira • bowl

Dica: Esse azeite pode ser feito e mantido em um vidro, de preferência escuro ou coberto com papel-alumínio, durante um mês. Excelente para temperar saladas, crostinis, peixes e massas.

Azeite de Hortelã

Rendimento: 100ml

100g de hortelã (somente as folhas)
200ml de azeite extravirgem

Preparo:

1 "Branquear"* as folhas de hortelã em água fervente e colocá-las imediatamente em uma bacia com água bem gelada para dar o choque térmico.
2 Espremer bem as folhas de hortelã com as mãos para tirar o excesso de água e batê-las com o azeite a 60°C, no liquidificador.
3 Peneirar colocando um filtro de café para que o azeite fique o mais transparente possível. Esse projeto de decantação demora pelo menos umas 4 horas. Isso deve ser feito na geladeira.

Utensílios necessários: • panela • liquidificador • filtros de café • bowl

Dica: Para saladas, massas, peixes e frangos.

Caldo de Legumes

Rendimento: 2 litros

50ml de azeite de oliva
200g de cebola
150g de alho-poró
100g de cenoura
100g de aipo
50g de alho
25g de salsa (talos)

20g de tomilho fresco (galhos)

1 folha de louro

3g de pimenta-branca em grãos

2,5 litros de água

Preparo:

1   Esquentar uma panela com o azeite e refogar os legumes com as ervas e a pimenta, sem deixar pegar cor.

2   Quando a cebola estiver transparente, cobrir tudo com água.

3   Levantar fervura e, em seguida, abaixar o fogo para cozinhar lentamente e concentrar os sabores.

4   Cozinhar por 40 minutos, retirando constantemente as impurezas.

5   Peneirar o caldo e esfriar.

Utensílios necessários: • panelas • chinois • tábua para corte • faca

Dica: Esse caldo, depois de frio, pode ser congelado. Use-o para risotos, sopas, molhos, polentas e muitos preparos.

Caldo de Músculo

Rendimento: 1,5 litro

80ml de azeite de oliva

180g de cebola picada

50g de cenoura picada

50g de alho-poró picado

50g de aipo picado

50g de funcho picado

15g de salsa (cabos)

15g de tomilho (galhos)

3 folhas de louro

10 grãos de pimenta preta

1kg de músculo em pedaços

150g de tomates cortados grosseiramente

2,5 litros de água

Preparo:

1 Colocar o azeite em uma panela para aquecer.

2 Refogar os legumes e acrescentar as ervas.

3 Acrescentar os pedaços de músculo, refogar bem aumentando a temperatura para pegar um pouco de cor na carne.

4 Adicionar os tomates e refogar mais até que os tomates fiquem desmanchando.

5 Mexer bem e em seguida cobrir com água.

6 Levantar fervura e abaixar bem a temperatura para que o cozimento seja bem lento, e o caldo, denso e saboroso.

7 Após reduzir o caldo à metade, peneire tudo e passe para outro recipiente.

Utensílios necessários: • panela • bowl • peneira

Caldo de Peixe

Rendimento: 2 litros

2,5kg de carcaça de peixe

50ml de azeite de oliva

200g de cebola picada grosseiramente

150g de alho-poró picado grosseiramente

120g de aipo picado grosseiramente

60g de funcho picado grosseiramente

40g de alho (dentes)

25g de salsa (talos)

20g de tomilho (galhos)

1 folha de louro

3g de pimenta-branca em grãos
2,5 litros de água

Preparo:

1. Lavar bem as carcaças de peixe.
2. Em uma panela, aquecer o azeite de oliva para refogar a cebola, o alho-poró, o funcho, o aipo e o alho.
3. Adicionar as ervas e as pimentas.
4. Assim que a cebola ficar transparente, acrescentar as carcaças de peixe para refogar.
5. Quando toda a carcaça mudar de cor, cobrir tudo com água.
6. Levantar fervura e, em seguida, abaixar o fogo para cozinhar lentamente e concentrar os sabores.
7. Cozinhar por 40 minutos, retirando constantemente as impurezas.
8. Peneirar o caldo e esfriar.

Utensílios necessários: • panelas • chinois • tábua para corte • faca

Dica: Esse caldo, depois de frio, pode ser congelado. Use-o para risotos, sopas, molhos e muitos outros preparos.

Coulis de Framboesa

Rendimento: 250ml

250g de framboesa congelada
50g de açúcar

Preparo:

1. Colocar os ingredientes em uma panela e levar ao fogo.
2. Deixar ferver por 1 minuto. Em seguida, baixar o fogo e deixar cozinhar por aproximadamente 20 minutos.

3 Bater a mistura no liquidificador e passar por uma peneira para retirar as sementes.
4 Conservar em geladeira.

Utensílios necessários: • panela • liquidificador • peneira • bowl

Dica: Calda para acompanhar tortas, sorvetes e sobremesas. Pode ser congelada.

●●●

Creme de Alho e Açafrão

Rendimento: 230g

100g de cream cheese
30g de alho assado
2g de açafrão em pó
4g de sal
1g de pimenta-branca moída

Preparo:
1 Levar ao liquidificador todos os ingredientes até obter um creme bem homogêneo.
2 Temperar com sal e pimenta-do-reino.
3 Reservar coberto com filme plástico na geladeira.

Utensílio necessário: • liquidificador

Creme de Baunilha (Creme de Confeiteiro)

Rendimento: 300g

3 gemas
45g de açúcar
7g de Maizena
15g de farinha de trigo
125ml de leite
65ml de creme de leite fresco
1/4 de fava de baunilha

Preparo:

1 Em um bowl, misturar as gemas com o açúcar, a Maizena e a farinha de trigo.
2 Levar o leite, o creme de leite e a fava de baunilha, aberta, ao fogo, em uma panela, até ferver.
3 Assim que o leite ferver, despejá-lo sobre a mistura de gemas, mexendo bem com um batedor fouet.
4 Voltar essa mistura para a panela e levar ao fogo, mexendo constantemente, até que o creme cozinhe e adquira consistência.
5 Passar o creme para um recipiente e cobrir imediatamente com um filme plástico, aderindo diretamente ao creme, para evitar formação de casca.

Utensílios necessários: • bowl • panela • batedor fouet • recipiente • filme plástico

Dica: Creme para tortas, mil-folhas, éclairs.

Creme de Estragão

Rendimento: 120g

40g de cebola roxa picadinha
120g de vinagre de vinho tinto
4g de estragão fresco picadinho
3g de cúrcuma em pó
100g de cream cheese
4g de sal
pimenta-do-reino a gosto

Preparo:

1 Em uma panela, levar todos os ingredientes (exceto o cream cheese) ao fogo brando, para reduzir.*
2 Quando estiver quase seco, acrescentar o cream cheese e misturar bem até que a mistura se incorpore.
3 Temperar com sal e pimenta e reservar.

Utensílios necessários: • panela • bowl • fouet

Dica: O estragão fresco pode ser substituído pelo seco.

• •

Creme de Mostarda, Mel e Nozes

Rendimento: 80g

40g de mostarda à L'Ancienne
30g de noz sem pele
20g de mel de flor de laranjeira
5g de calvados
sal a gosto
pimenta-do-reino moída a gosto

Preparo:

1 Levar ao liquidificador todos os ingredientes até obter um creme bem homogêneo.
2 Temperar com sal e pimenta-do-reino.
3 Reservar coberto com filme plástico na geladeira.

Utensílios necessários: • liquidificador • filme plástico

Creme de Tandoori*

Rendimento: 160g

4g de azeite de oliva
20g de cebola picadinha
10g de tandoori em pó
100ml de vinho branco seco
3g de alho
50g de raspa de limão-siciliano
100g de cream cheese
2g de sal
1g de pimenta-do-reino moída

Preparo:

1 Em uma panela, colocar o azeite, a cebola, o tandoori e o vinho, e levar ao fogo brando até reduzir* a quase seco.
2 Quando a redução esfriar, juntar ao restante dos ingredientes e levar ao liquidificador até obter uma pasta homogênea.
3 Temperar com sal e pimenta e reservar.

Utensílios necessários: • panela • liquidificador

Creme Inglês

Rendimento: 300ml

250ml de leite
1/3 de fava de baunilha
3 gemas
30g de açúcar

Preparo:

1 Colocar o leite e a baunilha em uma panela pequena, e levar ao fogo até ferver.
2 Bater as gemas com o açúcar.
3 Derramar o leite fervente sobre as gemas, mexendo muito bem.
4 Colocar essa mistura na panela e cozinhar em fogo lento, até ficar mais espessa.
5 Retirar do fogo e passar o creme em uma peneira fina.
6 Esfriar e reservar na geladeira.

Utensílios necessários: • panela pequena • batedor • panela • peneira

Dica: Para acompanhar sobremesas como os clássicos ovos nevados. Esse creme pode ser aromatizado com Cointreau, outros licores e cremes.

Extrato de Tomate Natural

Rendimento: 200g

500g de molho de tomate natural

Preparo:

1 Colocar o molho de tomate em uma panela.
2 Levar essa panela ao fogo bem baixo.
3 Deixar cozinhar até reduzir* à metade do volume.

Utensílio necessário: • panela

Farofa com Damasco, Bacon e Alecrim

Rendimento: 1kg

300g de bacon em tirinhas
15g de açúcar
250g de manteiga sem sal
10g de alecrim picadinho
600g de farinha de mandioca
150g de damasco seco, em cubinhos

Preparo:

1 Em uma panela, colocar as tiras de bacon e levar ao fogo.
2 Quando começar a dourar, retirar o excesso de gordura e salpicar o açúcar sobre o bacon.
3 Quando estiverem bem coradas, retirar as tirinhas de bacon da panela, escorrer e colocar sobre papel absorvente.
4 Reservar.
5 Na mesma panela, aproveitando a gordura do bacon, derreter a manteiga e adicionar o alecrim picado para soltar seus aromas, perfumando a manteiga.
6 Temperar um pouco a manteiga com sal e pimenta moída.
7 Acrescentar a farinha de mandioca, mexendo constantemente até que cozinhe completamente.
8 Voltar as tirinhas de bacon para a panela e verificar a quantidade de sal e pimenta.
9 Por último, adicionar o damasco em cubinhos.

Utensílios necessários: • panela • colher em poliuretano • tábua de corte • faca

Dica: O damasco pode ser substituído por outra fruta seca.

• •

Farofa de Castanha-do-Pará com Rapadura

Rendimento: 650g

170g de rapadura triturada
200g de castanha-do-pará sem pele, levemente tostada
200ml de água

Preparo:

1 Levar a rapadura triturada e dissolvida com a água no fogo médio, até que atinja cor de caramelo claro.
2 Retirar do fogo e acrescentar as castanhas picadas, mexendo muito bem.
3 Espalhar um pouco de azeite sobre uma bancada e a mistura de caramelo e castanha para esfriar.
4 Resfriar e passar pelo processador para obter uma farofa.
5 Reservar em local arejado.

Utensílios necessários: • panela • processador ou liquidificador

Dica: Ótima para acompanhar sorvetes.

Ganache de Chocolate

Redimento: 180g

125g de creme de leite
125g de chocolate amargo
8g de glucose

Preparo:

1 Picar bem o chocolate.
2 Aquecer o creme e a glucose e adicioná-la sobre o chocolate.
3 Mexer bem até que fique brilhante e homogêneo.
4 Reservar na geladeira depois de esfriar.

Utensílios necessários: • bowls • panela

Dica: A ganache pode ser aromatizada com alguma bebida alcoólica, como Cointreau.

Gratin de Abóbora com Gengibre, Coentro em Grão e Crosta de Avelãs

Rendimento: 6 porções

Para a crosta de avelãs:

40g de pão de miga ralado
50g de farinha de avelãs
30g de grana padano
2g de tomilho (só as folhas)
manteiga sem sal para untar

Para o gratin de abóbora:

- 60ml de azeite
- 140g de cebola picadinha
- 15g de alho picadinho
- 60g de gengibre picadinho
- 500g de abóbora moranga bem madura sem casca e cortada em cubos
- 3g de coentro em grão moído
- 3 galhos de tomilho
- 300ml de creme de leite fresco
- 150ml de leite
- sal e pimenta-preta moída, a gosto
- 2 ovos inteiros

Preparo da crosta de avelãs:

1 Misturar o pão ralado com a farinha de avelãs, o grana padano e as folhas de tomilho.
2 Reservar.

Preparo do gratin de abóbora:

1 "Suar",* no azeite, a cebola, o alho e o gengibre.
2 Acrescentar os cubos de abóbora, o coentro e os galhos de tomilho.
3 Refogar bem e cobrir com o creme de leite e o leite.
4 Temperar com o sal e a pimenta.
5 Deixar ferver e abaixar o fogo para cozinhar lentamente, até que a abóbora fique bem macia, quase um purê.
6 Retirar os galhos de tomilho e bater tudo em um processador.
7 Verificar o sal e a pimenta e deixar esfriar.
8 Adicionar, então, os ovos, mexendo muito bem.

Montagem:

1 Espalhar a mistura de abóbora em um pirex untado com manteiga.
2 Cobrir toda a superfície com a mistura de avelãs.
3 Levar ao forno a 180°C para assar e gratinar.*

Laranja Confit*

Rendimento: 150g

4 laranjas (cascas e 250ml de suco)
250ml de água
200g de açúcar

Preparo:

1 Retirar as cascas das laranjas, sem a parte branca.
2 Cortar à juliana.*
3 "Branquear"* as cascas em água fervente e escorrer.
4 Fazer 250ml de suco de laranja.
5 Em uma panela, colocar o suco de laranja, a água, as cascas à juliana, branqueadas, e o açúcar.
6 Levar ao fogo baixo e deixar cozinhar até que as casquinhas fiquem transparentes.

Utensílios necessários: • panela • faca • tábua de corte • peneira

Limão-Siciliano Confit*

Rendimento: 40g

2 limões-sicilianos (cascas e 60ml de suco)
60ml de água
50g de açúcar

Preparo:

1 Retirar as cascas dos limões sem a parte branca.
2 Cortar à juliana.
3 "Branquear"* as cascas em água fervente e escorrer.
4 Fazer 60ml de suco de limão.

5 Em uma panela, colocar o suco de limão, a água, as cascas à juliana e o açúcar.

6 Levar ao fogo baixo e deixar cozinhar até que as casquinhas fiquem transparentes.

Utensílios necessários: • panela • faca • tábua de corte

Maionese de Abacate

Rendimento: 350g

5g de alho

5g de salsa lisa

10g de suco de limão

10g de azeite de oliva

320g de abacate (só a polpa)

sal e pimenta-do-reino a gosto

Preparo:

1 Levar ao liquidificador todos os ingredientes, até obter um creme bem homogêneo.

2 Temperar com sal e pimenta-do-reino.

3 Reservar coberto com filme plástico na geladeira.

Utensílios necessários: • liquidificador • filme plástico

Manteiga Clarificada*

Rendimento: 140g

Preparo:

1. Colocar num bowl 200g de manteiga sem sal.
2. Levar ao micro-ondas por 1 minuto em potencia máxima.
3. Retirar do micro-ondas e, com o auxílio de uma colher ou concha pequena, retire delicadamente a parte branca que se formou na superfície.
4. Derramar delicadamente em outro recipiente a parte amarela da manteiga não deixando misturar com a parte branca que fica no fundo.

Utensílios necessários: • bowl • panela • micro-ondas • colher ou concha

Dica: A manteiga clarificada suporta temperaturas altas e não deixa criar pontinhos escuros na comida. Excelente para saltear legumes, preparar crepes, saltear batatas etc. A manteiga pode ser conservada na geladeira por duas semanas. Hoje é fácil encontrar nos supermercados a manteiga ghee, que é a manteiga clarificada utilizada na Índia.

• •

Manteiga Noisette*

Rendimento: 140g

Preparo:

1. Colocar numa panela a manteiga sem sal em pedaços.
2. Levar ao fogo para derreter aumentando a temperatura a fim de que a manteiga comece a espumar e evaporar todo o excesso de água.
3. Enquanto a manteiga estiver espumando fazendo bastante ruído é sinal de que ainda tem água para evaporar. O objetivo é fazer com que ela obtenha uma coloração castanha e um delicioso perfume de avelã (noisette).

4   Muita atenção para não deixar a manteiga queimar. No fundo da panela terão alguns pontos coloridos (marrom) e não queimados, para não deixar o sabor desagradável.

5   Quando a manteiga atingir a coloração castanha, é fundamental retirá-la do fogo e passá-la para outro recipiente através de um chinois fino (ou coador de café) e assim parar o cozimento para obter uma bela coloração, delicioso perfume e sem nenhuma impureza.

Utensílios necessários: • panela • recipiente • chinois ou coador de café

Dica: A manteiga noisette é deliciosa sozinha sobre peixes grelhados e fica ainda mais gostosa quando se adiciona suco de limão e ervas. Outro preparo interessante para usar como molho para peixes é adicionar pequeninas alcaparras e lâminas de amêndoas. Essa manteiga também é utilizada em vários preparos como crostas, massas para crepes e financiers.

Mix de Arroz com Nozes e Tomilho

Rendimento: 10 porções

Para o arroz branco:

25g de cebola picadinha

2,5g de alho picadinho

15g de azeite de oliva extravirgem

125g de arroz branco

sal a gosto

1/2 folha de louro

125ml de água fervente

125ml de caldo de legumes fervente

Para o arroz integral:

- 25g de cebola picadinha
- 2,5g de alho picadinho
- 20g de azeite de oliva extravirgem
- 125g de arroz integral
- sal a gosto
- 1/2 folha de louro
- 190ml de água fervente
- 190ml de caldo de legumes fervente

Para o arroz selvagem:

- 25g de cebola picadinha
- 2,5g de alho picadinho
- 20g de azeite de oliva virgem
- 125g de arroz selvagem
- sal a gosto
- 1/2 folha de louro
- 125ml de água fervente
- 150ml de caldo de legumes fervente

Para a montagem:

- 100ml de azeite de oliva virgem
- 10g de tomilho (somente folhinhas)
- sal e pimenta-do-reino, moída na hora, a gosto
- 100g de nozes chilenas sem pele, tostadas e picadas

Preparo do arroz branco:

1. "Suar"* a cebola e o alho no azeite.
2. Adicionar o arroz branco lavado e temperar com sal e a folha de louro.
3. Deixar refogar um pouco e acrescentar a água e o caldo de legumes ferventes.
4. Baixar o fogo e cozinhar por 25 minutos.

Preparo do arroz integral:

1. "Suar" a cebola e o alho no azeite.
2. Adicionar o arroz integral lavado e temperar com sal e a folha de louro.
3. Deixar refogar um pouco e acrescentar a água e o caldo de legumes ferventes.
4. Baixar o fogo e cozinhar por 40 minutos.

Preparo do arroz selvagem:

1 "Suar" a cebola e o alho no azeite.
2 Adicionar o arroz selvagem lavado e temperar com sal e a folha de louro.
3 Deixar refogar um pouco e acrescentar a água e o caldo de legumes ferventes.
4 Baixar o fogo e cozinhar por 45 minutos.

Montagem:

1 Aquecer uma frigideira com o azeite e acrescentar o tomilho.
2 Deixar o tomilho soltar o aroma e acrescentar a mistura dos três tipos de arroz.
3 Checar o sal e temperar com a pimenta moída.
4 Por último, adicionar as nozes picadas.

Utensílios necessários: • panelas • frigideira • bowls

Molho Béarnaise

Rendimento: 6 porções

80g de cebola roxa picadinha
100ml de vinagre
2g de pimenta-preta em grão, moída grossa
60ml de água
10g de estragão fresco picado
9 gemas
300g de manteiga clarificada*
sal a gosto

Preparo:

1 Colocar a cebola, com o vinagre, em uma panela.
2 Adicionar a pimenta moída, a água e metade do estragão.
3 Reduzir* lentamente, praticamente a seco. Deixar esfriar bem.
4 Em um bowl de inox, colocar as gemas e a redução anterior. Mexer bem com o fouet.

5 Levar ao banho-maria* (60°C a 65°C), batendo constantemente com o fouet.

6 Quando a preparação adquirir volume e consistência, retirar do fogo e acrescentar, pouco a pouco, a manteiga clarificada, batendo com o fouet.

7 Temperar com sal e adicionar o estragão restante.

Utensílios necessários: • panelas • bowl de inox • batedor fouet

Dica: Excelente molho para carnes ou peixes grelhados. Também acompanha muito bem sanduíches.

Molho de Tomate com Gengibre e Frutos do Mar

Rendimento: 250ml

20ml de azeite de oliva extravirgem

120g de cebola picada

70g de alho-poró picado

50g de cenoura picada

70g de gengibre picado

1 folha de louro

6g de salsa (cabos)

6g de tomilho (galhos)

20g de casca de laranja

750g de cascas e cabeças de lagostim ou camarão

35g de extrato de tomate natural

300g de tomate sem pele nem semente e cortado em cubos pequenos (500g de tomate inteiro)

100ml de uísque

200ml de caldo de peixe (ver receita básica na p. 415)

pimenta-de-caiena a gosto

sal e pimenta-do-reino branca, moída na hora

Preparo:

1 Em uma panela, aquecer o azeite e "suar"* a cebola com o alho-poró, a cenoura e o gengibre.
2 Em seguida, acrescentar a folha de louro, os cabos de salsa, os galhos de tomilho e a casca de laranja.
3 Mexer bem e adicionar as cascas de lagostim ou camarão.
4 Quando as cascas pegarem bastante cor, colocar o extrato de tomate.
5 Deixar ferver bem, para retirar o excesso de acidez, e acrescentar os tomates em cubos.
6 Deixar refogar bastante, mexendo e esmagando bem as cascas e as cabeças dos lagostins com uma colher.
7 Regar com o uísque, deixar ferver e cobrir com o caldo de peixe.
8 Baixar o fogo e deixar o líquido reduzir* à metade.
9 Passar tudo em um liquidificador.
10 Coar em peneira bem fina para obter um coulis bem lisinho.
11 Temperar com pimenta-de-caiena, sal e pimenta-branca moída. Pode ser servido frio ou quente.

Utensílios necessários: • panela • liquidificador • peneira • bowl

Dica: Ótimo molho para massas ou para peixes e frutos do mar.

- -

Molho de Tomate Natural

Rendimento: 500g

1kg de tomates bem vermelhos

Preparo:

1 Retirar os "olhos" dos tomates, cortá-los ao meio e colocá-los emborcados em uma panela.

2 Levar essa panela ao fogo baixo e deixar cozinhando por aproximadamente 1 hora.

3 Quando os tomates estiverem se desfazendo, retirá-los da panela e passá-los no moinho de legumes ou processador.

4 Esse molho serve de base para várias receitas e não deve ser temperado.

Utensílios necessários: • faca de legumes • panela • moinho de legumes ou processador • bowl

Dica: Os tomates devem ficar bem apertados no fundo da panela.

• •

Molho *Rouille*

Rendimento: 300g

7g de alho (1 1/2 dente, sem semente)
sal e pimenta-de-caiena moída a gosto (a pimenta pode ser
   substituída pela páprica picante)
0,2g de açafrão (filamentos)
2 gemas de ovo
250ml de azeite de oliva extravirgem

Preparo:

1 Em um liquidificador, bater bem o alho com um pouco de sal, um pouco de pimenta-de-caiena e o açafrão.

2 Adicionar as gemas e, pouco a pouco, acrescentar o azeite de oliva em fio.

3 Testar o sal e a pimenta. Reservar.

Utensílio necessário: • liquidificador

Pesto Thai

Rendimento: 400g

60g de basílico ou manjericão doce (somente as folhas)
45g de coentro fresco (folhas e raiz)
4g de alho sem semente e picado
25g de gengibre fresco picado
7g de pimenta dedo-de-moça, sem semente
35g de suco de limão verde
50g de farinha de castanha-de-caju ou macadamia
20g de fish sauce* ou nampla
120ml de leite de coco
40ml de azeite de oliva extravirgem

Preparo:

1 Em um liquidificador ou processador, colocar a alfavaca com o coentro fresco, o alho, o gengibre e a pimenta dedo-de-moça.
2 Em seguida, acrescentar o suco de limão e a farinha de castanha-de-caju.
3 Por último, adicionar o fish sauce, o leite de coco e o azeite de oliva.

Utensílio necessário: • liquidificador ou processador

Dica: Excelente para acompanhar peixes grelhados e como molho para massa com camarões.

Saladinha de Milho

Rendimento: 200g

100g de milho em conserva
30g de cenoura ralada
30g de rabanete em tirinhas
30ml de azeite de oliva
10ml de suco de limão-siciliano
3g de hortelã em tirinhas
2g de manjericão
2g de sal
1g de pimenta-do-reino moída

Preparo:

1 Misturar todos os ingredientes delicadamente e temperar com sal e pimenta.
2 Reservar resfriado.

Utensílios necessários: • bowl • batedor • fouet • colher

Shitake Marinado

Rendimento: 450g

500g de shitake
15g de alho picadinho
20g de gengibre picadinho
30ml de óleo de gergelim
120ml vinagrete de gergelim

Para o vinagrete de gergelim:

15ml de sake doce

15ml de vinagre de arroz

sal e pimenta preta moída na hora a gosto

60ml de óleo de gergelim

30ml de óleo de girassol

Preparo do vinagrete:

1 Num bowl, misturar o sake e o vinagre de arroz.
2 Temperar com o sal e a pimenta preta e acrescentar aos poucos os óleos de gergelim e girassol.
3 Bater com o fouet para emulsionar e reservar.

Preparo do shitake:

1 Retirar os talos dos shitakes.
2 "Suar"* o alho e o gengibre no óleo de gergelim.
3 Adicionar os shitakes inteiros sem talos e saltear por 4 a 5 minutos.
4 Retirar do fogo, passar os cogumelos para um bowl e acrescentar o vinagrete de gergelim.
5 Deixar esfriar.

Utensílios necessários: • frigideira • panela pequena

Tomate Confit

Rendimento: 400g

1kg de tomate

80ml de azeite de oliva

4g de sal

1g de pimenta

6g de tomilho (só as folhas)

15g de alho em lâminas

Preparo:

1. Colocar uma panela com água para ferver.
2. Preparar uma bacia com água bem gelada.
3. Retirar o cabo dos tomates e fazer um corte em "x" na extremidade oposta.
4. Mergulhar os tomates na água fervendo e deixar por aproximadamente 1 minuto, até que a pele do corte em "x" se solte.
5. Retirar os tomates da água quente e colocá-los rapidamente dentro da bacia com água gelada.
6. Retirar a pele dos tomates, cortá-los ao meio e retirar as sementes.
7. Colocar os tomates em um tabuleiro com azeite, mantendo a parte da pele para cima.
8. Temperar com sal e pimenta a gosto.
9. Salpicar as folhinhas de tomilho e as lâminas de alho.
10. Levar ao forno a 100°C, por aproximadamente 2 horas.

Utensílios necessários: • panela • bacia • faca • tabuleiro

Tomatinhos Assados

Rendimento: 150g

150g de tomate cereja
15ml de azeite de oliva extravirgem
sal e pimenta-do-reino moída
4 ramos de tomilho fresco
1 dente de alho (sem semente)

Preparo:

1. Colocar os tomatinhos em uma assadeira untada com azeite de oliva e temperá-los com sal e pimenta-do-reino moída.
2. Colocar um pouco mais de azeite de oliva por cima.
3. Espalhar os ramos de tomilho e os dentes de alho sem semente e cortados.

4 Levar ao forno a 150°C por 10 minutos.

5 Retirar do forno e reservar.

Utensílio necessário: • assadeira

Dica: Ótimo acompanhamento para massas, peixes e carnes. Perfeito para complementar um sanduíche.

Vinagrete

Rendimento: 4 porções

Para o vinagrete clássico:

- 100ml de vinagre de vinho branco
- 6g de sal
- 2g de pimenta-do-reino branca, moída
- 150ml de azeite de oliva
- 150ml de óleo de girassol

Para o vinagrete Dijon:

- 100ml de vinagre de vinho branco
- 10g de mostarda de Dijon
- 6g de sal
- 2g de pimenta-do-reino branca, moída
- 150ml de azeite de oliva
- 150ml de óleo de girassol

Para o vinagrete balsâmico:

- 50ml de vinagre balsâmico
- 50ml de vinagre de maçã
- 6g de sal
- 2g de pimenta-do-reino branca, moída

150ml de azeite de oliva

150ml de óleo de girassol

Para o vinagrete de limão:

35ml de vinagre de vinho branco

65ml de suco de limão-siciliano

10g de mostarda de Dijon

sal a gosto

pimenta-do-reino branca, moída a gosto

150ml de óleo de girassol

150ml de azeite de oliva extravirgem

Para o vinagrete de gergelim

20ml de vinagre de arroz

10ml de saquê doce

70ml de óleo de girassol

20ml de óleo de gergelim tostado

1g de gergelim dourado

sal e pimenta-branca a gosto

Preparo:

1 Emulsionar, com o auxílio de um fouet, todos os ingredientes.

2 Temperar com sal e pimenta e reservar.

Utensílios necessários: • batedor • fouet

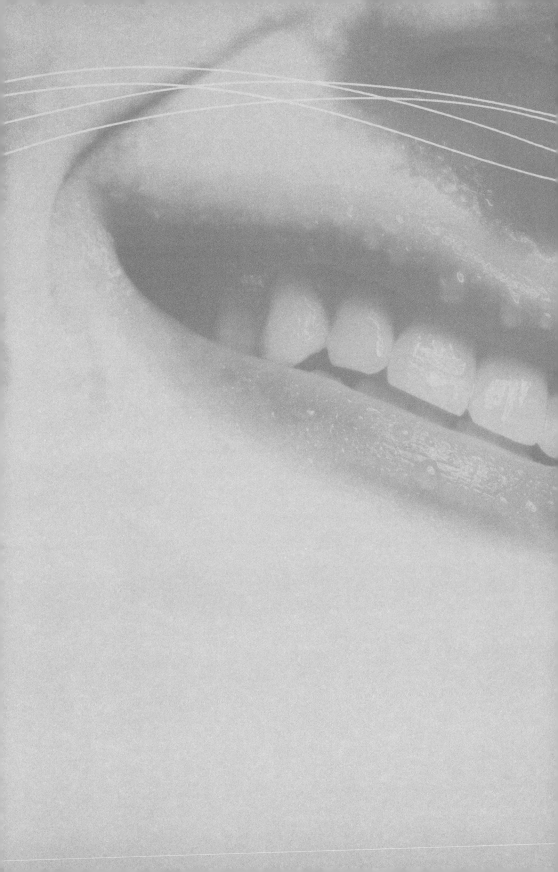

Receitas tradicionais

Blanquette de Vitela

Rendimento: 4 porções

Para a primeira etapa:

80ml de óleo de girassol

1kg de vitela cortada em cubos de 3,5cm (ombro, peito ou pernil)

sal e pimenta-do-reino branca moída na hora, a gosto

240g de cebola picada grosseiramente

120g de cenoura picada grosseiramente

120g de alho-poró picado grosseiramente

120g de aipo picado grosseiramente

40g de alho sem casca nem semente, cortadas em 4

25g de cabo de salsa

15g de tomilho (galho)

3 folhas de louro

3 cravos

25 grãos de pimenta-do-reino branca

1,5 litro de água

1,5 litro de caldo de frango

Para a segunda etapa:

60g de manteiga sem sal

45g de farinha de trigo

1,5 litro de caldo do cozimento peneirado

700ml de creme de leite fresco

sal a gosto

15ml de suco de limão

Para a terceira etapa:

200g de cebola pequenina

10g de manteiga sem sal

10g de açúcar

sal a gosto

água (para cobrir até meia altura)

30g de cogumelos-de-paris já limpos

15g de manteiga sem sal

sal e pimenta-do-reino branca moída na hora

300g de toucinho defumado

20g de açúcar

salsa lisa picadinha

Preparo da primeira etapa:

1 Esquentar uma panela com 50ml de óleo de girassol.

2 Temperar os cubos de vitela com sal e pimenta.

3 Selar* muito rapidamente os cubos de vitela no óleo quente, sem deixar pegar cor.

4 Acrescentar o restante do óleo e refogar os legumes, também sem deixar colorir.

5 Adicionar a água e o caldo de frango, de modo que os cubos de vitela fiquem totalmente cobertos.

6 Deixar levantar fervura e abaixar o fogo para que o cozimento seja o mais lento possível.

7 Após 1 hora e 15 minutos de cozimento, tirar a panela do fogo, peneirar o caldo, separar os cubos de vitela e descartar os legumes.

8 Reservar.

Preparo da segunda etapa:

1 Em uma panela, derreter a manteiga e misturar a farinha de trigo, mexendo muito bem com um fouet, para não criar bolinhas.

2 Após uns 3 minutos de cozimento, adicionar o caldo do cozimento, pouco a pouco, mexendo constantemente.

3 Em seguida, acrescentar o creme de leite.

4 Mexer muito bem, temperar com um pouco de sal e colocar os cubos de vitela pré-cozidos nessa panela.

5 Deixar cozinhar em fogo baixo por aproximadamente 1 hora e 30 minutos.

6 Retirar as carnes da panela. Peneirar o molho, checar o sal e a pimenta e adicionar o suco de limão.

7 Retornar as carnes para a panela.

Preparo da terceira etapa:

1 Espalhar as cebolinhas em uma panela, acrescentar a manteiga, o açúcar e o sal.
2 Cobrir até meia altura com água, levar ao fogo médio e deixar glacear (cozidas e com brilho).
3 Saltear os cogumelos em uma frigideira com manteiga derretida, temperar com sal e pimenta.
4 Cortar o toucinho em tirinhas e levar ao fogo em uma frigideira.
5 Retirar o excesso de gordura, voltar ao fogo e polvilhar com açúcar.
6 Deixar no fogo até dourar.
7 Escorrer o excesso de gordura e colocar sobre papel absorvente.

Finalização:

1 Levar a panela com a blanquette para o fogo.
2 Quando ela estiver bem quente, acrescentar as cebolinhas glaceadas, os cogumelos salteados e as tirinhas de toucinho defumado.
3 Salpicar salsinha sobre a blanquette de vitela.
4 Servir com arroz perfumado com tomilho.

Utensílios necessários: • panela • peneira • batedor fouet • papel absorvente

Saiba mais: A vitela é uma carne macia que contém pouco colesterol.

Boeuf Bourguignon

Rendimento: 4 porções

Para a marinada:

800g de músculo de boi cortado em cubos grandes (3,5cm)

1,125 litro de vinho tinto

8g de alho (dente sem semente)

150g de cebola picada

100g de cenoura picada

3g de pimenta-preta em grão inteira

80g de alho-poró picado

60g de aipo picado

15g de cabo de salsa

4g de tomilho (galhos)

2 folhas de louro

1 laranja-pera (quatro fatias da casca sem a parte branca)

Para o cozimento:

40ml de óleo de girassol

sal e pimenta-preta moída na hora, a gosto

50g de extrato de tomate natural

25g de farinha de trigo tostada*

líquido da marinada

750ml de caldo de vitela

Para a guarnição:

100g de toucinho defumado cortado em pedacinhos

10g de açúcar

250g de mini shitakes bem lavados

20g de manteiga sem sal

sal e pimenta-preta moída, a gosto

100g de cebola pérola

15g de manteiga sem sal

15g de açúcar

sal a gosto

Para a montagem:

15ml de creme de cassis Gabriel Boudier

pão de miga cortado em triângulos e tostado

salsa fresca picadinha a gosto

Preparo da marinada:

1. Colocar os pedaços de músculo em um recipiente com os demais ingredientes, de modo que o vinho cubra totalmente a carne.
2. Tampar o recipiente com filme plástico e deixar na geladeira por pelo menos 12 horas.

Preparo do cozimento:

1. Coar a marinada e retirar os pedaços de carne.
2. Escorrer bem a carne e reservar o vinho.
3. Esquentar bem o óleo em uma frigideira.
4. Selar* os cubos de carne temperados com sal e pimenta, para que fiquem levemente dourados de maneira uniforme.
5. Retirar os pedaços de carne da frigideira e jogar fora o excesso de óleo.
6. Adicionar os legumes da marinada, refogar e acrescentar o extrato de tomate natural.
7. Voltar os pedaços de carne para a panela e polvilhar com a farinha tostada.*
8. Misturar bem e cobrir com o líquido da marinada e o caldo de vitela.
9. Ferver, abaixar o fogo e deixar cozinhar lentamente, até que a carne fique bem macia (aproximadamente 2 horas).

Preparo da guarnição:

1. Levar o toucinho ao fogo médio até dourar.
2. Acrescentar o açúcar e deixar caramelizar* rapidamente.
3. Escorrer bem o excesso de gordura, colocando os pedaços de toucinho fritos sobre a toalha de papel. Reservar.
4. Escorrer os cogumelos e refogá-los em uma frigideira com a manteiga quente.
5. Temperar com sal e pimenta e reservar.
6. Colocar em uma panela as cebolas cobrindo todo o fundo.
7. Adicionar água até atingir meia altura das cebolas.
8. Acrescentar a manteiga, o açúcar e o sal.
9. Levar ao fogo para cozinhar e caramelizar.
10. Reservar.

Montagem:

1 Quando a carne atingir o cozimento correto, retirá-la da panela, peneirar o líquido e deixar reduzir* até chegar à consistência ideal.

2 Adicionar o creme de cassis.

3 Voltar os pedaços de carne para a panela, acrescentar os cogumelos, as cebolas e o toucinho.

4 Molhar as pontinhas dos triângulos de torrada no molho e passar na salsa picadinha.

5 Colocar o boeuf bourguignon quente em uma panela e decorar com os triângulos de torrada.

Utensílios necessários: • filme plástico • escorredor • frigideira • toalha de papel

Saiba mais: O músculo bovino, por ser uma carne rica em gordura, aumenta a produção de testosterona.

Bouillabaisse

Rendimento: 4 porções

Para a bouillabaisse:

150ml de azeite de oliva

700g de cebola picada

400g de alho-poró picado

600g de funcho picado

30g de alho (6 dentes, sem a semente)

150g de salsa lisa (folhas e talos)

10g de tomilho

4 folhas de louro

7g de pimenta-do-reino branca em grão

6g de açafrão (filamentos)

200g de extrato de tomate

900g de tomates sem pele nem semente, cortado em cubinhos

2,5kg de carcaça e apara de peixe

1,5kg de cabeça e casca de lagostim, camarão e cavaquinha

10 litros de água (aproximadamente)

sal e pimenta-do-reino branca, moída na hora

600g de batata-inglesa em rodelas

840g de pargo ou vermelho (12 filés com 70g cada um)

840g de robalo ou cherne ou tamboril (12 filés com 70g cada um)

12 cavaquinhas ou 24 lagostins ou 24 camarões (limpos)

6 trilhas em filé

Para a montagem:

36 torradas de baguette

300g de molho rouille

cerefólio ou salsa para decorar

Preparo da bouillabaisse:

1 Em uma panela grande, esquentar o azeite e "suar"* as cebolas, o alho-poró, o funcho, o alho, a salsa, o tomilho e o louro.

2 Acrescentar a pimenta-branca e o açafrão e deixar refogar mais um pouco.

3 Aumentar o fogo e adicionar o extrato de tomate, mexer bem, deixar o ácido do extrato evaporar, abaixar o fogo e acrescentar os tomates em cubinhos.

4 Dar uma boa refogada e, em seguida, acrescentar as carcaças, aparas e cabeças de peixe e de crustáceo.

5 Mexer bem e, novamente, dar uma boa refogada para, então, acrescentar a água fervente. A água deve ser suficiente para cobrir todas as carcaças (sem excesso).

6 Aumentar o fogo até levantar fervura e, então, abaixar para que o processo de cozimento seja o mais lento possível.

7 Quando esse caldo reduzir,* muito lentamente, até a metade, retirar a panela do fogo e coar.

8 Colocar o caldo coado em uma panela e deixar reduzir lentamente a 2/3. Durante a redução, é fundamental retirar, com uma concha, todo o excesso de gordura que se concentra na superfície do caldo.

9 Temperar com sal e pimenta.

10 Colocar as rodelas de batata para cozinhar nesse caldo e retirá-las assim que estiverem al dente.* Reservar.

11 Colocar os peixes para cozinhar no caldo por aproximadamente 10 minutos, com exceção das trilhas, que devem entrar no último instante.

12 No momento de servir, esquentar as batatas no caldo e preparar as torradas com o molho rouille.

Montagem:

1 Para montar os pratos individuais, colocar as rodelas de batata no centro dos pratos fundos, dispor, ao redor, dois tipos de filé de peixe, um pedaço de trilha e algum crustáceo.

2 Cobrir com o caldo, decorando com a torrada com rouille e um raminho de cerefólio.

Utensílios necessários: • panela grande • coador • concha

Saiba mais: O açafrão tem propriedade analgésica e também é usado como medicamento para reduzir a pressão arterial.

Coelho à la Dijonnaise

Rendimento: 4 porções

Para a marinada:

- 1,4kg de coelho (1 unidade cortada em 7 partes)
- 70g de cebola picada
- 40g de cenoura picada
- 30g de aipo picado
- 40g de alho-poró picado
- 9g de alho (dente, sem semente)
- 20g de tomilho (galhos)
- 6g de cabo de salsa
- 30 grãos de pimenta-branca
- 30 grãos de zimbro
- 300ml de vinho branco
- 50g de mostarda de Dijon

Para o cozimento:

- sal e pimenta-do-reino branca, moída a gosto
- 50ml de óleo de canola
- 50g de manteiga sem sal ou gordura de pato
- 1,5 litro de caldo de frango
- 80g de creme de leite fresco
- 30g de mostarda de Dijon

Para a guarnição:

- 30g de manteiga clarificada*
- 150g de maçã cortada em cubos
- sal e pimenta a gosto

Para a montagem:

- 150g de batata cozida cortada em cubos

Preparo da marinada:

1. Descartar os miúdos do coelho, lavar bem e cortar em 7 partes (2 patas dianteiras, 2 coxas e o corpo em 3).
2. Em um pirex, colocar os pedaços de coelho e cobrir com a mistura de cebola, cenoura, aipo, alho-poró, alho e ervas.
3. Salpicar os grãos de pimenta e de zimbro.
4. Em um bowl pequeno, misturar bem o vinho branco com a mostarda de Dijon.
5. Espalhar a mistura de vinho e mostarda sobre os pedaços de coelho e cobrir com filme plástico.
6. Colocar na geladeira e deixar marinando por 12 horas.
7. Passado esse período, retirar os pedaços de coelho da marinada, deixar escorrer e secar com papel absorvente. Reservar.
8. Peneirar a marinada, separando o líquido dos legumes. Reservar os dois.

Preparo do cozimento:

1. Temperar os pedaços de coelho com sal e pimenta-do-reino branca.
2. Em uma panela, esquentar o óleo para selar* os pedaços de coelho.
3. Retirar os pedaços de coelho selados da panela, escorrer o excesso de gordura e voltar com a panela ao fogo.
4. Na mesma panela, esquentar a manteiga para "suar"* os legumes da marinada.
5. Logo em seguida, aumentar a temperatura do fogo e derramar o líquido da marinada (vinho com mostarda).
6. Abaixar a temperatura e adicionar o caldo de frango.
7. Deixar reduzir* um pouco, temperar com sal e pimenta e acrescentar os pedaços de coelho selados (primeiro as coxas e patas dianteiras e, após 10 minutos, as outras partes).
8. Cozinhar por mais 10 a 15 minutos.
9. Retirar, então, os pedaços de coelho da panela e adicionar o creme de leite fresco e mais mostarda.
10. Reduzir um pouco mais o molho.

Preparo da guarnição:

1. Aquecer a manteiga clarificada em uma frigideira e saltear as maçãs.
2. Temperar com sal e pimenta.
3. Retirar do fogo quando começarem a dourar.

Montagem:

1 Para servir, esquentar o molho, acrescentar os pedaços de coelho, os cubos de batata e os de maçã.
2 Aquecer por 7 minutos.
3 Acompanhar com arroz perfumado com tomilho.

Utensílios necessários: • pirex • bowl pequeno • filme plástico • papel absorvente • peneira • panela • coador

Saiba mais: Além de dar sabor aos pratos, a mostarda é ótima para queimar calorias.

Galinha na Cerveja

Rendimento: 4 porções

Para a marinada:

3kg de galinha caipira (1 unidade cortada em 8 partes)
900ml de cerveja (quase 3 latas)
5g de zimbro
3g de pimenta-branca
100g de cebola
8g de alho
80g de alho-poró
60g de aipo
60g de cenoura
1 folha de louro
4g de tomilho (galho)
3g de cabo de salsa

Para o cozimento:

- sal e pimenta-do-reino branca moída na hora, a gosto
- 40ml de óleo de girassol
- 15g de farinha de trigo
- líquido da marinada
- bouquet garni da marinada
- grãos de zimbro da marinada
- 250ml de caldo de frango

Para a finalização:

- 120g de bacon cru em tirinhas
- 8g de açúcar
- 200g de cogumelos-de-paris pequenos
- 10g de manteiga sem sal
- sal e pimenta-preta moída na hora, a gosto
- salsa lisa fresca
- 250ml de creme de leite

Preparo da marinada:

1 Descartar os miúdos da galinha e lavá-la muito bem.

2 Secar e passar todos os lados da galinha sobre a chama da boca do fogão para retirar os excessos de penugem.

3 Cortar a galinha em 8 partes (2 coxas, 2 sobrecoxas e cortar cada peito em 2 partes, deixando uma das partes com a asa).

4 Colocar os pedaços da galinha em um recipiente e cobrir com a cerveja e os demais ingredientes da marinada.

5 Misturar bem, cobrir com filme plástico e colocar na geladeira para marinar* por pelo menos 6 horas.

6 Passado esse período, retirar os pedaços da galinha da marinada, peneirar o líquido e reservar.

7 Retirar também os grãos de zimbro e a folha de louro, um pouco de tomilho e cabo de salsa e, com eles, fazer um bouquet garni.

8 Reservar.

Preparo do cozimento:

1. Secar com papel absorvente os pedaços da galinha e temperá-los com sal e pimenta.
2. Esquentar bem uma panela com o óleo e selar* os pedaços da galinha.
3. Retirar o excesso de óleo da panela e retornar com os pedaços de galinha selados.
4. Polvilhar a farinha de trigo, mexendo delicadamente para que cozinhe um pouco.
5. Cobrir, então, com o líquido da marinada.
6. Adicionar o bouquet garni, os grãos de zimbro e completar com caldo de frango até que toda galinha esteja bem coberta.
7. Levar ao fogo até ferver e, então, abaixar o fogo e deixar cozinhar lentamente por aproximadamente 1 hora.

Finalização:

1. Enquanto a galinha cozinha, cortar o bacon em pedacinhos e levar ao fogo para dourar.
2. Retirar o excesso de gordura e polvilhar com açúcar.
3. Levar novamente ao fogo até dourar.
4. Escorrer bem o excesso de gordura, colocando os pedacinhos de bacon fritos sobre um papel absorvente. Reservar.
5. Lavar bem os cogumelos, escorrer e refogá-los em uma frigideira com a manteiga quente.
6. Temperar com sal e pimenta. Reservar.
7. Picar a salsa fresca.
8. Quando os pedaços de galinha atingirem o cozimento ideal, retirá-los do caldo de cozimento.
9. Peneirar esse caldo, colocá-lo em outra panela e levá-lo ao fogo novamente.
10. Acrescentar o creme de leite e deixar reduzir* um pouco.
11. Conferir o sal e a pimenta e retornar os pedaços de galinha para a panela.
12. Adicionar o bacon e os cogumelos.
13. Esquentar em fogo lento por mais 10 minutos e servir.

Montagem:

1. Colocar a galinha em uma panela ou travessa.
2. Salpicar a salsa picadinha e servir acompanhado de tagliatelle com ervas.

Utensílios necessários: • recipiente • filme plástico • peneira • papel absorvente • panela • frigideira

> Saiba mais: 1 copo de cerveja ou 1 taça de vinho diariamente previne doenças cardíacas.

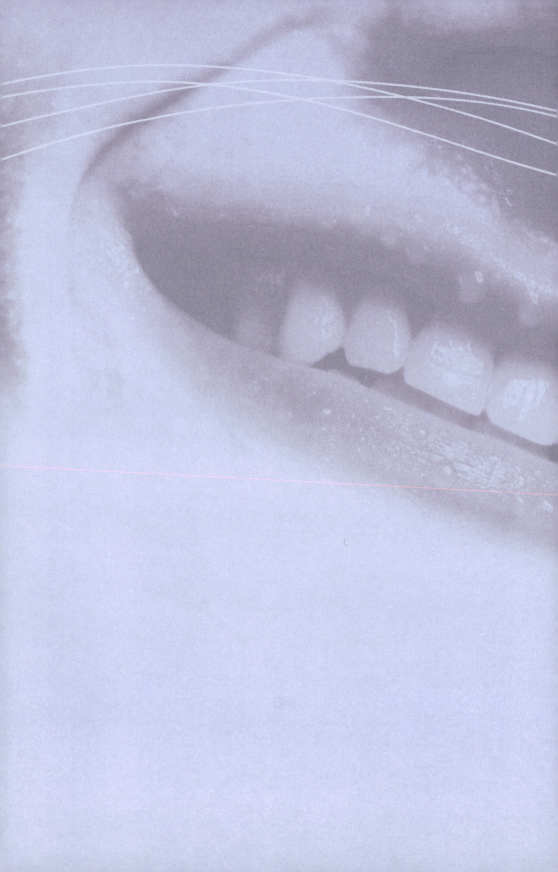

Glossário nutricional

- Ácido graxo: unidade química constituinte da gordura, tanto animal quanto vegetal. Pode ser poli-insaturado, monoinsaturado ou saturado.
- Ácidos graxos essenciais: estruturas químicas lipídicas provenientes dos alimentos que são importantes para a produção de prostaglandinas. Na série do ômega-3, os mais consumidos são os ácido linoleico, alfalinolênico e os dois encontrados em grande quantidade nos peixes de água fria: ácido eicosapentaenoico (EPA) e ácido docosahexaenoico (DHA). Na série ômega-6, o ácido gamalinolênico, encontrado na maioria dos óleos de origem vegetal.
- Adipócitos: células de gordura.
- Aminoácidos (AA): componentes elementares das proteínas. Podem ser não essenciais – produzidos no organismo – e essenciais – provenientes da dieta ou fabricados no organismo com base nos AA não essenciais.
- Antioxidante: substância capaz de inibir a oxidação, que pode ser definida como compostos produzidos no organismo ou provenientes da dieta, capazes de proteger os sistemas biológicos contra os efeitos dos processos ou das reações químicas que levam à oxidação de estruturas celulares.
- Ateroesclerose: processo patológico inflamatório que resulta no espessamento da parede das artérias e na redução de ser calibre.
- Caloria: medida padrão de energia contida em alimentos, fornecida ao ser metabolizada no corpo humano.

- **Carboidratos:** compostos baseados nos elementos químicos carbono, hidrogênio e oxigênio. Nosso metabolismo quebra todos os carboidratos em glicose, açúcar simples para circular no sangue e fornecer energia para todas as células. Quando duas moléculas de açúcar estão ligadas formam um dissacarídeo. A sucrose é o açúcar que costumamos consumir na cozinha; a lactose é o do leite, e a frutose, das frutas. Estas são absorvidas mais rapidamente que os polissacarídeos (celulose, amido, pectina e hemicelulose), que são constituídos de diversos açúcares simples.

- **Crucíferos:** vegetais que contêm um composto conhecido como glicosinolato. Quando os tecidos desses vegetais são rompidos pela mastigação ou corte, formam o isotiocianato (indol) e outros compostos com enxofre, que ajudam na defesa antioxidante e equilibram o sistema hormonal. Entre os crucíferos, destacam-se o brócolis, a couve, a couve-de-bruxelas, a couve-flor, o repolho, a mostarda preta e branca, o rabanete e o rábano.

- **Diet:** alimento em que determinados nutrientes, como proteínas, carboidratos, gordura, sódio, entre outros, estão ausentes ou em quantidades reduzidas, não resultando em um produto de baixa caloria.

- **Dieta vegetariana:** aquela que não contém proteína de origem animal. A dieta ovolacteovegetariana é constituída de leite e ovos, mas não permite peixe nem carne; a lactovegetariana permite leite.

- **DNA:** sigla do ácido desoxirribonucleico, material complexo contido nos núcleos das células, que codifica as informações genéticas.

- **Endorfina:** neurotransmissor produzido pelos neurônios, cuja produção é favorecida principalmente pelo exercício físico.

- **Enzima:** proteína indispensável para desencadear ou acelerar uma reação química.

- **Flavonoides:** substâncias com atividades antioxidantes e anti-inflamatórias – presentes em grande quantidade nas frutas, nos vegetais, no chá e nos vinhos –, que exercem uma importante ação antioxidante no sistema circulatório.

- **Gene:** unidade básica de informação hereditária feita de DNA.

- **Glicídios:** são formados de cadeias maiores de moléculas de açúcar, constituindo-se em fontes de energia para o organismo. Podem ser de absorção lenta ou rápida.

- **Glicogênio:** reserva de glicose estocada no fígado e nos músculos, quanto maior a atividade física, maior a quantidade nos músculos.

- Glicose: açúcar simples. Todos os glicídeos são degradados em açúcar simples.
- Glutationa: uma molécula antioxidante produzida no nosso organismo composta de três aminoácidos – glutamato, cisteína e glicina. É eficaz em neutralizar as substâncias tóxicas e cancerígenas formadas durante o metabolismo dos componentes da dieta.
- Gordura trans: tipo de gordura formada por meio de hidrogenação natural (carne e leite) ou industrial. A gordura trans é prejudicial à saúde, podendo levar à dislipidemia.
- Hemoglobina: pigmento dos glóbulos vermelhos do sangue que asseguram o transporte de oxigênio para todas as células.
- HDL-colesterol (lipoproteína de alta densidade): molécula encarregada de retirar o excesso de colesterol dos tecidos, sendo, por esse motivo, chamada de bom colesterol.
- Hidrogenação: processo de mudança de estado de uma gordura insaturada para gordura saturada e sólida, por meio da adição de hidrogênio. Esse processo é utilizado para melhorar a consistência dos alimentos e aumentar o tempo de armazenamento, mas é uma gordura prejudicial à saúde.
- Hipercolesterolemia: taxa elevada de colesterol no sangue, que favorece as doenças cardiovasculares.
- Hipertensão arterial: aumento anormal da pressão no interior de um vaso.
- Hipertrigliceridemia: elevação anormal da taxa de gordura no sangue, provocada por um grande consumo de álcool ou açúcar de absorção rápida.
- Hipoglicemia: baixa taxa de açúcar no sangue e nas células.
- Indol: nutriente encontrado em certos vegetais, particularmente nos da família dos crucíferos, que exercem atividade antioxidante e normalizam o sistema hormonal.
- Índice glicêmico: é o valor que descreve a velocidade de absorção da glicose dos alimentos pelo organismo. Cada alimento tem um índice glicêmico próprio, permitindo que o pâncreas secrete mais ou menos insulina.
- Insulina: hormônio secretado pelo pâncreas que regula a taxa de glicose no sangue.
- LDL-colesterol (lipoproteína de baixa densidade): proteína que, quando em excesso no sangue, pode ser oxidada, desencadeando a formação de placa de ateroma na parede das artérias.

- Light: alimento produzido de forma que sua composição reduza, em, no mínimo, 25% o valor calórico e/ou os seguintes nutrientes: gordura saturada, gorduras totais, colesterol e sódio.
- Metabolismo basal: processo bioquímico que combina os nutrientes com oxigênio para produzir energia para o corpo. Essa energia é utilizada para a função de todos os órgãos.
- Nutrientes: quaisquer materiais que animal ou planta necessite para construir sua estrutura corporal e fabricar energia.
- Óleos essenciais: extrato volátil das plantas, altamente ativo e aromático.
- Oxidação: combinação de substâncias ou moléculas com oxigênio, que leva à perda de um elétron e desencadeia a produção de radicais livres.
- Polifenóis: compostos com estrutura fenólica com atividade antioxidante semelhante à das vitaminas. São encontrados nos legumes e nas frutas, principalmente no chá verde, no vinho e na cebola.
- Radicais livres: átomo ou molécula que tenha um ou mais elétrons não pareados, capaz de reagir com estruturas celulares danificando-as. Os elétrons atômicos são mais estáveis quando estão em pares.
- Tecido adiposo: reserva de gordura.
- Triglicerídios: gordura estocada no tecido adiposo, constituindo a principal reserva de energia do corpo.

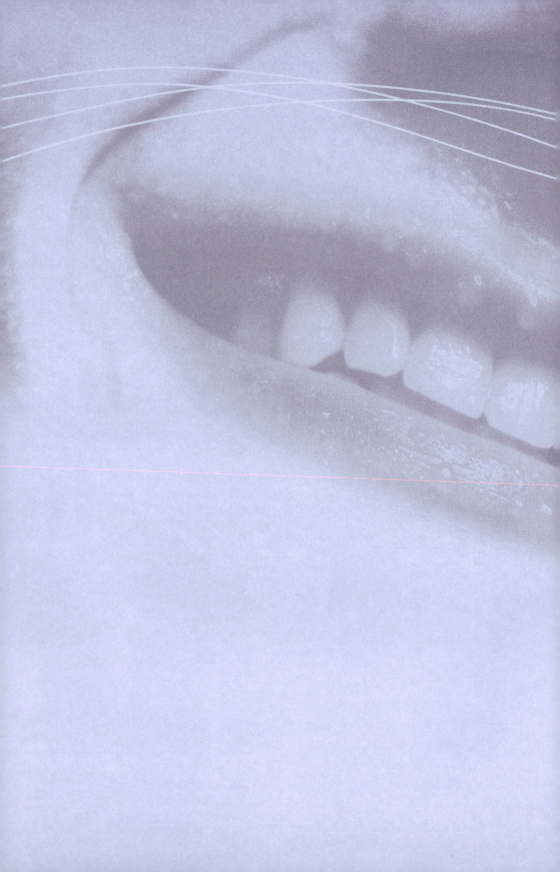

Glossário gastronômico

- **Açúcar baunilhado:** em francês, chama-se *sucre vanillé*. É o açúcar refinado aromatizado com baunilha. Coloca-se o açúcar em um pote com as favas de baunilha no meio e deixe-o fechado por um mês para que o açúcar receba o delicioso aroma da baunilha. Excelente para confeccionar cremes, bolos etc.
- **Agnolotti:** tipo de massa italiana, recheada e com formato de capuz de monge.
- **Al dente:** cozinhar algum alimento (massa, legumes) até um determinado ponto que ainda resista ao dente.
- **Banho-maria:** cozinhar ou aquecer um alimento sem contato direto com o fogo, por meio de água quente, na qual se mergulha o recipiente em que está a preparação.
- **Branquear:** mergulhar rapidamente um alimento (legumes, verduras) em água fervente e, em seguida, em água gelada. Este choque térmico irá interromper imediatamente o processo de cozimento.
- **Brunoise:** corte de vegetais e legumes em cubos de 15mm a 30mm.
- **Caramelizar:** cobrir determinado alimento com caramelo obtido do aquecimento de açúcar. Envolver um alimento numa mistura de manteiga e açúcar para cozinhar e ao mesmo tempo adquirir um brilho levemente dourado.
- **Chabichou:** queijo feito de leite de cabra com maturação de três semanas. Produzido na região Poitou no centro da França. Tem formato cilíndrico, pesa 100g e é coberto por um bolor com coloração branca, azul ou cinza.
- **Chiffonade:** termo francês para o corte de folhas (alface, couve, ervas...) em tiras finas, mas não tão finas como o corte à juliana.

- **Confit:** técnica usada exclusivamente para a conservação de carnes ou frutas na gordura ou no açúcar.
- **Deglaçar:** termo originário do francês deglacer. Consiste em diluir o caldo de uma assadeira com um líquido.
- **Farinha tostada:** farinha de trigo tostada numa panela em fogo médio. O processo deve ser feito com cuidado para deixá-la apenas dourada. Ela é importante para encorpar pratos com molho, como sautés, boeuf bourguignon, navarin de cordeiro.
- **Fish sauce:** sal utilizado pelos tailandeses, assim como o shoyu para os japoneses.
- **Flageolet:** feijão-verde seco, original da Bretanha.
- **Gratinar:** cobrir um alimento num recipiente (assadeira, pirex) com queijo (parmesão, gruyère etc.) ou com uma mistura de queijo e miolo de pão ou farinha de rosca. Levar ao forno alto até que se forme uma crosta dourada.
- **Hidratar:** mergulhar um determinado alimento (por exemplo, cogumelos secos, gelatina) em água, para que ele recupere as características originais.
- **Infusão:** procedimento usado para extrair a essência de especiarias, ervas ou folhas, acrescentando água quente ou fervente em um recipiente tampado.
- **Juliana:** cortar os alimentos em tirinhas. Pode ser feito com faca ou com alguns equipamentos.
- **Macerar:** manter um alimento imerso por algum tempo em um líquido (bebidas alcoólicas, marinada) para que absorva o sabor deste.
- **Manteiga clarificada:** é produzida ao se aquecer a manteiga fresca removendo-se delicadamente, com o auxílio de uma colher, a parte sólida até se obter um líquido translúcido. A manteiga clarificada passa a ter um ponto de combustão mais elevado e não queima na panela com tanta facilidade. Ela resiste a temperaturas superiores à manteiga e outros óleos sem criar pontinhos escuros nos alimentos. É excelente para saltear legumes.
- **Manteiga noisette:** é produzida ao se aquecer bem a manteiga fresca até que sua parte sólida fique com coloração dourada e desenvolva um aroma de castanhas. Ela deve ter a cor e o aroma de avelãs. É excelente para colocar sobre peixes grelhados e também é utilizada em vários preparos como crostas, massas para crepes e financiers.

- **Manteiga pomada**: a manteiga em temperatura ambiente deve ser batida até obter a consistência de uma pomada bem cremosa.
- **Marinar**: deixar um alimento (carnes, aves) de molho em uma mistura de vinho, cerveja ou outra bebida, com cebola, alho, cenoura, ervas, pimenta etc. (marinada) para que fique mais macio e impregnado pelo sabor dos ingredientes dessa mistura.
- **Marinière**: termo francês para designar o preparo de mexilhões ou frutos do mar cozidos em vinho branco seco com cebola, alho e ervas.
- **Orzotto**: Tipo de risoto, mas o grão é a cevada.
- **Pignoli**: palavra, em italiano, para a semente do pinheiro. Parece uma amêndoa bem pequenina e lisa, com formato oval e coloração bege clara.
- **Reduzir**: diminuir a quantidade de um alimento líquido (caldos, molhos) fervendo em fogo brando para assim torná-lo mais consistente e com sabor intensificado.
- **Rillette**: uma preparação de carne semelhante ao patê. A carne deve ser em cubos ou picada, salgada e cozida lentamente na gordura até que esteja macia o bastante para ser facilmente desfiada e, em seguida, resfriada com a gordura para formar uma pasta.
- **Sauté**: o alimento (carne de vitela, frango, cordeiro) deve ser em primeiro lugar selado e depois acrescido de caldo para terminar o cozimento.
- **Selar**: dourar rapidamente e em alta temperatura um alimento (carnes, aves) no azeite, óleo ou manteiga para que os poros se fechem e os sucos sejam mantidos em seu interior. Nesse processo, apenas a parte externa da carne fica cozida.
- **Stracotto**: técnica desenvolvida na Itália, na qual o alimento deve ser cozido em baixa temperatura por longo tempo. Essa técnica permite preservar o sabor das carnes e garantir uma textura macia e suculenta.
- **Suar**: refogar em azeite ou manteiga um alimento em fogo baixo sem deixá-lo dourar.
- **Tandoori**: tempero indiano que mistura várias ervas e condimentos, resultando num sabor e cor incríveis – um vermelho forte. O sabor é levemente picante, com traços adocicados.
- **Tartare**: preparo que leva carne, peixe ou outro ingrediente picado, muito bem temperado e é servido cru.

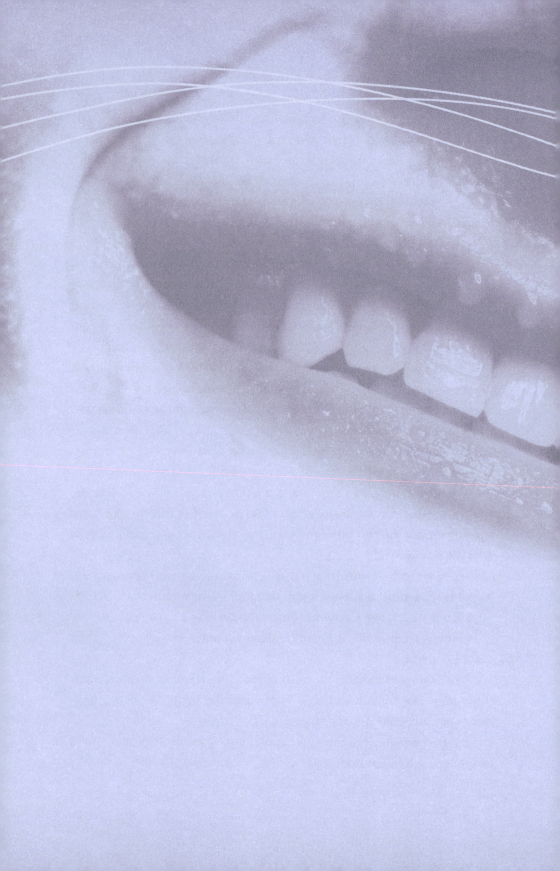

Tabela de equivalências

A melhor forma de executar uma receita com sucesso é, inicialmente, separar e pesar todos os ingredientes. O mais seguro é utilizar uma balança, mas, para facilitar a vida daqueles que não possuem esse precioso utensílio, foi criada uma tabela de equivalências para vários ingredientes das receitas deste livro.

INGREDIENTE	MEDIDA	EQUIVALÊNCIA
• Açúcar	1 xícara	175g
	1 colher de sopa	12g
	1 colher de sobremesa	6g
	1 colher de chá	4g
	1 colher de café	1,5g
• Açúcar mascavo	1 xícara	150g
	1 colher de sopa	10g
	1 colher de sobremesa	5g
	1 colher de chá	3g
	1 colher de café	2g
• Aipim (inteiro)	1 unidade	890g
• Aipim (ralado)	1 xícara	250g
• Alcaparras	1 xícara	150g
	1 colher de sopa	18g
• Alga desidratada	1 folha	1g
• Alho	1 dente	5g
• Anis estrelado	1 unidade	2g

• Aveia	1 colher de sopa 12g
	1 colher de sobremesa 9g
	1 colher de chá 4g
	1 colher de café 1g
• Azeites e óleos	1 xícara 200ml
	1 colher de sopa 20ml
• Azeitona	1 unidade 5g
	1 xícara 130g
• Bardana	1 colher de sopa 10g
	1 colher de chá 4g
• Cacau em pó	1 colher de sopa 12g
	1 colher de sobremesa 8g
• Canela em pau	1 unidade 10g
• Cebola picada	1 xícara .200g
	1 unidade 120g
	1 colher de sopa 20g
• Cereais (grão-de-bico, lentilhas, arroz etc.)	1 xícara .200g
	1 colher de sopa 15g
• Chocolate picado	1 xícara .130g
• Clorofila	1 colher de chá 4g
	1 colher de café 1,5g
• Cogumelos frescos	
Cogumelo-de-paris	1 xícara .90g
Shitake	1 xícara .60g
Shimeji	1 xícara .60g
• Creme de leite	1 xícara .240g
	1 colher de sopa 15g
• Espinafre (cru)	1 xícara .60g
• Estévia	1 colher de chá 0,5g
• Ervas frescas picadas (salsa, cebolinha, coentro, manjericão, hortelã, tomilho etc.)	1 xícara .60g
	1 colher de sopa 5g
	1 colher de sobremesa 2g
	1 colher de chá 1g
	1 colher de café 0,5g
• Extrato de soja	1 colher de chá 2,5g
• Extrato de tomate	1 xícara 250g
	1 colher de sopa 15g
• Farelo de trigo	1 colher de sopa 12g
	1 colher de sobremesa 9g
	1 colher de chá 4g
	1 colher de café 1g
• Farinha de milho (polenta)	1 xícara .150g

• Farinha de soja	1 xícara	120g
	1 colher de sopa	7,5g
	1 colher de sobremesa	4g
	1 colher de chá	2g
	1 colher de café	1g
• Farinha de tapioca	1 xícara	100g
	1 colher de sopa	20g
• Farinha de trigo	1 xícara	120g
	1 colher de sopa	7,5g
	1 colher de sobremesa	4g
	1 colher de chá	2g
	1 colher de café	1g
• Farinha para quibe	1 xícara	180g
• Fermento em pó, bicarbonato e féculas	1 colher de sopa	19g
	1 colher de sobremesa	13g
	1 colher de chá	8g
	1 colher de café	2g
• Fermento fresco	1 colher de sopa	15g
	1 colher de sobremesa	8g
	1 colher de chá	4g
	1 colher de café	2g
• Fibra de soja	1 xícara	150g
• Frutas		
Abacate (inteiro)	1 unidade	815g
Abacate (polpa)	1 unidade	570g
Abacaxi com casca	1 unidade	1.800g
Abacaxi sem casca	1 unidade	1.100g
Amora	1 xícara	180g
Banana sem casca	1 unidade	80g
Coco (inteiro)	1 unidade	490g
Coco fresco ralado	1 xícara	100g
Figo	1 unidade	50g
Kiwi	1 unidade	100g
Laranja (inteira)	1 unidade	260g
Limão (inteiro)	1 unidade	100g
Maçã (inteira)	1 unidade	160g
Mamão papaia	1 unidade	530g
Manga (inteira)	1 unidade	400g
Melancia	1 fatia	250g
Morango	1 xícara	125g
	1 unidade	15g
Pera (inteira)	1 unidade	150g
Uva	1 xícara	200g
• Frutas secas		
(tâmara sem caroço, damasco, figo etc.)	1 xícara	150g
Ameixa seca sem caroço	1 unidade	5g

• Gengibre	1 colher de sopa	10g
	1 colher de chá	4g
• Gergelim	1 colher de sopa	10g
	1 colher de chá	3g
• Gérmen de trigo	1 colher de sopa	12g
	1 colher de sobremesa	9g
	1 colher de chá	4g
	1 colher de café	1g
• Iogurte	1 xícara	240g
	1 colher de sopa	15g
• Lecitina de soja	1 colher de sopa	22g
	1 colher de sobremesa	18g
	1 colher de chá	10g
	1 colher de café	6g
• Legumes e verduras		
Aipo	1 unidade	1.900g
Abóbora	1 unidade	2.450g
Abobrinha	1 unidade	275g
Batata-baroa	1 unidade	240g
Batata-doce	1 unidade grande	450g
Batata-inglesa	1 unidade	190g
Beterraba (média)	1 unidade	220g
Berinjela (média)	1 unidade	200g
Brócolis	1 unidade	1.000g
Broto de feijão	1 xícara	20g
Cenoura (média)	1 unidade	180g
Couve-flor	1 unidade	1.100g
Espinafre	1 xícara	60g
Nirá	1 molho	105g
Pepino (médio)	1 unidade	220g
Pepino japonês	1 unidade	190g
Pimentão	1 unidade	235g
Radicchio	1 unidade	220g
Repolho	1 unidade	130g
Tomate-cereja	1 xícara	115g
Tomate (médio)	1 unidade	160g
Vagem	1 xícara	140g
• Levedo de cerveja	1 colher de sopa	12g
	1 colher de sobremesa	8g
	1 colher de chá	4g
	1 colher de café	1g
• Líquidos (sucos, leite, água, vinagre,	1 copo	250ml
leite de coco, leite de soja etc.)	1 xícara	220ml
	1 colher de sopa	15ml
	1 colher de sobremesa	8ml
	1 colher de chá	4ml
	1 colher de café	1ml

- Manteiga

1 xícara 220g
1 colher de sopa 20g
1 colher de sobremesa 15g
1 colher de chá 6g
1 colher de café 3g

- Massa seca
  Penne
  Farfalle

1 xícara 80g
1 xícara 60g

- Mel, melado, maple

1 xícara 340g
1 colher de sopa 20g
1 colher de sobremesa 10g
1 colher de chá 8g
1 colher de café 3g

- Milho em conserva

1 lata pequena 150g

- Missô

1 colher de sobremesa 20g

- Mostarda de Dijon

1 colher de sopa 28g
1 colher de sobremesa 17g
1 colher de chá 8g
1 colher de café 5g

- Nozes, amêndoas e avelãs

1 xícara .100g
1 colher de sopa 8g
1 colher de sobremesa 4g
1 colher de chá 2g
1 colher de café 1g

- Ovo

1 unidade 50g
1 gema 20g
1 clara 30g

- Peito de peru defumado

1 fatia fina 18g

- Pimenta dedo-de-moça

1 unidade .5g

- Pistache

1 xícara 125g

- Pó de folha de mandioca

1 colher de chá 3g
1 colher de café 1g

- Presunto de Parma

1 fatia fina 8g

- Queijo de coalho

1 xícara .75g
1 colher de sopa 10g

- Queijos cremosos (cream cheese, cabra ou ovelha fresco)

1 xícara 220g
1 colher de sopa 15g

- Queijo tipo parmesão ou *grana padano*

1 xícara .125g
1 colher de sopa 8g

- Raiz-forte (ver Wasabi)

- Raspas de limão

1 colher de sobremesa 5g
1 colher de chá 2g
1 colher de café 1g

- Sal

1 colher de sopa 20g
1 colher de sobremesa 10g
1 colher de chá 5g
1 colher de café 2g

- Semente de linhaça

1 colher de sopa 12g
1 colher de sobremesa 8g
1 colher de chá 4g
1 colher de café 1g

- Temperos em grão
  Pimenta-da-jamaica

1 colher de sopa 12g
1 colher de sobremesa 7g
1 colher de chá 4g
1 colher de café 1g

  Pimenta-do-reino preta

1 colher de sopa 15g
1 colher de sobremesa 10g
1 colher de chá 5g
1 colher de café 3g

  Coentro

1 colher de sopa 7g
1 colher de sobremesa 5g
1 colher de chá 2g
1 colher de café 1g

- Temperos em pó (pimenta-do-reino em grão,
  páprica, noz-moscada, cominho, cúrcuma,
  açafrão, zimbro etc.)

1 colher de sopa 9g
1 colher de sobremesa 6g
1 colher de chá 3g
1 colher de café 1g

- Tofu

1 xícara 210g

- Wasabi (raiz-forte)

1 colher de sopa 8g
1 colher de sobremesa 4g
1 colher de chá 2g
1 colher de café 1g

Tabela de proteínas
(conteúdo de proteínas em alguns alimentos)

ALIMENTO	QUANTIDADE	GRAMAS DE PROTEÍNAS
• Leite e derivados		
Leite integral (pó)	1 xícara	8,5
Queijo cheddar	2 colheres de sopa	7,1
Cottage	2 colheres de sopa	4,8
Requeijão cremoso	2 colheres de sopa	2,6
Ovos	1 ovo grande	12,3
• Carnes, aves e peixes		
Peru	1 xícara	27,2
Frango	1 xícara	23,4
Bife de fígado	1 xícara	22,3
1 bife sem gordura	1 xícara	20,6
Peixe (em média)	1 xícara	20,6
• Leguminosas		
Soja	2 colheres de sopa	9,9
Lentilha	2 colheres de sopa	7,1
Ervilha	2 colheres de sopa	6,7
Feijão	4 colheres de sopa	4,3
Leite de soja	1 xícara	3,9
• Sementes e nozes		
Semente de girassol	2 colheres de sopa	11,2
Semente de linhaça	2 colheres de sopa	9,5

Amendoim	2 colheres de sopa	7,6
Castanha-do-pará	2 colheres de sopa	4,1
Coco	2 colheres de sopa	1,0
• Cereais em grão		
Gérmen de trigo	1 xícara	17,1
Trigo integral	1 xícara	16,5
Trigo-sarraceno	1 xícara	11,5
Aveia	1 xícara	11,4
Milho (farinha)	1 xícara	10,9
Cevada	2 colheres de sopa	3,6
• Outros alimentos		
Gelatina	1 colher de sopa	8,6
Cogumelo	2 colheres de sopa	3,0

Fonte: Leverton, Ruth M. *Food: yearbook of agriculture*. Washington: Department of Agriculture.

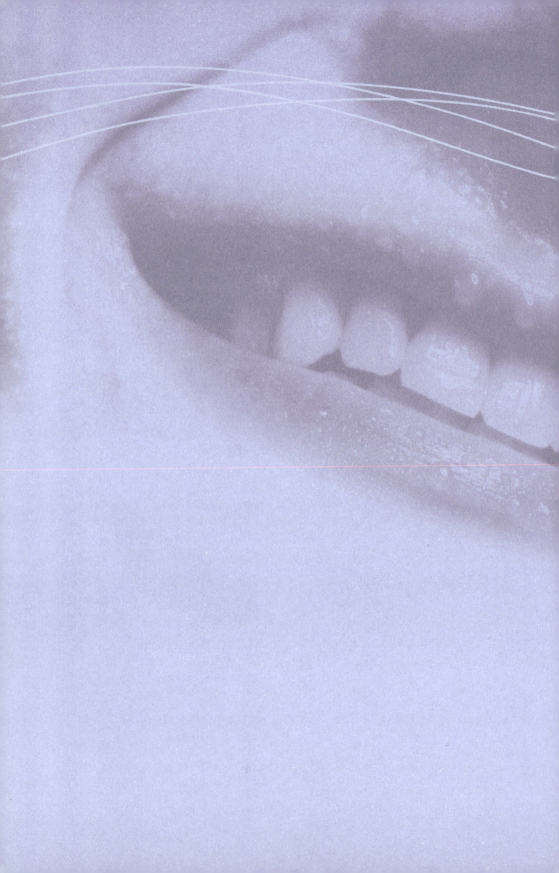

Referências bibliográficas

ANGELIS, R. C. *Importância de alimentos vegetais na proteção da saúde*. São Paulo: Atheneu, 2001

BALLENTINE, R. *Radical healing*. Nova York: Harmony Books, 1999.

BELOUZE-STORM, M.; COCAUL, A. *Maigrir au masculine*. França: Marabout, 2004.

CARPER, J. *The miracle heart*. Nova York: HarperPaperbacks, 2000.

COLTON, K. *Smart guide to healing foods*. Nova York: Cader Company, 1999.

CORONA, J.; QUARESMA, F. *Saboreando mudanças*. Rio de Janeiro: Editora Senac Rio, 2004.

DEUTSCH, T. *O poder dos sucos*. São Paulo: Ática, 1999.

DOLLEMORE, Doug. *Natural healing remedies*. Pensilvânia: Prevention Health Books, 1998.

DUFFOUR, A.; FESTY, D. *Aphrodisiaques mode d'emploi*. Paris: Marabout, 2004.

DUNNE, L. J. *Nutrition almanac*. Nova York: McGraw-Hill, 1990.

ERDMANN, R. *The amino revolution*. Nova York: Fireside, 1987.

EDITORA ABRIL, *Ervas e temperos, 180 plantas medicinais e aromáticas*. São Paulo: Guia Rural, 1991.

FARRET, J. F. *Nutrição e doenças cardiovasculares*. São Paulo: Atheneu, 2005.

FELIPPE, Gil. *Frutas: sabor à primeira mordida*. São Paulo: Editora Senac São Paulo, 2005

GARRISON, R. *The nutrition desk reference*. Chicago: Keats Publishing, Inc., 1990.

GITTLEMAN, Ann Louise. *Super nutrition for men*. Nova York: Avery, 1999.

HAUSMAN, P.; HURLEY, J. B. *The healing foods*. Nova York: Dell, 1989.

HAYFLICK, L. *Como e por que envelhecemos*. Rio de Janeiro: Campus, 1994.

HEBER, D. *What color is your diet?* Nova York: Regan Books, 2001.

HEDAYA, R. *Anti-depressant survival program*. Nova York: Crown Publishing Group, 2000.

KELLY, G. S. *Sports nutrition: a review of selected nutritional supplement for bodyduilders and strenth athletes*. Thorne Research: Alternative Medicine Review.

HOUZEL, Suzana Herculano. *O cérebro nosso de cada dia: descobertas da neurociência sobre a vida cotidiana*. Rio de Janeiro: Vieira & Lent, 2002.

KRAMER, K.; HOPPE, P. P.; PACKER, L. *Nutraceuticals in health and disease prevention*. Nova York: Marcel, Packer, 2001.

LEY, B. *Phyto-nutrients*. Aliso Viejo: BL Publications, 1998.

LOMBARD, J.; GERMANO, C. *The brain wellness plan*. Nova York: Kensington Books, 1997.

MAHAN, L. Kathleen; KRAUSE, Marie V., STUMP, Sylvia E. *Krause's food, nutrition, and diet therapy*, 10 ed. Filadélfia: Saunders, 2000.

MEL ETIS, C.; Barker, J. *Herbs and nutrients for the mind*. Londres: Westport, 2004.

MORGAN, S. W. *Fundamentals of clinical nutrition*. St. Louis: Mosby-Year Book, Inc., 1998.

ODY, Penelope. *100 great natural remedies*. Grã Bretanha: Barnes & Nobles Books, 1999.

POSPISIL EDITA. *Le régime méditerranéen*. Paris: Éditions Vigot, 2000.

PELT, Jean-Marie. *Especiarias e ervas aromáticas: histórias, botânica e culinária*. Rio de Janeiro: Zahar, 2004.

PERCUSSI, L. *Azeite: história, produtores, receitas*. São Paulo: Editora Senac São Paulo, 2006.

PÓVOA, H. *O cérebro desconhecido*. Rio de Janeiro: Objetiva, 2002.

RAHMAN, C.; SCHWARZ, M. *La forme au masculine*. Paris: Marabout, 2007.

ROBBERS, J.; TYLER, V. *Tyler's herbs of choice*. Nova York: Haworth Herbal Press, 1998.

ROGEZ, Hervé. *Açaí: preparo, composição e melhoramento da conservação*. Belém: EDUFPA, 2000.

ROIZEN, M. F.; PUMA, J. *A idade verdadeira*. Rio de Janeiro: Campus, 2001.

RUEFF, Dominique. *Hormones végétales: mode d'emploi*. Paris: Éditions Jouvence, 2000.

SCALZO, R.; CRONIN, M. *Herbal solutions for healthy living*. Carolina do Norte: Herbal Research Publications, 2001.

SHABERT, Judy; EHRLICH, Nancy. *The ultimate nutrient glutamine*. Nova York: Avery Publishing Group, 1994.

SCHMIDT, M. *Smart fats*. Berkeley: Frog Ltd., 1997.

SCHAUSS, A. G. *Acai (Euterpe oleracea): an extraordinary antioxidant-rich palm fruit*. Tacoma: Biosocial Publications, 2006.

SCHWARTZ, E. *The hormone solution*. Nova York: Warner Books, 2002.

SHIPPEN, E.; FRYER, W. *Testosterone syndrome*. Nova York: Evans 1998.

SOMER, E. *Food & mood*. Nova York: Henry Holt, 1995.

STRUNZ, U. *Rester jeune, programme d'alimentation*. Paris: Éditions Vigot, 2002.

TUDGE, Colin. *Os alimentos do futuro*. São Paulo: Publifolha, 2002.

ULLIS, K. *Age right*. Nova York: Simon & Schuster, 1999.

WAUTLER, J.; SCHMIDT, A.M. *Protein glycation: a firm link to endothelial cell disfunction*. Curr. Res. 95(3), 233-8, 2004.

WINTER, R. *Medicines in food*. Nova York: Crown Trade Paperbacks, 1995.

WOLKE, Robert L. *O que Einstein disse a seu cozinheiro: a ciência na cozinha*. Rio de Janeiro: Zahar, 2003.

WRIGHT'S, J. *Maximize your vitality & potency, for men over 40*. Petaluma: Smart Publications, 1999.

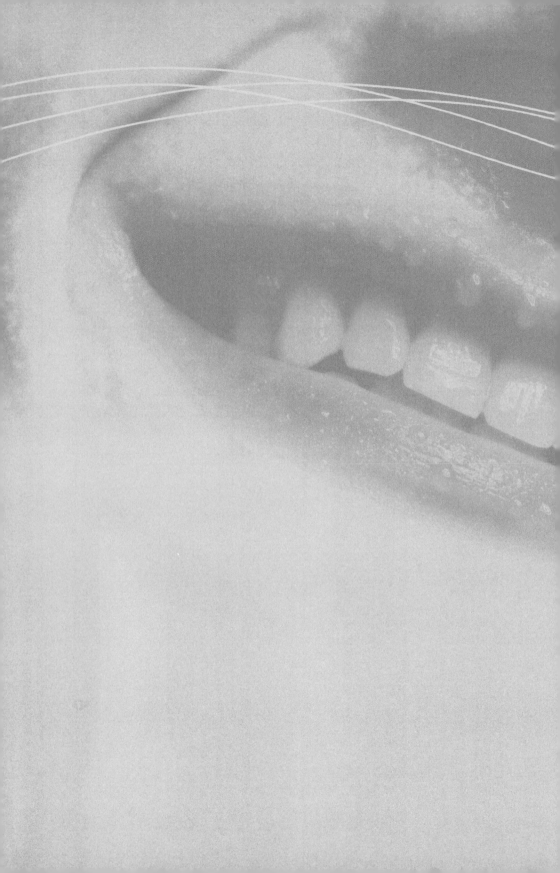

Índice de receitas

Açúcar Baunilhado	411	Costeleta de Porco Charcutière e	
Arroz Perfumado com Tomilho	411	Purê de Batata	304
Azeite Cítrico	412	Coulis de Framboesa	416
Azeite de Hortelã	413	Crème Brûlée de Abóbora	
Bavaroise de Amêndoas, Compota		com Gorgonzola	345
de Figo, Figo Grelhado com Mel		Crème Brûlée de Milho com Erva-Doce	385
e Redução de Vinho do Porto	381	Crème Caramel	386
Bavette com Pesto Thai, Camarões		Creme de Alho e Açafrão	417
e Pimentões	247	Creme de Baunilha	
Blanquette de Vitela	443	(Creme de Confeiteiro)	418
Boeuf Bourguignon	446	Creme de Estragão	419
Bolo de Amêndoas com Raspas de		Creme de Fígado com Caramelo	
Limão-Siciliano	171	de Porto	347
Bolo de Banana	172	Creme de Mostarda, Mel e Nozes	419
Bolo de Castanha-do-Pará	173	Creme de Pupunha Tartufado com	
Bolo de Fubá com Coco	174	Ovinho de Codorna Estrelado	348
Bolo de Laranja	175	Creme de Tandoori	420
Bolo de Nozes	176	Creme Inglês	421
Bouillabaisse	449	Cupcake de Cenoura	177
Caldo de Legumes	413	Entrecôte com Mix de Legumes Verdes	
Caldo de Músculo	414	e Molho Béarnaise	306
Caldo de Peixe	415	Espaguete com Vôngoles, Avelãs e Ervas	248
Camarões sobre Endívias com Béarnaise		Extrato de Tomate Natural	421
de Cerveja	341	Farfalle com Lulas, Molho de Tomate com	
Cebiche de Linguado	344	Gengibre e Frutos do Mar	250
Cheesecake com Frutas Vermelhas	383	Farofa com Damasco, Bacon e Alecrim	422
Ciabatta	159	Farofa de Castanha-do-Pará com	
Coelho à la Dijonnaise	451	Rapadura	423
Costeleta de Cordeiro com Molho de Cenoura,		Filé de Tilápia em Papillote	
Cominho e Anis, e Arroz Indiano	301	Mediterrâneo	283

Filé Mignon com Batatinhas Douradas, Cogumelos e Bacon, e Molho de Vinho Tinto	308
Filé Mignon de Porco em Crosta de Especiarias, Molho de Romã e Lentilhas com Batatinhas e Uvas	311
Focaccia ao Alecrim	160
Foie Gras Grelhado sobre Mousseline de Cará, Caju Caramelizado e Redução de Caju com Pimenta-de-Cheiro	350
Galinha na Cerveja	453
Ganache de Chocolate	424
Gâteau au Chocolat, Crème Chantilly au Chocolat e Salsa de Damasco com Amêndoas	387
Gazpacho Andaluz	203
Gazpacho Rápido	204
Gelée Tropical com Espuma de Coco e Iogurte	390
Gratin de Abóbora com Gengibre, Coentro em Grão e Crosta de Avelãs	424
Grissini	161
Hambúrguer Saudável	195
Harira – Tradicional Sopa Marroquina Servida Após o Jejum do Ramadã	205
Laranja Confit	426
Limão-Siciliano Confit	426
Lombo de Avestruz, Agnolotti de Gorgonzola e Ameixa-Preta, e Molho ao Porto com Especiarias	315
Maionese de Abacate	427
Manteiga Clarificada	428
Manteiga Noisette	428
Mexilhões Marinière ao Pesto Tailandês	352
Mix de Arroz com Nozes e Tomilho	429
Molho Béarnaise	431
Molho de Tomate com Gengibre e Frutos do Mar	432
Molho de Tomate Natural	433
Molho Rouille	434
Muffin de Maçã	179
Navarin de Cordeiro e Tagliatelle com Ervas	317
Nougat Glacé	391
Omelete de Queijo Gruyère	354

Orzotto Mediterrâneo	252
Ossobuco de Vitela com Polenta Macia e Cogumelos	320
Ostras Frescas em Caldo de Espumante, com Gelatina de Aipo, Maçã Verde e Rúcula	355
Pain Perdu com Compota de Maçã e Creme Inglês	394
Panna Cotta com Framboesa	396
Pão Australiano	162
Pão de Jasmim com Limão-Siciliano	163
Pão de Milho com Erva-Doce	165
Pão de Nozes com Figo Seco	166
Pão de Tomate Seco com Manjericão	167
Parfait de Jasmim com Limão-Siciliano e Coulis de Morango com Manjericão	397
Pargo no Sal Grosso com Batatas ao Alho e Alecrim	284
Pastilla de Galinha d'angola	357
Pataniscas Gordas	359
Peito de Pato com Purê de Abóbora Japonesa Perfumado com Lichia, Redução Agridoce e Pipoca Selvagem	323
Penne com Molho de Castanhas Portuguesas e Cogumelos	256
Penne com Molho de Salmão Defumado, Funcho e Cítricos	258
Pernil de Cordeiro Assado com Alho, Limão-Siciliano e Alecrim	325
Pesto Thai	435
Picanha Argentina com Crosta de Amendoim, Molho Choron, Fricassé de Cogumelos com Cubos de Polenta e Tomatinhos Assados	328
Picanha no Sal Grosso com Azeite de Ervas e Pimenta Calabresa	331
Pincho de Camarão com Manga e Manjericão	360
Ravióli de Queijo de Cabra com Emulsão de Rúcula, Tomatinho Assado e Pignoli	261
Rillette de Pato com Crostini e Geleia de Cebola com Especiarias	361
Risoto de Açafrão com Stracotto de Cordeiro	264

Risoto de Amêndoas com Azeite de Trufas	267
Risoto de Beterraba com Queijo de Cabra	268
Risoto de Cogumelos com Pimenta-Verde, Marsala e Bacon	270
Risoto de Gorgonzola com Vinho do Porto	272
Risoto de Melão com Porto Branco e Parma Crocante	274
Risoto de moqueca com Camarões e Palmito Pupunha Fresco	276
Risoto de Petits-Pois com Hortelã e Salmão	278
Robalo sobre Mousseline de Espinafre, Tartare de Frutas Frescas, Azeite de Hortelã e Emulsão de Pimentão Amarelo com Pimenta-de-Cheiro	285
Salada de Batata-Inglesa	223
Salada de Camarão, Papaia e Abacate com Vinagrete de Tomate Assado com Chilli	224
Salada de Carne-Seca com Abóbora, Pimenta Biquinho e Rúcula	226
Salada de Cevadinha com Brócolis e Lembranças da Grécia	228
Salada de Flageolets com Atum Confit	364
Salada de Grão-de-Bico e Sardinha com Perfumes Mediterrâneos	230
Salada de Lentilha Verde du Puy com Lascas de Coxa de Pato Confit, Damasco e Bacon Crocante	233
Salada de Lula com Perfumes da Tailândia	236
Salada de Polvo Provençal com Batata, Feijão-Branco e Molho Pistou	237
Salada de Salmão Curado com Queijo de Cabra, Cítricos e Funcho	241
Salada Verde com Queijo de coalho Grelhado e Vinagrete de Caqui	244
Saladinha de Milho	436
Salame de Chocolate com Framboesas e Sabayon de Amaretto	399
Salmão Semicozido com Aspargos Verdes e Molho Béarnaise	288
Sanduíche de Atum Provençal	196

Sanduíche de Brie com Mel, Mostarda e Nozes	197
Sanduíche de Pastrami e Creme de Estragão	198
Sanduíche de Peito de Peru Defumado e Creme Perfumado com Tandoori	199
Sanduíche de Salmão Defumado com Maionese de Abacate e Shitake Marinado	200
Sauté de Vitela com Mostarda à L'Ancienne	333
Shake de Figo Fresco e Seco com Iogurte	181
Shake de Manga com Laranja, Banana e Maracujá	181
Shake de Morango com Banana	182
Shitake Marinado	436
Sopa de Bacalhau com Alho-Poró, Batata e Chorizo	207
Sopa de Brie com Peras e Nozes Crocantes	209
Sopa de Cará com Coco e Camarões	210
Sopa de Castanha-do-Pará com Siri e Perfumes do Norte	212
Sopa de Cebola Gratinada	213
Sopa de Cenoura e Abóbora ao Cominho e Anis	215
Sopa de Mexilhões	216
Sopa de Queijo de Cabra com Redução de Porto e Noz-Pecã	218
Sopa de Tomate com Estragão e Queijo de Cabra sobre Torrada de Brioche e Azeite Cítrico	220
Suflê de Gorgonzola com Salada de Rúcula e Peras ao Vinho Tinto	366
Suco da Manhã	183
Suco de Abacate com Água de Coco e Limão	183
Suco de Abacaxi com Laranja	184
Suco de Abacaxi com Uvas Verdes e Salsa	185
Suco de Acerola com Laranja e Maçã	185
Suco de Cerejas com Mirtilo e Maçã	186
Suco de Goiaba com Maracujá e Framboesa	187
Suco de Grapefruit com Maçã	187

Suco de Laranja com Abacaxi e Banana	*188*
Suco de Laranja com Manga e Maçã	*189*
Suco de Maçã com Cenoura e Gengibre	*189*
Suco de Melancia com Framboesa	*190*
Suco de Melancia com Maracujá	*191*
Suco de Morango com Abacaxi e Uvas Rosadas	*191*
Suco de Morango com Laranja, Maçã e Semente de Linhaça	*192*
Suco de Pera com Pêssego e Maçã	*193*
Suflê de Maracujá	*401*
Tainha Recheada com Farofa de Camarões	*290*
Tartare de Salmão com Limão-Siciliano Confit	*369*
Tartellete de Chocolate com Banana	*402*
Tender com Caju Caramelizado e Molho com Especiarias	*335*
Terremoto de Frutas Vermelhas	*404*
Terrina de Cogumelos com Ameixas ao Porto e Emulsão de Avelãs	*371*
Terrina de Queijo de Cabra com Beterraba e Redução de Balsâmico	*374*
Tomate Confit	*437*
Tomatinhos Assados	*438*
Torta de Maçã e Pera Streusel	*406*
Tucunaré com Crosta Paraense sobre Mousseline de Pupunha e Cappuccino de Feijão de Santarém com Tucupi	*292*
Vermelho com Crosta de Azeitonas e Funcho em Gremolata de Laranja	*295*
Vermelho Grelhado com Tomatinhos Assados, Brócolis, Amêndoas, Queijo Feta e Emulsão de Rúcula	*297*
Verrine de Chocolate com Castanha-do-Pará	*408*
Vieiras Grelhadas com Especiarias e Coco	*376*
Vinagrete	*439*

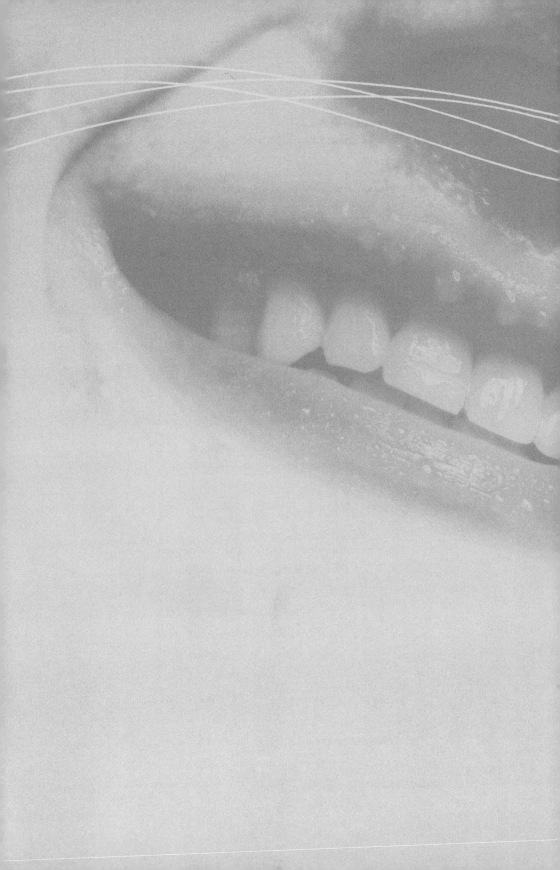

Para entrar em contato com Jane Corona, escreva para
jane.corona@globo.com.

Para entrar em contato com Flávia Quaresma, visite o site
www.flaviaquaresma.com.br.

Conheça também o livro *Saboreando mudanças*, destinado ao público feminino.

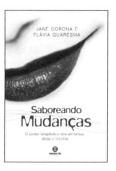

A Editora Senac Rio publica livros nas áreas de gastronomia, design, administração, moda, responsabilidade social, educação, marketing, beleza, saúde, cultura, comunicação, entre outras.

Visite o site www.rj.senac.br/editora, escolha os títulos de sua preferência e boa leitura.

Fique atento aos nossos próximos lançamentos!
À venda nas melhores livrarias do país.

Editora Senac Rio
Tel.: (21) 3138-1385 (Comercial)
comercial.editora@rj.senac.br

Disque-Senac: (21) 4002-2002

Este livro foi composto nas tipografias Helvetica, Perpetua e Blur, por Ô de Casa, e impresso pela gráfica Rettec Artes Gráficas e Editora, em papel *offset* 90g/m², para a Editora Senac Rio, em março de 2012.